Zeitfragen der Medizin

Mit freundlicher Unterstützung
der korporativen Mitglieder der DGIM

Springer
Berlin
Heidelberg
New York
Barcelona
Budapest
Hongkong
London
Mailand
Paris
Santa Clara
Singapur
Tokio

Johannes Köbberling (Hrsg.)

Zeitfragen der Medizin

Mit 24 Abbildungen

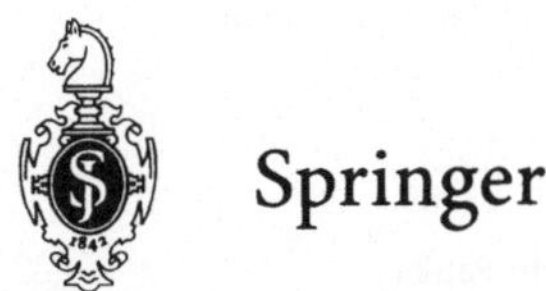

Springer

Professor Dr. med. JOHANNES KÖBBERLING
Ferdinand-Sauerbruch-Klinikum
Klinikum Wuppertal GmbH
Akademisches Lehrkrankenhaus
der Heinrich-Heine-Universität Düsseldorf
Klinikum der Universität Witten/Herdecke
Arrenberger Straße 20
D-42117 Wuppertal

ISBN 978-3-540-63582-6   ISBN 978-3-642-51117-2 (eBook)
DOI 10.1007/ 978-3-642-51117-2

Die Deutsche Bibliothek – CIP-Einheitsaufnahme
Zeitfragen der Medizin/Hrsg.: Johannes Köbberling. – Berlin; Heidelberg; New York; Barcelona; Budapest; Hongkong; London; Mailand; Paris; Santa Clara; Singapur; Tokio: Springer, 1997

Umschlaggestaltung: Design & Production GmbH, Heidelberg

SPIN 10639982   18/3137-5 4 3 2 1 0 – Gedruckt auf säurefreiem Papier

**Dieses Werk wurde unter der Schirmherrschaft
der Deutschen Gesellschaft für Innere Medizin herausgegeben.**

Mit Unterstützung der korporativen Mitglieder
der Deutschen Gesellschaft für Innere Medizin

Vorwort

Der Internistenkongreß in Wiesbaden im April 1997 hat sich neben den üblichen wissenschaftlichen Symposien und den unterschiedlichen Begleitveranstaltungen auch in sechs gesonderten Seminarveranstaltungen mit übergreifenden Zeitfragen der Medizin befaßt. Die hier behandelten Probleme entstammen nicht speziell der Inneren Medizin oder einem ihrer Schwerpunkte, sondern betreffen allgemeinere Probleme des gegenwärtigen Medizinbetriebes.

Der Kongreß, der mit dem Vortrag zum Thema „Der Wissenschaft verpflichtet" eröffnet wurde (hier nachgedruckt mit freundlicher Genehmigung der Zeitschrift „Medizinische Klinik", Verlag Urban & Vogel, München), stand unter dem Leitthema „Methoden des Erkenntnisgewinnes in der Medizin". Wissenschaft und Erkenntnisgewinn ist auch das Thema der ersten Gruppe von Beiträgen dieses Buches. Sie entstammen den Seminarveranstaltungen zu den Themen „Methoden des Erkenntnisgewinnes in der Medizin" bzw. „Wirksamkeitsprüfungen von Arzneimitteln – neue Dimensionen in der Beurteilung des therapeutischen Wertes". Aus der Verpflichtung zur Wissenschaft in der Medizin erwächst die Verpflichtung zur Qualitätssicherung in der Patientenbetreuung. Die zu diesem Thema zusammengestellten Beiträge bildeten den Inhalt des Seminars „Qualitätssicherung in der Klinik und Praxis des Internisten". Die Qualität der medizinischen Versorgung kann heutzutage nicht mehr ohne die Dimension der Ökonomie betrachtet werden, woraus sich die dritte thematische Gruppe dieses Buches ergibt. Diese Beiträge entstammen dem Seminar „Klinische Ökonomie – eine Herausforderung für den Internisten".

Das letzte Seminar zu Zeitfragen der Medizin war dem Thema „Akzeptanz klinischer Arzneimittelforschung in Deutschland – Probleme und Chancen" gewidmet. In acht kurzen Statements wurde aus verschiedener Sicht zu der Frage Stellung genommen, warum die klinische Arzneimittelforschung in Deutschland einen derart niedrigen Stellenwert hat, warum die Qualität nachläßt und die forschende Pharmaindustrie ihre klinischen Prüfungen zunehmend ins Ausland verlagert. Diese Statements und die anschließende ausführliche Podiumsdiskussion wurde von Frau Sylvia Schattenfroh aus Berlin zusammengefaßt. Diese Darstellung bildet den abschließenden Teil des vorliegenden Buches.

Die Vorträge eines weiteren Seminars zum Thema „Medizinische Publizistik – Probleme und Zukunft" werden gesondert publiziert.

Das vorliegende Buch wird im Auftrag der Deutschen Gesellschaft für Innere Medizin herausgegeben. Den korporativen Mitgliedern der Gesellschaft sei für die Unterstützung dieses Vorhabens gedankt.

J. Köbberling   Vorsitzender der Deutschen Gesellschaft
Wuppertal, August 1997   für Innere Medizin 1996/1997

Inhaltsverzeichnis

Autorenverzeichnis

ABEL, ULRICH, Priv.-Doz. Dr. Dr.
Institut für Medizinische Biometrie und Informatik
der Universität, Im Neuenheimer Feld 305, D-69120 Heidelberg

BAUER, AXEL W., Prof. Dr. med.
Institut für Geschichte der Medizin, Ruprecht-Karls-Universität,
Im Neuenheimer Feld 368, D-69120 Heidelberg

BAUM, GEORG
Bundesministerium für Gesundheit, Abt. Gesundheitsversorgung,
Am Probsthof 78a, D-53121 Bonn

BERGER, MICHAEL, Prof. Dr. med.
Klinik für Stoffwechselkrankheiten, Heinrich-Heine-Universität,
Moorenstraße 5, D-40001 Düsseldorf

CLASSEN, MEINHARD, Prof. Dr. med. Dr. h.c.
Direktor der II. Med. Klinik und Poliklinik der Technischen
Universität München, Klinikum rechts der Isar,
Ismaninger Straße 22, D-81675 München

DEMOL, PIERRE, Dr.
Bayer AG, Pharma-Forschungszentrum, Product Development HK,
Aprather Weg, D-42113 Wuppertal

FUCHS, CHRISTOPH, Prof. Dr. med.
Hauptgeschäftsführer der Bundesärztekammer,
Herbert-Lewin-Straße 1, D-50931 Köln

HEMPEL, KARL, Prof. Dr. med.
Präsident des Berufsverbandes der Deutschen Chirurgen,
Wendemuthstraße 5, D-22041 Hamburg

HOLLE, ROLF
GSF Forschungszentrum Umwelt & Gesundheit,
Institut für Medizinische Informatik und Systemforschung,
D-85764 Oberschleißheim

HUBER, WOLFGANG, Dr.
II. Medizinische Klinik und Poliklinik, Klinikum rechts der Isar,
Ismaninger Straße 22, D-81675 München

KOCH, ARMIN
Institut für Medizinische Biometrie und Informatik der Universität,
Im Neuenheimer Feld 305, D-69120 Heidelberg

MÜHLHAUSER, INGRID, Prof. Dr. med.
IGTW, Universität Hamburg, Martin-Luther-King-Platz 6,
D-20146 Hamburg

ØRNSKOV, FLEMMING, Dr. med.
Merck & Co., Inc., New Products Business Group, P.O. Box 4,
West Point, PA 19486, USA

RASPE, HEINER, Prof. Dr. med. Dr. phil.
Institut für Sozialmedizin, Medizinische Universität,
St.-Jürgen-Ring 66, D-23564 Lübeck

RICHTER, BERND, Dr. med.
Klinik für Stoffwechselkrankheiten, Heinrich-Heine-Universität,
Moorenstraße 5, D-40001 Düsseldorf

SCHÄFER, HELMUT, Prof. Dr. rer. nat.
Institut für Medizinische Biometrie, Philipps-Universität,
Bunsenstraße 3, D-35037 Marburg

SCHATTENFROH, SYLVIA, Dr. med.
Lietzenburger Straße 71, D-10719 Berlin

SCHMIDT, JOHANNES G., Dr. med.
Furrenmatte 4, CH-8840 Einsiedeln, Schweiz

SCRIBA, PETER C., Prof. Dr. med.
Direktor der Medizinischen Klinik, Klinikum Innenstadt der LMU,
Ziemssenstraße 1, D-80336 München

SELBMANN, HANS-KONRAD, Prof. Dr. med.
Institut für Informationsverarbeitung, Westbahnhofstraße 55,
D-72070 Tübingen

SZUCS, THOMAS D., Prof. Dr. med.
Leiter des Center of Pharmacoeconomics, Institute of
Pharmacological Sciences, University of Milano, Via Balzaretti 9,
I-20133 Mailand, Italien

TRAMPISCH, HANS-JOACHIM, Prof. Dr. rer. nat.
Abt. Medizinische Informatik und Biomathematik,
Ruhr-Universität Bochum, Overbergstraße 17, D-44801 Bochum

WEIHRAUCH, THOMAS R., Prof. Dr. med.
Leiter Medizin International, Pharma-Forschungszentrum, Bayer AG,
Aprather Weg, D-42113 Wuppertal

WINDELER, JÜRGEN, Priv.-Doz. Dr. med.
Institut für Medizinische Biometrie und Informatik der Universität,
Im Neuenheimer Feld 305, D-69120 Heidelberg

WUNDER, EDGAR
Bergheimer Straße 88, D-69115 Heidelberg

TEIL I

Wissenschaft und Erkenntnisgewinn

KAPITEL 1

Der Wissenschaft verpflichtet

Johannes Köbberling

Meine Damen und Herren,
in den vergangenen Jahren wurden von dieser Stelle aus viele wichtige Erklärungen zu gesellschaftlichen Fragen abgegeben, wie der zunehmenden Ökonomisierung der Medizin, der ärztlichen Freiheit und Verantwortung, der Forschungsförderung und der Nachwuchspflege, der internistischen Identität, den ethischen Regeln in der Berufsausübung oder der Qualitätssicherung. Es gäbe viele gute Gründe, zu einzelnen dieser Fragen erneut Stellung zu nehmen. Ich möchte mich aber heute ganz auf unsere Verpflichtung zur Wissenschaft in der Medizin konzentrieren, auf ein Thema, das gerade uns als die eigentliche wissenschaftliche Gesellschaft in der Inneren Medizin besonders beschäftigen muß.

1.1
Der Wissenschaftsbegriff in der Medizin

Die Wissenschaft in der Medizin erfreut sich nicht einer hohen allgemeinen Wertschätzung. Sie wird von verschiedener Seite mißachtet und diskriminiert. Zu den übelsten Verleumdungen gehört die dialektische Gegenüberstellung von wissenschaftlicher Medizin einerseits und menschlicher Medizin andererseits, wie sie von vielen Vertretern sogenannter Alternativverfahren der Medizin konstruiert wird. Klischeehafte Vorstellungen über bestimmte Erscheinungen der modernen Medizin, die als unmenschliche Auswüchse empfunden werden, werden häufig mit der wissenschaftlichen Medizin assoziiert. Fehlentwicklungen in bestimmten Bereichen können aber nicht als Rechtfertigung für eine solche verallgemeinernde Fehlbeurteilung dienen. Schon Eugen Bleuler hat in seiner berühmten und noch heute lesenswerten Schrift von 1919 über „Das autistisch undisziplinierte Denken in der Medizin und seine Überwindung" massive Kritik an der damals praktizierten Medizin geäußert und doch gleichzeitig ein glänzendes Plädoyer für eine rationale und dennoch humane wissenschaftliche Medizin abgegeben. Sein Satz „Ich stecke selbst in den Fehlern, die ich rüge, mitten drin" gilt auch heute.

Angesichts der verzerrten Darstellung der wissenschaftlichen Medizin in der Öffentlichkeit ist es kaum verwunderlich, daß Angebote vermeintlich menschlicherer Alternativen breite Resonanz finden, und daß hierin eine Lösung für verschiedene Probleme der Medizin gesehen wird. Dieser Auffassung muß aber entschieden widersprochen werden. Ganz im Gegenteil zu den verbreiteten Vorstellungen wird eine gute, menschliche Medizin nur durch die Wissenschaft in der Medizin sichergestellt. Unwissenschaftlichkeit ist dagegen der Boden der Inhumanität. Ich habe hiermit ein wesentliches Fazit meiner Ausführungen vorweggenommen und ich hoffe, daß ich es überzeugend begründen kann.

Die grundlegenden philosophischen Auseinandersetzungen mit dem Wissenschaftsbegriff in diesem Jahrhundert gehen auf Karl Popper zurück. Nach ihm ist Wissenschaft nicht Gewißheit, auch nicht Suche nach Gewißheit. Die wissenschaftliche Erkenntnis besteht vielmehr in der permanenten Suche nach objektiv wahren, erklärenden Theorien. Diese Suche besteht darin, den Fehler, den Irrtum zu bekämpfen und alles zu tun, um Unwahrheiten zu entdecken und auszuschließen. Ausgehend von der sokratischen Einsicht in unser Nichtwissen hat er seine Fehlbarkeitslehre begründet. Statt von Wissen im Sinne von Gewißheit redet er von Vermutungswissen oder Theorien. Manche Theorien können wahr sein, aber auch wenn sie wahr sind, so können wir das niemals sicher wissen, weil es kein objektives Kriterium der Wahrheit gibt. Es gibt aber ein Kriterium des wissenschaftlichen Fortschritts, nämlich die Bereitschaft zur ständigen kritischen Überprüfung und gegebenenfalls Verwerfung der Hypothesen. Der ständige Zweifel, der zu immer neuen Versuchen der Falsifikation führt, ist somit einer der wesentlichen Motoren für den wissenschaftlichen Erkenntnisgewinn. Wissenschaftlicher Fortschritt entsteht durch die Bemühung, immer feinere Siebe der Falsifikation zu konstruieren und dadurch zu immer richtigeren Aussagen über unsere Welt zu gelangen.

Die Theorien von Popper über den wissenschaftlichen Erkenntnisgewinn sind auch auf die Medizin anwendbar. Wenn selbst für die exakte Naturwissenschaft gilt, daß alles Wissen nur Vermutungswissen ist, – Popper hat dies oft mit der Ablösung des Newton'schen Weltbildes durch Einsteins Theorien belegt, – dann gilt dies für die Medizin um so mehr. Uns fallen leicht Beispiele von vermeintlich gesichertem Wissen in der Medizin ein, das durch wissenschaftlichen Fortschritt, durch neue Methoden oder einfach durch eine vorurteilsfreie Überprüfung widerlegt wurde.

Erst relativ spät in der Wissenschaftsgeschichte wurden Zweifel und Falsifikation als Methoden des Erkenntnisgewinns erkannt und genutzt. Aristoteles' Behauptung, daß die Frau weniger Zähne als der Mann habe, war fast zwei Jahrtausende lang gültig, weil man der berühmten Autorität glaubte und nicht zweifelte. Folglich zählte man die Zähne gar nicht erst nach. Mit dem Zählen allein ist es allerdings nicht getan. Für die Methode des Zweifels müssen zunächst überprüfbare, also widerlegbare Hypothesen entwickelt werden, etwa die Hypothese „Mann und Frau unterscheiden sich nicht in der Zahl ihrer Zähne." Eine solche Hypothese, in diesem Falle wäre es eine sogenannte Nullhypothese, ist gegebenfalls leicht widerlegbar. Da die Hypothese nicht falsifiziertist ist, muß akzeptiert werden, daß diesbezüglich kein Unterschied zwischen den Geschlechtern besteht. Auch für viele andere Bereiche in der Medizin gilt, daß zunächst widerlegbare Hypothesen erstellt werden müssen, meistens auf der Basis von meßbaren Daten. Diese Hypothesen sind wissenschaftlich überprüfbar, nämlich falsifizierbar. Dagegen ist die Aussage: „Ich habe erlebt, daß dieses Medikament hilft, daß es also wirksam ist", nicht widerlegbar. Eine solche Aussage ist deshalb ohne wissenschaftliche Tiefe und eine daraus abgeleitete Verallgemeinerung ist unwissenschaftlich.

Keinesfalls darf die Wissenschaft in der Medizin allein als Naturwissenschaft verstanden werden. Der mit Abstand am häufigsten zitierte Satz in den Eröffnungsreden der Internistenkongresse stammt von Bernhard Naunyn, dem Vorsitzenden des Jahres 1902. Meistens wird dieser Satz zitiert als „Medizin wird Naturwissenschaft sein oder sie wird nicht sein." Rudolf Gross bemerkte aber schon im Jahre 1978, daß Naunyn falsch zitiert werde, – es müsse nicht Naturwissenschaft sondern Wissenschaft heißen. Eberhard Buchborn stellt 1980 fest, daß Naunyn zwar Wissenschaft gesagt, aber Naturwissenschaft gemeint habe, während Wolfgang Gerok diese Frage genau umgekehrt sieht. Ich möchte mich an diesen Versuchen einer Naunyn-Exegese nicht weiter beteiligen, – entscheidend ist allein die Erkenntnis, daß Medizin nur Medizin bleibt, wenn sie Wissenschaft bleibt. Die Gleichsetzung von Wissenschaft und Naturwissenschaft in diesem Zusammenhang wäre nicht nur falsch, sondern dem Wissenschaftsgedanken sogar abträglich. Die falsche Gleichsetzung von Medizin und Naturwissenschaft macht es den Gegnern der wissenschaftlichen Medizin zu leicht, diese zu diskriminieren und die unwissenschaftliche Medizin zu rechtfertigen.

Unbestreitbar hat die Naturwissenschaft Wesentliches zum Fortschritt der Medizin beigetragen. Die medizinische Wissenschaft ist aber mehr als Naturwissenschaft. Sie geht häufig nach anderen Methoden als die exakte Naturwissenschaft vor und sie bezieht z. B. auch Methoden der Psychologie oder der Sozialwissenschaften ein.

1.2
Unwissenschaftliche Verfahren in der Medizin

Neben der Medizin, wie sie als ernsthafte und wissenschaftlich überprüfbare Heilkunde an den Hochschulen gelehrt und überall von verantwortungsvollen Ärztinnen und Ärzten ausgeübt wird, gibt es eine Vielzahl diagnostischer und therapeutischer Verfahren, die unter verschiedenen Begriffen zusammengefaßt werden, um sie von der eigentlichen Medizin abzugrenzen. In früheren Jahren war der negativ besetzte Begriff „Kurpfuscherei" verbreitet, heute heißt es häufig vornehmer „unkonventionelle medizinische Verfahren." Zunehmend findet man die positiv besetzten Begriffe „Alternativmedizin" oder ganz modern und vermeintlich aufgeklärt „Komplementärmedizin." Aus verschiedenen Gründen verwende ich den Begriff Paramedizin, womit alle Verfahren zusammengefaßt sein sollen, die außerhalb der wissenschaftlichen Medizin stehen.

Die Liste der unter Paramedizin zusammenzufassenden Verfahren ist groß. Ohne Anspruch auf Vollständigkeit darf ich einige der therapeutischen Verfahren nennen: Zellulartherapie, Ozontherapie, Chelattherapie, Symbioselenkung, Magnetfeldtherapie, Sauerstoff-Mehrschritt-Therapie, Ganzheitszellregenerationstherapie, Bioresonanztherapie, Bach'sche Blütentherapie sowie Homöopathie und anthroposophische Medizin. Nicht weniger vielfältig sind die diagnostischen Verfahren wie Iris-, Zungen- oder Ohrmuscheldiagnostik, die verbreitete Elektroakupunktur nach Voll in verschiedenen Varianten, die sogenannte Decoderdermografie, die Anthroposkopie, die Thermoregulationsdiagnostik, der sogenannte Kristallisationstest, der kapillardynamische oder der holistische Bluttest, bis hin zur Anwendung von Detektoren für Erdstrahlen.

Zwischen den Verfahren gibt es eine Abstufung ihrer Plausibilität, aber allen genannten Verfahren ist gemeinsam, daß sie keine überprüfbaren diagnostischen Ergebnisse liefern und keine überprüfbare therapeutische Wirksamkeit besitzen. Drei therapeutische Verfahren, die Phytotherapie, die Homöopathie und die Anthroposophie, nehmen eine gewiße Sonderstellung ein. Die beiden letztgenannten unterscheiden sich nicht prinzipiell in ihrer Qualität von anderen paramedizinischen Verfahren. Sie haben aber die Ehre, gemeinsam mit der Phytotherapie im Arzneimittelgesetz als „besondere Therapierichtungen" genannt und bevorzugt behandelt zu werden. Im Gegensatz zu anderen Medikamenten bedürfen die Therapeutika dieser Verfahren keiner Zulassung mit Wirksamkeitsnachweis; zur Registrierung genügt die Vorlage von einfachem sogenannten Erkenntnismaterial nach der Art „wir haben nur Gutes gesehen." Wegen dieser herausgehobenen Stellung sollen die Besonderheiten paramedizinischer Therapieverfahren exemplarisch an ihnen dargelegt werden.

Die Phytotherapie ist die älteste unter den „besonderen Therapierichtungen" und es fällt etwas schwerer, sie der Paramedizin zuzuordnen, ist sie doch die Mutter der gesamten heutigen Pharmakotherapie. Sie selbst hat sich aber durch besondere Glaubenssätze zumindest in die Nähe zur Paramedizin gebracht. Es kann gar nicht genug betont werden, welch ein großer medizinischer Fortschritt in dem Wandel vom Naturprodukt zum definierten medizinischen Präparat liegt, auch wenn das eigentliche Wirkprinzip bereits im Naturprodukt vorhanden war. Was könnte es dann aber für Gründe geben, wieder mehrere Schritte zurückzugehen und neben der modernen Pharmakotherapie, die natürlich viele Pflanzenstoffe in ihr Repertoire aufgenommen hat, sich wieder der Phytotherapie zuzuwenden und diese als eigenständige Therapierichtung zu betreiben? Der Hauptgrund liegt darin, daß man eine Berechtigung sucht, auf übliche Prüfungen der Wirksamkeit und der Unbedenklichkeit verzichten zu dürfen. Man möchte ganz bewußt den Glauben bewahren, pflanzliche Substanzen seien immer gut. Man grenzt sich deswegen bewußt von der angstbesetzten Chemie ab und verwendet Begriffe wie „Apotheke Gottes." Gerade diese Ansicht ist aber falsch. Der Anteil schädlicher und möglicher krebserzeugender Substanzen unter den pflanzlichen Inhaltsstoffen ist nicht geringer als unter synthetisierten Chemikalien.

Noch eindeutiger ist die Situation bei der Homöopathie. Für die gläubigen Anhänger dieser Therapieform existiert eine Art Bibel der reinen Lehre, nämlich Hahnemanns Organon. Hahnemann hat vor 200 Jahren ein in sich geschlossenes und von ihm selbst als definitiv erachtetes Lehrgebäude errichtet. Solche geschlossenen Systeme, so unsinnig sie auch sind, üben eine gewisse Faszination auf manche Menschen aus. So haben es die Vertreter dieser Lehre geschafft, daß in der Öffentlichkeit der Eindruck entstanden ist, hier sei eine ernsthafte Alternative zur Medizin zu finden, eine Auffassung, die nicht selten auch von sonst kritischen und in anderen Bereichen vernünftigen Menschen geteilt wird. Weder der bekannte Ähnlichkeitssatz noch die Potenzierung durch extremes Verdünnen sind in irgendeiner Weise wissenschaftlich belegt. Erfolgsberichte über homöopathische Heilungen betreffen nie größere Patientengruppen mit bestimmten Krankheiten, sondern bestehen aus einzelnen Fallbeschreibungen. Fallbeschreibungen entziehen sich aber der Falsifikationsmöglichkeit, sie sind prinzipiell wahr.

Bei der dritten staatlich privilegierten paramedizinischen Therapieform, der Anthroposophie, nimmt Rudolf Steiner ungefähr die gleiche Stellung ein, wie Hahnemann bei den Homöopathen. Es handelt sich um ein Lehrgebäude mit einer Mischung verschiedener anderer Therapieverfahren und eigenständiger Ideen von Steiner. So finden sich Züge der Phytotherapie, etwa bei der Anwendung von Mistelextrakten, andererseits werden aber auch anorganische Stoffe angewendet, wie Quecksilber und Blei in z. T. erschreckend hohen Dosierungen. Alles wird durch die sogenannte anthroposophische Wesens- und Bedeutungslehre zusammengehalten, bei der auch Edelsteine und Gestirne in das Gesamtkonzept einbezogen werden.

Auch bei den sehr verbreiteten paramedizinischen Diagnoseverfahren gibt es keine systematischen Untersuchungen über die Richtigkeit der Hypothesen, die ihnen zugrundliegen. Man muß sich deshalb fragen, wie es kommt, daß solche häufig schon vom Primäreindruck völlig unplausible Methoden eine derartige Verbreitung erfahren haben. Die Methoden sind meistens so ausgelegt, daß die Erwartungen sich immer erfüllen müssen. Die diagnostizierenden Ärzte fühlen sich, da externe Qualitätsmerkmale fehlen, immer wieder selbst bestätigt.

1.3
Die Geschichte der Akzeptanz der Paramedizin

Im Zusammenhang mit dem Versuch, die große Verbreitung der Paramedizin zu verstehen, halte ich es für wichtig, sich auch daran zu erinnern, in welcher Zeit sie in Deutschland hoffähig wurde. Eine offizielle und staatliche Anerkennung erfuhren Kurpfuscher und Außenseiter in der Zeit des Nationalsozialismus. Der Reichsärzteführer Dr. Wagner hatte die „Neue deutsche Heilkunde" begründet, die sich an der Pseudophilosophie von Blut und Boden ausrichtete. Rudolf Hess, der sog. Stellvertreter des Führers, hat bereits 1933 geschrieben, daß im Interesse der Volksgesundheit die Naturheilkunde einen ihr gebührenden Rang erhalten solle und daß sich Schulmedizin und Naturheilkunde gegenseitig befruchtend ergänzen müssen. Der Widerstand einiger Mediziner gegen das geplante Heilpraktikergesetz wurde als reaktionäre und staatsfeindliche Äußerung junger Mediziner aus „gewissen Hochschulkreisen" bezeichnet.

Dieses traurige Kapitel betrifft leider auch unsere Deutsche Gesellschaft für Innere Medizin. Wir dürfen uns nicht darum drücken, diese Phase unserer eigenen Vergangenheit zur Kenntnis zu nehmen, in der der Geist der Unwissenschaftlichkeit akzeptiert wurde. Im Jahre 1936 begrüßte der Vorsitzende unserer Gesellschaft von dieser Stelle aus die Reichsarbeitsgemeinschaft für eine neue deutsche Heilkunde, deren Mitarbeit dem Kongreß der Deutschen Gesellschaft für Innere Medizin die besondere Bedeutung gebe. Die Abhaltung des gemeinsamen Kongresses diene dem Ziel „über Geist und Wesen einer neuen deutschen Heilkunde zu unterrichten." Dabei wurde sogar das Ziel einer Vereinigung mit dieser Gruppe genannt. Nach Meinung des

Vorsitzenden sei eine Zeit neuen wissenschaftlichen Denkens in der Medizin angebrochen. Dies alles geschehe unter dem Einfluß des nationalen Umbruchs. Dabei wird darauf hingewiesen, daß die bis dahin praktizierte Medizin in Diagnostik und Therapie eine gewisse „Volksentfremdung" aufweise. Ein Jahr später rief der Vorsitzende zwar „zu ernster und gediegener Wissenschaft" auf, kommt zum Schluß seiner Eröffnungsrede aber auch zur Verherrlichung der „deutschen Medizin des neuen Aufbruches."

1.4
Grenzen und Unterschiede zwischen wissenschaftlicher Medizin und Paramedizin

Kehren wir zurück zur Gegenwart und fragen uns, was die paramedizinischen Verfahren gemeinsam haben. Nichts von den verschiedenen Begriffen, die landläufig zur Beschreibung und zur Grenzziehung verwandt werden, gibt den Sachverhalt richtig wieder. Begriffe werden hier bereits zu Programmen, und es erfordert eine hohe Sensibilität um zu verhindern, daß mit diesen Begriffen allein Glaubwürdigkeit und Plausibilität geschaffen werden. Bei der „Enttarnung" dieser Begriffe folge ich meinem früheren Mitarbeiter Jürgen Windeler, der sich in mehreren hervorragenden Beiträgen mit den Argumentationsstrukturen der Vertreter nichtwissenschaftlicher Verfahren in der Medizin auseinandergesetzt hat.

Das Operieren mit falschen Begriffen beginnt bereits damit, daß die eigentliche Medizin als „Schulmedizin" bezeichnet wird. Wohlwollend könnte man den Begriff so interpretieren, daß dies die Medizin ist, die an den Hochschulen gelehrt wird. Der Begriff wurde aber bereits von Hahnemann verwandt, um die zu seiner Zeit etablierte Medizin abzuqualifizieren, übrigens nicht ganz zu Unrecht. Schule war in diesem Zusammenhang als starres, unflexibles System gemeint, das in festen Denkstrukturen verhaftet und unfähig zu Innovationen ist. Es entstand die Assoziation zwischen Schulmedizin und verstaubter, verkrusteter akademischer Medizin, die weit weg von der Wirklichkeit des kranken Menschen ist, weniger an Wahrheitsfindung interessiert als an Deutung, Systematisierung und Verteidigung ihrer eigenen Wahrheiten. Auf diese Weise gelingt es leicht, die wissenschaftliche Medizin als ideologisch geprägt herabzusetzen und verächtlich zu machen. Der Begriff Schulmedizin besagt also genau das Gegenteil von dem, was ausgedrückt werden müßte, denn die wissenschaftliche Medizin vertritt ja gerade nicht ein geschlossenes System, sondern ist dadurch gekennzeichnet, daß sie sich kontinuierlich in Frage stellt. Ich habe mir deshalb angewöhnt, den Begriff Schulmedizin konsequent zu vermeiden und von Medizin schlechthin zu sprechen bzw. von wissenschaftlicher Medizin, wenn die Abgrenzung zur unwissenschaftlichen Medizin oder Paramedizin beabsichtigt ist. Aus ähnlichen Gründen verwende ich für die Paramedizin auch nicht die im folgenden aufgeführten Begriffe, weil sie zu Unterstellungen gegenüber der wissenschaftlichen Medizin führen bei gleichzeitiger Ideologisierung der anderen Seite durch die Verwendung von Eigenkonstrukten, die dem wahren Sachverhalt nicht gerecht werden.

Sehr verbreitet ist der Begriff „Alternativmedizin", der suggeriert, daß neben der bestehenden und wissenschaftlich erprobten Medizin tatsächlich eine

Alternative bestehe. Diese Alternative besteht aber nur in dem erklärten Verzicht auf wissenschaftliche Methodik und alle für die eigentliche Medizin gültigen Qualitätsstandards. Irreführend ist auch der Begriff „Ganzheitsmedizin", der suggeriert, daß die wissenschaftliche Medizin nicht ganzheitlich sei. Es soll zum Ausdruck gebracht werden, daß die Medizin unter der Faszination des technisch Machbaren die psychischen und sozialen Probleme der Patienten vernachlässige. Soweit derartige Defizite in der wissenschaftlichen Medizin bestehen, müssen sie aufgearbeitet und beseitigt werden. Hierfür bedarf es aber keiner neuen Definition.

Auch der Begriff „Erfahrungsmedizin" stellt eine tendenziöse Neudefinition dar. Zweifellos beruht die wissenschaftliche Medizin in weiten Teilen auf Erfahrung. Es darf aber nicht übersehen werden, daß es verschiedene Qualitäten der Erfahrung gibt. Dabei ist die strukturierte Erfahrung deutlich höher einzustufen als alle anderen Formen von Erfahrung. Die paramedizinischen Methoden haben sich aber bisher fast ausschließlich der unstrukturierten Erfahrung bedient. Mit der Verwendung des Begriffes Erfahrungsmedizin soll häufig ausgedrückt werden, warum die hier eingeordneten Methoden sich nicht mit den üblichen wissenschaftlichen Verfahren oder sogar überhaupt nicht prüfen lassen.

Nach einem ähnlichen Schema wurde der Begriff „Naturheilkunde" eingeführt. Die Verwendung des Wortes Natur dient allein zur Durchsetzung besonderer Rechte, z.B. in der Arzneimittelzulassung. In Wirklichkeit handelt es sich um einen inhaltlich leeren Begriff, der jedoch so erfolgreich verwendet werden kann, daß er schlichtweg auf den gesamten Bereich der Paramedizin erweitert wird. Dabei wird übersehen, daß gerade viele paramedizinische Therapieverfahren in hohem Maße „künstlich" und zum Teil technisch sehr aufwendig sind und sich weit von der Natur entfernt haben. Auch bei diagnostischen Verfahren der Paramedizin, die ebenfalls unter Naturheilkunde subsumiert werden, werden häufig besonders aufwendige technische Pseudovorrichtungen verwendet, offenbar weil neben dem Begriff „Natur" gleichzeitig die Faszination der Technik für den gewünschten Erfolg mit herangezogen werden soll. Ganz Analoges läßt sich zum Begriff „biologische Medizin" sagen. Begriffliche Unschärfe ähnlicher Qualität, die ausschließlich für ein bestimmtes Ziel instrumentalisiert wird, kommt auch in den Bezeichnungen „sanfte Medizin" und „humanistische Medizin" zum Ausdruck.

Etwas schwieriger durchschaubar wird die falsche Grenzziehung, wenn hochtrabende und wissenschaftlich anmutende Begriffe verwandt werden, die zum Teil speziell hierfür erfunden werden, wie z.B. „autonomie- versus heteronomieorientierte Medizin" oder „hygeogenetisch-salutogenetisch ausgerichtete Medizin." Mit der Verwendung solcher leeren Worthülsen wird nur die Eitelkeit derer befriedigt, die vom Inhalt her gern auf Wissenschaft verzichten möchten, sich aber das Renommée der Wissenschaftlichkeit nicht gerne entgehen lassen.

Der wirkliche, aber entscheidende Gegensatz zwischen Medizin und Paramedizin liegt darin, daß nur bei der wissenschaftlichen Medizin Methoden und Theorien grundsätzlich für eine Prüfung offen sind und daß deren Vertreter das Ergebnis dieser Prüfung akzeptieren. Nicht alles innerhalb der Medizin ist geprüft, und wir können sicher davon ausgehen, daß vieles, was

heute für wahr und gültig angesehen wird, bei einer entsprechenden Überprüfung fallengelassen werden muß. Wenn aber bestimmte Bereiche der Medizin sich prinzipiell einer Prüfung widersetzen, gelangen sie in den Bereich
der Paramedizin. Im Grunde ist also die Grenzziehung zwischen Medizin
und Paramedizin ganz einfach. Das Erkennen der Grenzen kann im Einzelfall
für medizinische Laien recht schwierig sein kann, – um so mehr müssen wir
uns bemühen, die Grenzen klar zu markieren.

Es gibt aber auch für Laien erkennbare Merkmale der Paramedizin, die
zur Unterscheidung von der wissenschaftlichen Medizin beitragen können.
Ein wichtiges Merkmal der Paramedizin ist die Nennung sehr unspezifischer
Wirkungen mit Listen möglichst breiter Indikationen. Sehr häufig findet sich
ein fast allumfassender Anspruch solcher Therapieverfahren. Für die sogenannte hämatogene Oxidationstherapie wurden aus verschiedenen Mitteilungen 62 Indikationen zusammengestellt, die von Gefäßverschlüssen an der
Netzhaut, über Säuremangel des Magens, Diabetes mellitus, Hepatitis, Lun-
genemphysem, Nierensteinen, Venenthrombosen bis zu Wundheilungsstörun-
gen reichen. Ein anderes Merkmal ist die Weichheit der Formulierung bei
Therapieberichten, die überwiegend auf kasuistischen Mitteilungen oder retrospektiven Studien beruhen. Ein weiteres Merkmal ist das Fehlen an Sach-
lichkeit und kritischer Distanz, das von einem Übermaß an Enthusiasmus,
fanatischen Heilungsberichten und üppig ins Kraut schießenden Spekulationen übertüncht wird. Kasuistisch untermauerte Wirkbehauptungen werden
dann als gesicherte Tatsachen behandelt, Kritik wird nicht akzeptiert, Zweifel
werden als persönliche Anfeindung und böswillige Verleumdung empfunden.
Dies alles sind Zeichen eines Sektiererverhaltens, die sich durch weite Teile
des paramedizinischen Schrifttums ziehen. Viele paramedizinische Verfahren
sind Teil eines geschlossenen Lehrgebäudes, z.T. eines Weltbildes. Nicht selten beruft man sich auf uralte Kulturen oder auf einen charismatischen Begründer der Lehre, der so sehr verehrt wird, daß Veränderungen an dem
Lehrgebäude tabuisiert werden.

Die kampflose Hinnahme der falschen Begriffe, z.B. der immer wieder
eingehämmerte Gleichsetzung von Naturheilmitteln mit sanfter Medizin und
risikoarmer Medizin, zeigt bereits Folgen. Die gleiche Denkschiene, die für
die Beurteilung der Arzneimittel der sogenannten „besonderen Therapieverfahren" noch eine gewisse Stringenz hat, wird unvermittelt auch auf die Beurteilung der übrigen Arzneimittel übertragen. Als der Bundesgesundheitsmi-
nister in einer Rede vor dem Deutschen Bundestag die Nicht-Einführung der
sog. Positivliste begründen wollte, erklärte er, daß der Verzicht auf die Präpa-
rate mit nicht vorhandener oder umstrittener Wirksamkeit dazu führen würde, daß die „sanfte Medizin durch chemisch harte Medizin" ersetzt würde.
Nicht nachgewiesene Wirksamkeit wird einfach mit „sanft", nachgewiesene
Wirksamkeit mit „chemisch hart" gleichgesetzt. Ohne Begründung werden
die nicht für die Positivliste vorgeschlagenen Medikamente in seinem Referat
auch als Naturheilmittel bezeichnet. Dabei wurde vom ministeriellen Reden-
schreiber übersehen, daß die sogenannten Naturheilmittel der besonderen
Therapieverfahren ohnehin ungeprüft in die Liste aufgenommen werden
mußten.

1.5
Gegen die Gewöhnung an die Mißachtung der Wissenschaft

Aus vielerlei Gründen sind Mißbrauch und Mißachtung der Wissenschaft nicht wertneutral. Verantwortungsvolle Wissenschaftlerinnen und Wissenschaftler dürfen dieses nicht widerspruchslos hinnehmen. Hierzu hat sich Karl Jaspers geäußert, der wohl bedeutendste Philosoph diese Jahrhunderts, der aus der Medizin kam. Anläßlich der ersten Rektoratswahl in Heidelberg nach dem Kriege, noch im Jahre 1945 – übrigens an dem Tag, an dem dort auch die Medizinerausbildung wieder aufgenommen wurde – hielt Jaspers einen Vortrag über die Erneuerung der Universität. Er führte aus, daß der Einbruch des Nationalsozialismus in die Medizin nicht hätte stattfinden können, wenn die beiden Pfeiler Wissenschaft und Humanität fest gewesen wären. Ein Strom von Unwissenschaftlichkeit sei schon vorher durch den größeren Teil der wissenschaftlichen und auch der medizinischen Literatur hindurchgegangen. Dieser Geist der Unwissenschaftlichkeit erst habe dem Nationalsozialismus die Tore geöffnet. Der Vortrag von Jaspers zur Neugründung der Universität nach Krieg und Zusammenbruch endet mit den Worten, daß Wissenschaftlichkeit und Humanität unlösbar verbunden sind, und daß die Unwissenschaftlichkeit der Boden der Inhumanität ist.

Ein Jahr später, im Jahre 1946, hat Jaspers sich noch einmal mit der Wissenschaft im Hitlerstaat befaßt und versucht, die Hintergründe und Methoden zu durchschauen, mit denen die Wissenschaft derart schnell und konsequent ausgeschaltet wurde. Als ersten Grund führte er an, daß die Universitäten ihrer Selbstverwaltung beraubt wurden und daß Rektoren vom Minister und Dekane vom Rektor ernannt wurden. Als weiteren Grund nannte er, daß Studenten und Dozenten durch zeitraubende, zerstreuende und entnervende Dienste von Arbeit und Studium ferngehalten wurden. Als dritter Grund wurde von Jaspers genannt, daß Ernennungen von Wissenschaftlern über die Partei erfolgten, wobei die qualifizierenden Eigenschaften Redebegabung, forsches Auftreten, Lernfähigkeit, Rücksichtslosigkeit und Charakterlosigkeit waren. Wir wollen uns vor allzu vordergründigen Analogien zur Gegenwart hüten, aber so manche vorsichtige Assoziation drängt sich doch auf. Dies gilt insbesondere für den vierten und nach meiner Sicht wichtigsten der von Jaspers genannten Punkte. Er führt nämlich aus, daß der Zustand der Wissenschaftlichkeit schon vor 1933 sehr brüchig war. Selbstanklagend sagt er, daß „wir, die wir vor 1933 die Wissenschaft vertraten, nicht aus dem ganzen Ernst der Verantwortung die genügende Energie aufbrachten, für die Echtheit der Wissenschaften erziehend, anklagend, anspornend, mit durchschlagender Vehemenz uns einzusetzen." Auch an den Universitäten lebten die Wissenschaften schon vor 1933 in einem Strom von Unwissenschaftlichkeit. So wurde also der Sturz der Wissenschaften im nationalsozialistischen Staat erst durch die vorher verbreitete Unklarheit darüber, was Wissenschaft ist, ermöglicht, – durch die Unwissenschaft im alltäglichen Urteilen, durch die Gewöhnung an den Mißbrauch der Wissenschaft.

Meine Damen und Herren, an dieser Stelle zögere ich nicht, auf Analogien hinzuweisen. Die Gewöhnung an Mißbrauch und Mißachtung der Wissenschaft ist heute keineswegs geringer als in den Zeiten vor und während des

Nationalsozialismus. Bevor ich hierzu Beispiele aus der Gegenwart nenne, möchte ich noch einmal aus einem Vortrag von Karl Jaspers zitieren, – nicht zuletzt, weil in diesem Vortrag aus dem Jahre 1950 unsere Deutsche Gesellschaft für Innere Medizin genannt wird. Jaspers setzt sich in diesem Vortrag kritisch mit der Psychoanalyse und mit dem Dogmatismus dieser Lehre auseinander. Er nennt verschiedene Erscheinungen, die die Psychoanalyse als unwissenschaftlich erkennen lassen und führt dann aus: „Sieht man dann, wie etwa auf dem Wiesbadener Internistenkongreß 1949 solche Dinge ernst genommen wurden, so kann man wohl ins Staunen geraten."

Daß Jaspers als Beispiel der Unwissenschaftlichkeit ausgerechnet die Psychoanalyse nennt, läßt aufhorchen. Blättert man aber den Kongreßband aus dem Jahre 1949 durch, dann wird dieses sehr schnell verständlich. Weite Teile des Kongreßberichtes erinnern in fataler Weise an die Schriften von Paramedizinern. Die Psychosomatik tritt mit einem bemerkenswerten Anspruch auf. Sie läßt an der Deutung über Pathogenese und Therapie vieler Erkrankungen keine Zweifel aufkommen. Immer wieder wird das Ulkus genannt, und es werden apodiktisch gemeinsame Charaktereigenschaften aller Ulkuskranken genannt. Victor von Weizsäcker behauptet z.B. in einem Vortrag, daß Eheprobleme und andere Konflikte „zur Pathogenese des Ulkus gehören wie das Wasser zum Blut und das Eiweiß zur Zelle." Bemerkenswert ist in diesem Zusammenhang seine Aussage, daß die psychosomatische Forschung sich von den fragwürdigen Methoden statistisch nachgewiesener Erfolge fernhalten und stattdessen in der „anthropologischen Verantwortung" bleiben solle. Die psychosomatische Heilkunde wetteifere mit der „institutionell gewordenen Schulmedizin." Dies alles klingt völlig austauschbar mit heute noch geübten Argumentationsstrukturen der Paramedizin.

In Vorwegnahme dessen, was heute „Binnenanerkennung" genannt wird, hat von Weizsäcker der wissenschaftlichen Medizin das Recht bestritten, die Erfolge und die Heilmethoden der Psychotherapie zu beurteilen: „Die psychosomatische Medizin kritisiert sich selbst." Allein Paul Martini, einer der frühen Protagonisten der strukturierten klinischen Studie als Basis des Erkenntnisgewinns, erhebt auf dem Kongreß deutlichen Einspruch gegen den „Totalitätsanspruch der Psychotherapie" und erklärt: „Weder eine sogenannte naturwissenschaftliche noch die wissenschaftliche noch auch die psychosomatische Medizin können ihre eigenen Gesetze ihrer Methodologie und Kritik ihrer Heilerfolge selbst erlassen. Diese Gesetze sind präexistent und zwar sind es die für uns alle verbindlichen Gesetze der Logik und der Erkenntnistheorie."

Das Staunen von Jaspers über die Vorgänge auf dem Internistenkongreß 1949 ist also durchaus nachvollziehbar. Sein Staunen bezieht sich nicht nur auf die Redner, sondern auch auf die Zuhörer und Diskutanten, denn er schreibt: „Das Maß der Anerkennung in der Diskussion seitens der Nicht-Analytiker, die Vorsicht, als ob was dran sein könne, die Sorge, durch radikale Verwerfung von Unwissenschaft sich zu blamieren, zeigt, wie tief die Wirkung dieser Glaubensweisheit geht." Wenn wir hier anstatt Psychoanalyse Homöopathie oder Anthroposophie nennen, ist die Analogie unübersehbar. Es könnte ja etwas dran sein! Man könnte sich ja blamieren, wenn man die Homöopathie als unwissenschaftlich radikal verwirft! Wieviele Wissenschaftler haben denn den Mut, deutlich, womöglich in der Öffentlichkeit, zu sagen, daß an dem Lehrgebäude der Homöopathie nichts wissenschaftlich Überprüfbares dran ist? Die unheilvolle Gewöhnung an Mißachtung und Mißbrauch der Wissenschaft ist viel bequemer. Die bequeme aber folgenschwere Gewöhnung an die Mißachtung der Wissenschaft scheint in den fünfzig Jahren, in denen die Wissenschaftler alle Freiheiten genießen konnten, nicht geringer geworden zu sein.

Aufgrund eines Gutachtens, das sich mit der Frage der Erstattungspflicht von Leistungen für „besondere Therapierichtungen" aus Mitteln der gesetzlichen Krankenversicherung befaßte und in dem die Auffassung vertreten wird, daß der Begriff der „allgemein anerkannten Regeln" sich jeweils nur auf die einschlägigen Fachkreise zu beziehen habe, berufen sich Sozialgerichte in ihren Urteilen immer mehr auf diese sogenannte „Binnenanerkennung." Das Bundessozialgericht hat z.B. in einem Urteil folgendes ausgeführt: „Der maßgebende allgemeine Standard kann deshalb nur „therapieimmanent" ermittelt werden. Als Maßstab ist sowohl der Denkansatz der Schulmedizin als auch der der „besonderen Therapierichtungen" heranzuziehen. Dabei kommt es im Verhältnis zu den „besonderen Therapierichtungen" nicht darauf an, ob deren Denkansatz richtig oder falsch sei. Behandlungsmethoden der „besonderen Therapierichtungen" sind daher vom Leistungsspektrum der gesetzlichen Krankenkassen dann nicht ausgeschlossen, wenn sie innerhalb der jeweiligen Therapierichtung anerkannt sind." Der hieraus abgeleitete Begriff der „Binnenanerkennung" ist in mehreren Sozialgerichtsurteilen wiederholt worden.

Sowohl Juristen als auch Mediziner sollten sich schämen, daß eine derartige geistige Verwirrung weitgehend unwidersprochen bleibt, ja fast auf dem Wege ist, zu einem Standard zu werden. Die Vertreter der unwissenschaftlichen Medizin maßen sich selbst die exklusive Befähigung zur Beurteilung und ggf. Anerkennung ihrer Therapieverfahren an, und diese Anmaßung wird vom Bundessozialgericht akzeptiert. Hier müßte ein Aufschrei durch die Wissenschaft gehen! Innerhalb der Medizin muß sich doch jedes Verfahren der Anerkennung sämtlicher anderer Gebiete erfreuen. Wer würde es denn akzeptieren, daß die Hormontherapie nur von Endokrinologen und die lebensrettende Appendektomie nur vom Viszeralchirurgen anerkannt wird? Wenn wir es recht betrachten, ist dieser Anspruch auf „Binnenanerkennung", der ja die Überprüfbarkeit durch Nichtbeteiligte ausschließt, der endgültige Beweis der Nichtwissenschaftlichkeit. Ich erinnere in diesem Zusammenhang an Martinis Worte: „Die verbindlichen Gesetze der Logik und des Erkenntnisgewinns sind präexistent."

Der Gesetzgeber hat bekanntlich unter erheblichem politischen Druck die besonderen Therapierichtungen ausdrücklich in die Leistungspflicht der Krankenversicherungen aufgenommen. Er hat aber, zumindest auf dem Papier, weder ihnen noch anderen Formen der Parawissenschaft eine Sonderstellung hinsichtlich der Anforderungen an die Messung von Qualität und Wirksamkeit am allgemeinen Stand der medizinischen Kenntnisse und dem medizinischen Fortschritt eingeräumt. Da Wirksamkeitsnachweise bisher nicht vorliegen, haben sich mehrere Innungs- und Betriebskrankenkassen in dem Bemühen, trotzdem auch Leistungen der besonderen Therapierichtungen erstatten zu können, auf eine sogenannte Erprobungsregelung berufen. Die von ihnen eingeführte wissenschaftliche Begleitung der Erprobung wurde aber dem Zentrum zur Dokumentation für Naturheilverfahren e.V. in Essen übertragen. Damit wurde die Binnenanerkennung quasi vorweggenommen. Diesen Schutz durch eine Binnenanerkennung sollen in diesem Zusammenhang nicht etwa nur Verfahren mit einem Rest an Plausibilität oder Seriosität genießen, sondern expressis verbis auch so obskure Verfahren wie Aurasskopie und Auratest, Blut-Kristall-Analyse, ein holistischer Bluttropfentest, elektromagnetische Bluttests, Bioelektronik und ähnliche Methoden mit wohlklingenden Namen aber ohne ernstzunehmenden Gehalt.

Wenn wir nicht laut und deutlich dieser Sprach- und Geistesverwirrung der sogenannten „Binnenanerkennung" widersprechen und dieser Tendenz Einhalt gebieten, kann sich jedes medizinische Sektierertum frei entfalten, und sogar in betrügerischer Absicht erfundene neue Verfahren könnten ungehemmt reüssieren.

Als vor einigen Jahren auf politischen Druck auch von prominenter Seite paramedizinische Verfahren an medizinischen Fakultäten im Lehrprogramm angeboten werden mußten, gab es nur vereinzelte Proteste. Der einmütige und massive Widerstand der Fakultäten wurde aber vermißt. Mühsam bemüht man sich, die vorgeschriebenen Fragen zur Phytotherapie im schriftlichen Staatsexamen so abzufassen, daß ein Restbezug zur wissenschaftlichen Medizin erkennbar bleibt. Das Ergebnis ist zugleich lächerlich und ärgerlich.

Soviel ich weiß, war die Deutsche Gesellschaft für Innere Medizin die einzige Gesellschaft, die widersprochen hat, als in der neuen Gebührenordnung für Ärzte die homöopathische Anamnese auftauchte und auch noch mit der höchsten Punktzahl aller sogenannten sprechenden Verfahren belohnt wurde. Geholfen hat unser Protest nicht, die Regelung ist so vollzogen, und alle haben sich damit abgefunden.

1.6
Defizite im wissenschaftlichen Medizinbetrieb

Die widerspruchslose Hinnahme der Unwissenschaft im alltäglichen Urteilen und die Gleichgültigkeit gegenüber Täuschung und Unwahrheit als Teil des medizinischen Alltags führen zwangsläufig auch zu Unsicherheiten im Umgang mit Wahrheiten. Dies kann der Medizin nicht guttun, und ich bin davon überzeugt, daß viele Fehlentwicklungen in der modernen Medizin, die im Sinne Bleulers als autistisch undiszipliniertes Denken bezeichnet werden können, mit dieser Akzeptanz der Unwissenschaftlichkeit zu erklären sind. So führt die widerstandslose Gewöhnung an die Nicht-Wissenschaft auch zur Trübung des Blicks im eigenen Bereich der wissenschaftlichen Medizin und damit zu einer schleichenden Verbreitung unwissenschaftlicher Denkstrukturen auch bei solchen Ärzten und Ärztinnen, die nicht zu den Anhängern der Paramedizin zählen. Ich möchte im folgenden einige Strukturfragen unseres Medizinbetriebes ansprechen, bei denen ich eine Gefahr für die Wissenschaft zu erkennen glaube.

Bei den Zielen und Inhalten klinischer Forschung wird häufig die Frage vermißt, welche Diagnose- oder Therapieverfahren tatsächlich dem Patienten nützen. Klinische Forschung, die diesen Zielen dient, steht leider nach wie vor in unserem akademischen Umfeld in geringerem Ansehen als die Grundlagenforschung. Popper hat in diesem Zusammenhang einmal von einem Mythos der sogenannten exakten Grundlagenforschung gesprochen, der keine wissenschaftliche Überlegenheit zukomme. Gerade die klinische Forschung darf aber nicht durch Vorurteile oder Ideologien befrachtet sein. Sie muß vielmehr methodisch sauber und unter Beachtung wissenschaftlicher Vorgehensweisen erfolgen, insbesondere also durch die Methode der immer wiederkehrenden Infragestellung. Eine verstärkte wissenschaftliche Beschäftigung mit der Methodologie der klinischen Forschung, bei der statt der vertrauten deterministischen Betrachtungsweise überwiegend Modelle mit stochastischen Komponenten gefordert sind, wäre sehr begrüßenswert. So sind bisher kaum Methoden entwickelt worden, mit denen die Wirksamkeit von Suggestivverfahren oder anderen Therapieansätzen für die Behandlung von Befindlichkeitsstörungen wissenschaftlich überprüft werden können.

Ein anderes Problem wird in vielen Publikationen erkennbar, auch in Zeitschriften mit einem hervorragenden Panel an Herausgebern und einem international renommierten advisory board. Es hängt möglicherweise mit dem Druck zusammen, aus Karrieregründen möglichst viel publizieren zu müssen. Hoch entwickelte Sekundärtugenden des Wissenschaftsbetriebes täuschen dabei nicht selten darüber hinweg, daß die gemachten Aussagen mit der Fragestellung der Arbeit kaum zusammenhängen und nicht durch die mitgeteilten Daten belegt sind. Es bedarf keiner Erläuterung, welche Risiken dadurch entstehen, daß solche unsinnigen Aussagen in wissenschaftlichen Zeitschriften erscheinen, wodurch sie sich mit dem Nimbus wissenschaftlicher Seriosität umgeben. Der Eindrück drängt sich auf, daß die Schamschwelle, auch schlechte Arbeiten zu publizieren, sowohl bei Autoren als auch bei Herausgebern von Zeitschriften abnimmt. Für den Wissenschaftler stellt es keinen Makel und kein Karrierehemmnis dar, auch schlechte Arbeiten unter seinem Namen veröffentlicht zu haben.

Ein weiteres Problem liegt in der ausgeprägten Ungeduld vieler Wissenschaftler, die leicht zur Mißachtung wissenschaftlicher Tugenden führen kann. Lassen Sie mich hierzu ein Zitat verlesen: „Die wissenschaftliche Medizin hat in dieser Zeit des hastigen Schaffens einen recht schweren Stand, denn die Ungeduld unserer Zeit verlangt eine schnelle Verwertung des Geschaffenen. Die Wissenschaft braucht aber zur kritischen Prüfung und Erfahrung Zeit. Der Laie ist schnell fertig mit dem Wort und mit dem Urteil. Der Sachverständige weiß, wie schwer in Sachen der Medizin und gerade der Therapie ein sicheres Urteil gewonnen wird. Daher ist nichts natürlicher, als daß die wissenschaftliche Kritik langsamer und bedächtiger vorgeht, als es den Heißspornen gefällt." Das Zitat, das so sehr auf unsere Gegenwart abgestimmt klingt, ist genau 100 Jahre alt, – es stammt von Ernst Victor von Leyden aus seiner Eröffnungsrede zum Internistenkongreß 1897.

Von Leyden äußerte sich auch schon zu einer anderen, wie er sich ausdrückte „wenig erfreulichen Seite der heutigen Medizin", nämlich Auswüchsen und Grenzüberschreitungen der Pharmaindustrie bei ihrer Werbung. Natürlich kann damals wie heute niemand der Pharmaindustrie das Recht zur Werbung absprechen, und der Wert einer guten Zusammenarbeit von Pharmaindustrie und medizinischer Wissenschaft kann nicht in Frage gestellt werden. Inwieweit aber die fast vollständige Abhängigkeit der ärztlichen Fortbildung von der Pharmaindustrie die konsequente Anwendung wissenschaftlicher Tugenden behindert, mag jeder selbst beantworten.

Nur andeutungsweise soll erwähnt werden, wie sehr die Wissenschaftlichkeit im ärztlichen Alltag durch den häufig beklagten ökonomischen Druck bedroht wird. EBM-gesteuertes ärztliches Handeln sollte aber nicht etwa als eine Orientierung an der Gebührenordnung, dem sog. einheitlichen Bewertungsmaßstab mißverstanden werden. Entsprechend einer international gebräuchlichen Abkürzung ist hiermit vielmehr eine Orientierung an in Studien belegten Erkenntnissen gemeint, an „evidence based medicine."

Eine ganz andere Bedrohung der wissenschaftlichen Denkweise in der Medizin entsteht aus der modischen Sucht nach „Konsensus-Konferenzen" bzw. „Konsensus-Statements." Der Soziologe Karl Otto Hondrich hat kürzlich in einem Spiegel-Essay über die potentielle Wissenschaftsfeindlichkeit gesellschaftlicher Konsense geschrieben. Er führt aus, wie stabil ein sogenannter Wertekonsens sei, für den der Wahrheitssucher, also der Wissenschaftler, der schlimmste Feind sei. Dies gilt auch für die Medizin, wo bestimmte Konsense durchaus für den wissenschaftlichen Fortschritt hinderlich sein können. Einige solcher Konsense seien beispielhaft genannt: „Sport fördert die Gesundheit", „Übergewicht ist schädlich" „Screeningprogramme retten Leben", oder auch „möglichst umfangreiche und möglichst schnelle Informationen sind immer vorteilhaft." Wissenschaftliche Äußerungen, die einem dieser Konsense zuwiderlaufen, werden nicht selten mit einem Bann belegt und dem entsprechenden Autor werden manchmal sogar ethische Defizite unterstellt. Ähnliches gilt auch für manchen Konsens über bestimmte Therapieverfahren, obwohl längst nicht alle dieser Konsense durch wissenschaftliche Erkenntnisse gedeckt sind.

Die Erkenntnis über die Fehlbarkeit und Vorläufigkeit unseres Wissens muß zu einer intellektuellen Bescheidenheit führen. Sie schließt ein dogmatisches Denken aus. Einen unheilvollen Hang zum Dogmatismus finden wir ja sehr ausgeprägt im Bereich der nichtwissenschaftlichen Medizin. Wir finden ihn aber natürlich auch innerhalb des eigentlichen Medizinbetriebes. Hier sind Dogmatismus und autoritäre Wissensvermittlung immer ein Risiko dafür, daß der Boden der Wissenschaft verlassen wird. Durch Autoritäten und charismatische Meinungsbildner vermittelter Dogmatismus ist in unserem sehr hierarchisch strukturierten Medizinbetrieb nach wie vor verbreitet. Ein weniger autoritärer Umgang in den Kliniken würde wahrscheinlich die Verbreitung wissenschaftlicher Denkstrukturen fördern.

1.7
Gedanken zum Umgang mit Parawissenschaften

Wie schon betont, kann es keine Toleranz gegenüber dem Geist der Unwissenschaftlichkeit in der Medizin geben. Dies heißt nicht notwendigerweise, daß es nicht eine gewisse Toleranz gegenüber der Anwendung paramedizinischer Verfahren geben könnte, insbesondere in Fällen, bei denen die wissenschaftliche Medizin keine angemessene Hilfe bietet.

Wie steht es aber mit den Heilerfolgen, über die immer wieder so überzeugend berichtet wird? Die meisten dieser Erfolgsberichte halten einer Nachprüfung, soweit eine solche überhaupt vorgenommen wird, nicht stand. Für Täuschung und Selbsttäuschung gibt es viele Gründe, die bei vorurteilsloser Betrachtung leicht erkennbar sind. Das wichtigste Phänomen, mit dem auch die moderne Medizin die Erfolge paramedizinischer Therapieverfahren erklären kann, ist der sogenannte Plazeboeffekt. In der Arzneimittelforschung ist der Plazeboeffekt vermutlich der am gründlichsten untersuchte Effekt überhaupt. Inzwischen sind sogar einige der körperlichen Vorgänge bekannt, die die Plazebowirkung vermitteln. Der gut in der wissenschaftlichen Medizin ausgebildete Arzt nutzt insbesondere bei Störungen der Befindlichkeit gerne den Plazeboeffekt aus, indem er den Patienten vom Segen seiner Therapie überzeugt. Er findet in der Roten Liste auch eine Vielzahl von Medikamenten, die wegen ihrer sehr geringen pharmakologischen Wirkung als Beinahe-Plazebo bezeichnet werden könnten und die sich daher für eine solche Therapie eignen.

Wenn der Arzt oder die Ärztin davon überzeugt ist, daß bei einem Patienten ein Plazebo genügt, und wenn er oder sie auf diese Plazebowirkung nicht verzichten will, dann käme hierfür auch die Verwendung z.B. eines Homöopathikums infrage. Wenn auf diese Weise die überflüssige Gabe eines risikobehafteten Medikamentes vermieden würde, könnte hiermit, genau wie zu Hahnemanns Zeiten, sogar Gutes getan werden.

Der bewußte Verzicht auf die Gabe von Medikamenten mit gesicherter stofflicher Wirksamkeit und die Anwendung eines Plazebos sind nicht unwissenschaftlich und sollten nicht als Anerkennung einer Paramedizin verstanden werden. Der Arzt handelt in solchen Fällen aber auf einer anderen Ebene. Eine gewisse Analogie mag in der Religion gesehen werden. Wenn ein Patient davon überzeugt ist, daß Glaube und Gebet ihm bei der Überwindung einer Krankheit helfen, dann wird kein Arzt, auch kein eingefleischter Agnostiker, ihn davon abhalten wollen, zu beten. Der Arzt muß allerdings darauf achten, daß wichtige andere Therapieverfahren nicht wegen der Hoffnung auf die Heilung durch den Glauben unterbleiben. Da wir vom Gebet aber nur die subjektive Hilfe für den Gläubigen erwarten, werden wir die Wirksamkeit des Gebetes auch nicht in einem Doppelblindversuch überprüfen wollen, und wir können es gut hinnehmen, daß die meisten Glaubensaussagen nicht wissenschaftlich überprüfbar sind. In der Tat stellt die Paramedizin in mancher Hinsicht eine Art von Ersatzreligion in unserer Gesellschaft dar und statt Paramedizin wäre Glaubensmedizin ein durchaus passender Begriff.

Warum sollen wir die besonderen Therapieverfahren oder andere Erscheinungen der Paramedizin nicht ähnlich wie Religionen behandeln? Wer Bedürfnis verspürt, mag sie nutzen. Als Ärzte können wir dieses in bestimmten Fällen hinnehmen. Diese Toleranz gilt aber nicht für potentiell schädliche Verfahren und nicht für die Anwendung bei eigentlich behandlungsbedürftigen Erkrankungen. Sie gilt auch nicht für diagnostische Verfahren, bei denen es für die damit verbundene Täuschung keine Rechtfertigung gibt. Paramedizinische Diagnose- und Therapieverfahren sollten damit grundsätzlich keine Angelegenheit der Sozialversicherungen sein. So wie wir zwischen Medizin und Religion klare Grenzen kennen und beachten, so sollten wir sie auch zwischen Medizin und Paramedizin bzw. wissenschaftlicher Medizin und Glaubensmedizin beachten. Wenn diese Grenzen klar sind, dann kann auch die Medizin wieder resistenter gegenüber den Einflüssen der Unwissenschaftlichkeit werden, und wir können, um mit Bleuler zu sprechen, das autistisch undisziplinierte Denken leichter überwinden.

Auch wenn wir neben der Medizin andere Umgangsebenen mit den Patienten akzeptieren, bleibt es bei der Feststellung, daß wir uneingeschränkt der Wissenschaft verpflichtet sind. Der Kampf gegen die unwissenschaftliche und dogmatische Medizin ist Pflicht eines jeden Wissenschaftlers und einer jeden Wissenschaftlerin. Ich erinnere an die Formulierung von Karl Jaspers unmittelbar nach dem Ende des Nationalsozialismus: „Die Unwissenschaftlichkeit ist der Boden der Inhumanität." Für diejenigen, die am Ende eines Vortrages gern ein Goethewort hören, möchte ich abschließend den Teufel zitieren:

„Verachte nur Vernunft und Wissenschaft,
Des Menschen allerhöchste Kraft,
Laß nur in Blend und Zauberwerken,
Dich von dem Lügengeist bestärken,
So hab ich dich schon unbedingt."

Eröffnungsvortrag des Vorsitzenden des 103. Kongresses der Deutschen Gesellschaft für Innere Medizin. Nachdruck genehmigt durch Verlag Urban & Vogel (Medizinische Klinik 1997, 181, 4)

KAPITEL 2

Axiome des systematischen Erkenntnisgewinns in der Medizin

Axel W. Bauer

2.1
Medizintheorie zwischen Naturalismus und Konstruktivismus

„Ich habe mich auf die Erläuterung der Hauptlinien der Entwicklung konzentriert. ... Wichtige Namen wurden darum vor allem als Symbole für Gruppen von Männern, die alle in derselben Richtung arbeiteten, behandelt. Einige Namen wurden weggelassen, obwohl sie ebenso wichtig sind wie viele der erwähnten; doch repräsentieren sie weniger klar die Hauptströmungen des medizinischen Fortschritts" (1). Mit dieser Vorbemerkung eröffnete der damals in Madison/Wisconsin lehrende Medizinhistoriker Erwin H. Ackerknecht (1906–1988) im Jahre 1955 seine Monographie *A Short History of Medicine*, die 1959 erstmals in deutscher Sprache erschien und seither als gängiges Lehrbuch für Medizinstudenten Verwendung findet. Nicht nur für Ackerknecht war es damals vollkommen unstrittig, daß es einen objektiv beschreibbaren medizinischen Fortschritt gebe, der vor allem im Verlauf des 20. Jahrhunderts – wenigstens in den Industrienationen Europas und den USA – zu früher ungeahnten diagnostischen und therapeutischen Möglichkeiten geführt habe. Als Beleg für die Annahme eines solchen naturalistischen Automatismus diente jenes lineare Konzept der Medizingeschichte, das die erwähnten „Hauptströmungen des medizinischen Fortschritts" in eklektizistischer Manier aneinanderreihte, um so das von der anachronen Gegenwartsperspektive gewünschte Resultat zu erhalten. Historische Ereignisse, Prozesse und Strukturen, die nicht in das intendierte Szenario paßten, wurden auf diese Weise entweder retuschiert oder als „Umwege", „Abwege" oder „Irrwege" charakterisiert. Als Fixpunkt dieser positivistischen Geschichtsschreibung diente das Leitbild der naturwissenschaftlichen Medizin, die als das seit der Mitte des 19. Jahrhunderts alleingültige Forschungsparadigma beschrieben wurde.

Eine entgegengesetzte Interpretation des medizinischen Fortschritts zeigt sich neuerdings in den Werken einiger jüngerer Medizinhistoriker, die als Anhänger der postmodernen Philosophie die Pluralität und prinzipielle Gleichwertigkeit unterschiedlicher Forschungsparadigmata wie Homöopathie, Akupunktur, Psychosomatik oder Naturwissenschaftliche Medizin propagieren. Die Frage nach der Wissenschaftlichkeit der Medizin reduziert sich demgemäß auf Kategorien wie Stil, Verantwortung und Moral, sie wird von einem epistemischen zu einem ethischen Problem uminterpretiert. Diese „pragmatische Wende in der Medizintheorie" hat nach Urban Wiesing auch Konsequenzen für das ärztliche Handeln: „Es gilt, den angemessenen Stil – oder die angemessenen Stile – für bestimmte Anforderungen ausfindig zu machen und zu kultivieren" (41). Thomas Schlich sieht vor allem konkrete historische Gründe als maßgebend dafür an, daß sich ein bestimmtes medizinisches Konzept (z. B. das ätiologische Konzept der notwendigen Krankheitsursache im Rahmen der Bakteriologie des 19. Jahrhunderts) durchsetzen kann (26). Der Braunschweiger Historiker Herbert Mehrtens konstatiert demgegenüber – vermutlich zu Recht – eine zunehmende Distanzierung der Wissenschaftsgeschichte von der Wissenschaft; die Wissenschaft erscheine dem modernen Wissenschaftshistoriker als eine gesellschaftliche Unternehmung, in der zeit- und interessengebundene Weltdeutungen und Handlungskompetenzen produziert würden (20).

2.2
Die vier Axiome des Erkenntnisgewinns und das epistemische Dilemma in der Medizin

Der folgende Beitrag wird sich weder die unreflektierte Fortschrittsperspektive der 1950er noch den ausschließlich auf soziale Konstruktionen fixierten und durch die systematische Ausblendung biologischer Sachverhalte der Gefahr von Kategorienfehlern unterworfenen postmodernen Pluralismus der 1990er Jahre zu eigen machen. Es soll stattdessen versucht werden, Schritt für Schritt ein Dilemma aufzuzeigen, das bei der Begründung jedes systematischen Erkenntnisgewinns in der Medizin regelmäßig auftaucht: Unterschiedliche epistemische Verfahren des Wissenserwerbs beruhen auf (zumindest partiell) miteinander nicht kompatiblen Axiomen, die ihrerseits jedoch nicht falsifizierbar sind.

Die Medizin als eine *exemplarische Handlungswissenschaft* konstituiert sich seit ihren historischen Anfängen vor allem durch ihren Zweck, das *Heilen kranker Menschen*. Sowohl das Verbum *Heilen* als auch das Adjektiv *krank* seien in unserem Kontext mit der genügenden semantischen Unschärfe verstanden, damit sowohl sämtliche Abstufungen der ärztlichen Therapie (Heilung, Linderung, Behandlung) als auch alle denkbaren Arten von bio-psycho-sozialen Gesundheitsstörungen mit eingeschlossen werden können. Um sein ärztliches Handeln vor sich selbst und vor dem Kranken rechtfertigen zu können, benötigt der Arzt einen theoretischen Erklärungsansatz für das von ihm wahrgenommene bzw. beschriebene Krankheitsbild, einen Schlüssel für den pathogenetischen Weg von der *Krankheitsursache* (Kausalismus) oder den wesentlichen *Krankheitsbedingungen* (Konditionalismus) zur manifesten Krankheit. Karl Eduard Rothschuh (1908–1984) hat solche Vorstellungen über Ursachen, Entstehung und Behandlung von Gesundheitsstörungen als *Konzepte der Medizin* bezeichnet und zwölf Gruppen von historisch realisierten Konzepten dargestellt (23).

Betrachtet man diese zwölf Konzeptgruppen (Iatrodaemonologie, Iatrotheologie, Iatroastrologie, Iatromagie, Empirische Medizin, Humoralpathologie, Iatrophysik, Iatrochemie, Iatrodynamismus, Iatromorphologie, Naturphilosophie in der Medizin, Iatrotechnik) genauer, so lassen sie sich auf insgesamt vier Grundgedanken reduzieren, die ich im Folgenden als Axiome des systematischen Erkenntnisgewinns in der Medizin bezeichnen werde. Mit dem Terminus *Axiome* soll ausgedrückt werden, daß es hier um kardinal voneinander verschiedene Denkstile (12) geht, deren Voraussetzungen nicht mehr weiter empirisch prüfbar (verifizierbar oder falsifizierbar) sind, sondern die letztlich durch einem *dogmatischen Abbruch* im Sinne des *Münchhausen-Trilemmas* von Hans Albert entstehen (2, 39). Diese vier Axiome werde ich nun nacheinander vorstellen und jeweils mit historischen oder aktuellen Beispielen ihrer Anwendung in der Medizin belegen.

2.2.1
Das Axiom der Existenz von übernatürlichen Personen oder Kräften

Die historisch gesehen vermutlich älteste Vorstellung postuliert die Existenz übernatürlicher Personen oder Kräfte, welche die unbelebte und die belebte Welt einschließlich des Menschen steuern. Verstorbene Ahnen, Dämonen, Götter oder wundersame Zauberkräfte sind im Rahmen dieser umfassenden Aufgabe für Gesundheit und Krankheit einzelner Individuen ebenso verantwortlich wie für das Wohlergehen des ganzen Staates. Kriege und Hungersnöte infolge einer Mißernte oder einer Unwetterkatastrophe haben demnach dieselbe Ätiologie wie die Gichterkrankung des Königs oder die Unterschenkelfraktur eines einfachen Bürgers: In jedem Fall liegt der betreffenden Störung ein Willkürakt supranaturaler Kräfte oder Personen zugrunde.

Daraus ergeben sich zwei unterschiedliche Konsequenzen: Zum einen sind die spontanen Aktionen der schicksalhaften Mächte zwar äußerst schwer voraussagbar, zum anderen jedoch bietet sich für bereits eingetretene Ereignisse a posteriori stets eine plausible Deutung an. Das Axiom der Existenz übernatürlicher Personen oder Kräfte besitzt also einen extrem niedrigen prognostischen Wert, es verfügt aber über eine ebenso umfassende retrospektive Erklärungskraft. Wenn die Person Y plötzlich schwer erkrankt ist, dann läßt sich dies zum Beispiel damit begründen, daß der hier maßgebliche verstorbene Ahne X über die Handlungsweise von Y erzürnt gewesen sei und deshalb die Krankheit geschickt habe. Stirbt der Patient im Verlauf der Krankheit, dann handelt es sich um seine irreversible Bestrafung durch den Ahnen, wird er jedoch wieder gesund, so ist es (dem Patienten oder seinem Arzt) offenbar gelungen, den Vorfahren X zu besänftigen.

Der Nachteil der geringen prospektiv-prognostischen Relevanz wird in diesem System durch den Vorteil einer hohen retrospektiv-explikatorischen Potenz wettgemacht. Die postulierten übernatürlichen Instanzen können als symbolische Chiffren interpretiert werden, die einen dogmatischen Abbruch der Kausalkette verbergen. Die Gestalt des mit Hilfe dieses Axioms gewonnenen systematischen Wissens bleibt über lange Zeit hinweg statisch, da die Ursachenforschung immer zu demselben Resultat führt, nämlich zu der weiter nicht erklärungsbedürftigen und nicht erklärungsfähigen Einwirkung autonomer (theïstischer) Mächte, die an keine festen Regeln gebunden sind.

In der Geschichte der Medizin lassen sich viele Beispiele für derartige Heilsysteme nachweisen, so etwa der die (Deutungs-)Macht des Zentralherrschers stabilisierende Ahnenkult in der Medizin der altchinesischen Shang-Dynastie zwischen dem 18. und 12. Jahrhundert vor Christus (31) oder der Glaube an Heilgötter im altägyptischen Imhotep- und im griechischen Asklepios-Kult (17). Auch die verschiedenen Ausprägungen der christlichen Iatrotheologie in Mittelalter und Neuzeit, die den Krankheitsursprung entweder in der Erbsünde oder in kollektiven bzw. individuellen „Verfehlungen" der Zeitgenossen sahen, basierten auf dem gleichen axiomatischen Prinzip wie etwa die animistisch-dämonistischen Überzeugungen mancher Naturvölker (24). Selbst der „mündige Patient" am Ende des 20. Jahrhunderts ist jederzeit in der Lage, zumindest zeitweise auf der Grundlage des Axioms der Existenz von übernatürlichen Personen oder Kräften zu denken: Nicht wenige Krebspatienten (und deren Ärzte) leiden heute unter der Überzeugung, ihre schwere Erkrankung sei die Bestrafung (28, 29) für eine falsche Lebensweise, so etwa im Falle von AIDS (Sexualität) oder beim Bronchialkarzinom (Rauchen). Der Medizinpsychologe Rolf Verres hat solche Vorstellungen im Rahmen der *subjektiven Krankheitstheorien* von Laien umfassend dokumentiert (33, 34, 35).

Das Axiom der Existenz von übernatürlichen Personen oder Kräften ist also keineswegs ein Gedankensystem, das als längst überholt und antiquiert einfach ad acta gelegt werden dürfte, es wirkt vielmehr in unterschiedlicher Gestalt bis in die Gegenwart fort und kann jederzeit erneut an Aktivität gewinnen – nicht zuletzt im Bereich der „Alternativen Medizin". Auch die von der Antike bis ins 19. Jahrhundert tradierten, niemals völlig vergessenen Vorstellungen über die Existenz einer besonderen „Lebenskraft" sind Ausdruck des Axioms und müssen hier erwähnt werden (6, 22). Da Axiome grundsätzlich nicht falsifizierbar sind, sondern aus kollektiver oder individueller, oft emotional motivierter Affinität heraus angenommen werden, lassen sie sich nicht ohne den zähen Widerstand ihrer Anhänger einfach „ausrangieren". Der Berliner Physiologe Emil Du Bois-Reymond (1818–1896) bemerkte dazu bereits im Jahre 1848, man möchte „fast meinen, der Glaube an die Lebenskraft sei, wie auch andere Dogmen, weniger eine Sache der wissenschaftlichen Überzeugung, als eine des gemütlichen Bedürfnisses für gewisse Organisationen, und daher, gleich jenen Dogmen, im Grunde unvertilgbar" (10).

2.2.2
Das Axiom der Korrespondenz von Phänomenen (Analogieprinzip)

Nach diesem Axiom bestehen Ähnlichkeiten der Phänomene auf allen Ebenen und Stufen des Kosmos, welche den Menschen und insbesondere den Wissenschaftler zu *Analogieschlüssen* berechtigen. Solche Ähnlichkeiten können an verschiedenen ikonischen Zeichen erkannt werden, zum Beispiel an der Form, an der Farbe, an der Art der Bewegung, am Verhalten, am zeitlichen Verlauf oder an beliebigen anderen Merkmalen. Diese Idee repräsentiert vermutlich das in seinem Facettenreichtum umfangreichste und zugleich das im historischen Verlauf am häufigsten variierte Axiom des systematischen Erkenntnisgewinns in der Medizin. Als wichtige Beispiele aus dem Bereich der Heilkunde seien zunächst einmal stichwortartig genannt: Die altchinesische *Yin-Yang-Lehre* sowie die *Fünf-Wandlungsphasen-Lehre*; die antike und mittelalterliche *Humoralpathologie*; die im Mittelalter entwickelte *Uroskopie*; die pharmakologische Zuordnung von Arzneisubstanzen nach der *Signaturenlehre*; die *Romantische Naturforschung* in Deutschland zu Beginn des 19. Jahrhunderts; die *Homöopathie* und viele weitere „alternative" Heilverfahren (27).

Im Unterschied zu dem oben besprochenen Axiom der Existenz von übernatürlichen Personen oder Kräften beruht das Axiom der Korrespondenz von

Phänomenen nicht auf dem Glauben an pure Willkürakte supranaturaler Mächte, vielmehr postuliert es die Existenz bestimmter Regelmäßigkeiten und kosmologischer Gesetze, die vom Kundigen an äußerlich sichtbaren Eigenschaften der Materie oder an Funktionsmerkmalen gleichsam „abgelesen" werden können. Dabei stellt der medizinische Forscher zum Beispiel eine assoziative ikonische oder symbolische Beziehung (7) zwischen einer vermuteten Krankheitsursache, einer Behandlungsmaßnahme, einem Arzneimittel, einer Krankheit, einem Organ und/oder einer psychischen (Dys-)Funktion her. Da sich ikonische und symbolische Assoziationen grundsätzlich in beliebiger Weise generieren („entdecken") lassen, können vermeintliche Regeln oder Gesetzmäßigkeiten zumindest a posteriori zwischen je zwei oder mehreren beliebigen Phänomenen konstruiert werden. Hierzu einige Beispiele:

Nach der *Yin-Yang-Lehre* der Traditionellen Chinesischen Medizin (TCM), die sich ab dem 4. Jahrhundert vor Christus konsolidierte, ist der Kosmos in bipolarer Weise gegliedert. *Tabelle 2.1* zeigt die komplementäre Zuordnung einiger wichtiger Begriffspaare:

Noch komplexer ist das System der mit der *Yin-Yang-Lehre* später verzahnten *Fünf-Wandlungsphasen-Lehre*, die der Philosoph Tsou Yen um 300 vor Christus konzipierte (32). Hier sind es nicht bipolar opponierte Gegensätze, sondern fünf miteinander verschränkte Entwicklungsphasen, die gemäß *Tabelle 2.2* zueinander in vielschichtige assoziative Beziehungsreihen treten können:

Da die fünf Elemente bzw. ihre Analoga in 16 verschiedenen Beziehungszyklen (von mathematisch 24 möglichen) angeordnet werden können, ergibt sich eine nahezu unbegrenzte Variabilität der retrospektiven Erklärung. So „fördert" oder „erzeugt" (→) Wasser→Holz, Holz→Feuer, Feuer→Erde, Erde→Metall und Metall→Wasser. In der gleichen Weise „fördert" die Tätigkeit der Niere die Gesundheit der Leber, die Leber bessert die Funktion des Herzens, das Herz steigert die Leistung der Milz, die Milz wirkt günstig auf die Lunge, und die Lunge wiederum hilft der Niere. Ein anderer Beziehungszyklus beruht auf der „Hemmung" oder „Überwindung" (↔): Wasser überwindet Feuer, Feuer überwindet Metall, Metall überwindet Holz, Holz überwindet Erde, und Erde überwindet Wasser. Analog schwächt eine übermäßig arbeitende Niere das Herz, das hyperaktive Herz hemmt die Tätigkeit der

Tabelle 2.1. Die Yin-Yang-Lehre	YIN	YANG
	Schattenseite	Sonnenseite
	dunkel	hell
	innen	außen
	kalt	warm
	passiv	aktiv
	weiblich	männlich
	Niere	Harnblase
	Leber	Gallenblase
	Herz	Dünndarm
	Milz	Magen
	Lunge	Dickdarm
	...	...

Tabelle 2.2. Die Fünf-Wandlungsphasen-Lehre

WASSER	HOLZ	FEUER	ERDE	METALL
Merkur	Jupiter	Mars	Saturn	Venus
Winter	Frühling	Sommer	Hochsommer	Herbst
Nord	Ost	Süd	Mitte	West
Kälte	Wind	Wärme	Nässe	Trockenheit
Niere	Leber	Herz	Milz	Lunge *(Yin-Organe)*
Harnblase	Gallenblase	Dünndarm	Magen	Dickdarm *(Yang-Organe)*
Ohren	Augen	Zunge	Mund	Nase
salzig	sauer	bitter	süß	scharf
schwarz	lau	rot	gelb	weiß
Knochen	Muskel	Blut	Fleisch	Haut
Angst	Ärger	Freude	Nachdenken	Schwermut
Stöhnen	Schreien	Reden	Singen	Weinen

Lunge, die dominante Lunge mindert die Leistungsfähigkeit der Leber, die zu große Leber schadet der Milz, und die geschwollene Milz behindert die Niere.

Es läßt sich leicht erkennen, daß auf diese Weise jeder krankhafte Zustand retrospektiv einer entsprechungssystematischen Erklärung und Behandlung zugänglich gemacht werden kann. Insoweit das System empirische Anteile mit einschließt, hält es mitunter sogar einem prognostischen Test stand; so kann ja auch nach dem Verständnis der modernen westlichen Medizin etwa eine Linksherzinsuffizienz zu einer Lungenstauung oder gar einem Lungenödem führen. Entscheidend bleibt aber auch hier der Umstand, daß das auf einer holistisch-naturphilosophischen Grundlage basierende Axiom als solches grundsätzlich nicht falsifizierbar ist. Wer von seiner Gültigkeit fest überzeugt ist, wird diese Überzeugung keinesfalls aufgeben.

Analoges gilt für das zur Zeit der Romantischen Naturforschung um 1800 in Deutschland von Samuel Hahnemann (1755–1843) aufgestellte Prinzip der *Homöopathie*. Die Vorstellung, daß gerade solche Arzneisubstanzen, die in ihrer Wirkung auf den gesunden Organismus ähnliche Symptome wie eine bestimmte Krankheit hervorrufen, in minimaler Konzentration auch zur Behandlung und Heilung dieser Krankheit geeignet seien, entspricht dem Axiom der Korrespondenz von Phänomenen (16). Die Korrektheit des Verfahrens der symbolisch-ikonischen Verkettung von analogen Beziehungen stellt für den nach diesem Axiom arbeitenden Forscher eine unumstößliche Glaubenswahrheit dar, die zu tief verankert ist, als daß sie für ihn durch noch so viele empirische Testverfahren widerlegt werden könnte. Da diese – meist von der naturwissenschaftlichen Medizin vorgeschlagenen – Testverfahren mit seinem Axiom unvereinbar sind, wird ein solcher Forscher sie in der Regel denn auch als inakzeptabel zurückweisen (30). Die von den „Schulmedizinern" verwendeten Testverfahren – darunter die kontrollierte, randomisierte Doppelblindstudie – bewegen sich nämlich auf der Grundlage des nun folgenden dritten Axioms.

2.2.3
Das Axiom des kausalgesetzlichen, mechanisch-deterministischen Ablaufs von Prozessen in der Natur

Natürliche Prozesse verlaufen gemäß diesem Axiom nach dem Prinzip von Ursache (Ätiologie) und Wirkung (Symptomatologie) in einer regelhaften Weise, die mit Hilfe von sogenannten *Naturgesetzen* mathematisch formuliert werden kann. Die Ursache-Wirkungs-Beziehungen können im einfachsten Fall linear-monokausal sein, sie können aber auch einen sehr komplexen Zusammenhang haben, also Rückkopplungsschleifen und Ereignisse im Rahmen eines deterministischen Chaos beinhalten. Alle genannten Prozesse müssen (zumindest prinzipiell) empirisch zugänglich sein und im wissenschaftlichen Experiment überprüft (bestätigt oder falsifiziert) werden können. Zusätzliche Annahmen, insbesondere vitalistische und teleologische Spekulationen, sind nach dem Prinzip des axiomatischen Minimalismus nicht zulässig. Durch kontinuierliche Anwendung dieses Axioms kommt es im Lauf der Zeit zu einer dynamischen Vermehrung und Optimierung des immer nur vorläufig sicheren Wissens.

Es handelt sich also, auf eine vereinfachte Formel gebracht, um das Axiom der „westlichen" Naturwissenschaft, dem sich in der Frühen Neuzeit zunächst Physik und Astronomie (16.–18. Jahrhundert), später die Chemie (18.–19. Jahrhundert) und schließlich seit der zweiten Hälfte des 19. Jahrhunderts auch die Hochschulmedizin und die übrigen Biowissenschaften angeschlossen haben. Noch um 1840, in der Endphase der unter der Ägide des zweiten Axioms stehenden naturphilosophisch-naturhistorischen Heilkunde (4), hatte es nach der Schilderung des Pathologen Rudolf Virchow (1821–1902) etwa an der Medizinischen Fakultät der Berliner Friedrich-Wilhelms-Universität so ausgesehen: „Es ging so weit, dass die Thatsachen nicht für alle Lehrer gleich waren, dass der eine die Thatsachen des andern nicht kannte und der dritte sie geradezu läugnete. Überall sprach man von Physiologie, aber, o Himmel, was waren das für widerstreitende Physiologien! Wenn ein Student drei verschiedene Collegia hinter einander besuchte, so konnte es ihm passiren, dass er drei verschiedene Arten von Physiologie hörte, von denen jede auf andere Thatsachen sich zu stützen vermochte. So erinnere ich mich, dass ich an demselben Tage drei verschiedene Theorien der Entzündung hörte, von denen jede auch nicht die entfernteste Aehnlichkeit mit der anderen hatte, und von denen doch keine einzige dem Standpunkte der Physiologie entsprach, keine einzige die Thatsachen kannte und berücksichtigte, welche die Beobachtung positiv festgestellt hatte" (38).

Das Axiom des kausalgesetzlichen, mechanisch-deterministischen Ablaufs von Prozessen in der Natur ließ nun aber auch in der Medizin die Entwicklung eines anderen methodischen Vorgehens zu, das wiederum Rudolf Virchow im Jahre 1849 charakterisierte: „Die naturwissenschaftliche Methode ... befähigt uns zunächst zur naturwissenschaftlichen Fragestellung. Jedermann, der eine solche Frage stellen kann, ist Naturforscher. Die naturwissenschaftliche Frage ist die logische Hypothese, welche von einem bekannten Gesetz durch Analogie und Induction weiterschreitet; die Antwort darauf giebt das Experiment, welches in der Frage selbst vorgeschrieben liegt. Jene Hypothese ist also das Facit einer Rechnung mit Thatsachen, und sie setzt daher eine umfassende Kenntniss der Thatsachen voraus; das Experiment ist das logisch nothwendige und vollkommen bewusste Handeln zu einem bestimmten Zweck. ... Die Naturforschung setzt also Kenntniss der Thatsachen, logisches Denken und Material voraus; diese drei, in methodischer Verknüpfung, erzeugen die Naturwissenschaft" (36).

Damit beschrieb Virchow jene hypothetisch-deduktive Methode, die im Prinzip bis heute die Grundlage der naturwissenschaftlichen Arbeitsweise der in Europa und den USA entwickelten „westlichen" Medizin geblieben ist (3). Auf das äußerst komplexe wissenschaftsphilosophische Problem der Bestätigung von Hypothesen kann an dieser Stelle nicht detailliert eingegangen werden; es sei für den interessierten Leser hierzu auf die knappe Übersichtsdarstellung bei Lambert/Brittan (19) verwiesen. Das mit Hilfe des dritten Axioms gewonnene Wissen bleibt in jedem Falle stets vorläufig, es kann und muß vom Forscher ständig in Frage gestellt und spätestens im Falle der Nicht-Bewährung oder gar Falsifizierung (21) korrigiert bzw. aufgegeben werden.

Wenn soeben von einer *Entwicklung* der „westlichen" Medizin gesprochen wurde, so sind damit jedoch offenkundig in selektiv-konstruktivistischer Weise nur jene historischen Ereignisse und Prozesse gemeint, die dem Axiom des kausalgesetzlichen, mechanisch-deterministischen Ablaufs von Prozessen in der Natur genügen oder zu genügen scheinen. Dabei werden Systeme, die wie die antike Humoralpathologie oder die deutsche Medizin im Zeitalter der Romantik um 1800 vom Axiom der Korrespondenz von Phänomenen ausgingen, meist implizit entweder als „Vorläufer" (Humoralpathologie) oder als „Irrwege" (Medizin der deutschen Romantik) der scheinbaren „Hauptlinie" subsumiert. Hier liegt jedoch eine Verwechslung der *innerwissenschaftlichen Weiterentwicklung* des kausalgesetzlich-mechanistischen Paradigmas im Sinne einer Optimierung mit dem *historischen Wandel* vor, der in bestimmten Epochen (zum Beispiel am Ende des 20. Jahrhunderts) und/oder Regionen (zum Beispiel in den „westlichen" Industrienationen) mit der faktischen Dominanz dieses Paradigmas verbunden sein mag. Eine solche historische Entwicklung ist allerdings kontingent, und sie könnte – im Gegensatz zur innerwissenschaftlichen Optimierung – jederzeit stagnieren oder abbrechen.

Für die Permanenz und Kontinuität von historischen Prozessen in der Zukunft gibt es keine Gewähr. Die dem dritten Axiom folgende naturwissenschaftliche Methode in der Medizin hat demnach keine sichere Überlebensgarantie, ihre Weiterexistenz innerhalb der *Scientific Community* muß vielmehr ständig neu erkämpft werden. Bereits 1898 beklagte Rudolf Virchow den aus seiner Sicht unbefriedigenden Zustand der wissenschaftlichen Medizin: „Wir kommen ... auf den primitiven Zustand zurück, aus welchem die wissenschaftliche Medicin hervorgegangen ist: die Einzelbeobachtung dominirt, und die Regel ergibt sich aus der Summirung dieser Einzelbeobachtungen" (5, 37).

Deutlich optimistischer, allerdings wegen der von ihm nicht realisierten Differenz zwischen prognostizierbarer innerwissenschaftlicher Optimierung und unkalkulierbarer historischer Entwicklung auch naiver, äußerte sich zur selben Zeit der Arzt und materialistische Philosoph Ludwig Büchner (1824–1899), wobei er – wohl unabsichtlich – den axiomatischen Charakter des Fortschritts-„Glaubens" enthüllte: „Trotz allem ... hat der Fortschrittsgläubige keinen Grund, ... zu verzweifeln. Nur darf er nicht vergessen, daß der Fortschritt ... eine zickzackförmige Linie beschreibt, wobei große Fortschritte mit großen Rückschritten abwechseln, ... aber das ganze den Umrissen eines sanft ansteigenden Berges gleicht ... Mag es die würdige Aufgabe des nun folgenden Jahrhunderts sein, die ... so dringend notwendige Versöhnung zwischen Wissen und Glauben, ... zwischen Kopf und Herz, zwischen Ideal und Wirklichkeit herbeizuführen" (8).

2.2.4
Das Axiom der Möglichkeit des intersubjektiven Verstehens von menschlichen Lebensäußerungen durch hermeneutische Interpretation verbaler und nonverbaler Zeichen

Das vierte und letzte der hier zu besprechenden Axiome stammt nicht aus der Sphäre der Biowissenschaften, es hat seinen Ursprung vielmehr in der antiken Philosophie und Rhetorik. In der Medizin der Neuzeit kommt es vorwiegend in der Psychoanalyse, der Psychosomatischen Medizin, der Psychotherapie und der Psychiatrie zur Anwendung. Für den Theologen und Philosophen Friedrich Schleiermacher (1768–1834) war die *Hermeneutik* jene Technik des Verstehens, welche auf die Bedingungen reflektiert, unter denen das Verständnis von Lebensäußerungen möglich ist. Zum einen stellt nach Schleiermacher jeder geschriebene (oder gesprochene) Text eine individuelle Leistung dar, zum anderen aber gehört er einem allgemeinen Sprachsystem an; daraus ergeben sich zwei Weisen der Auslegung: Die *objektive* (grammatische) Methode versteht einen Text aus der Gesamtheit der Sprache, die *subjektive* hingegen aus der Individualität des Autors, welche dieser kreativ in den Prozeß der Textproduktion einbringt. Auf dem Vergleich von Aussagen in ihrem sprachlichen und historischen Zusammenhang beruht so das *komparative* Verfahren der Sinnerschließung, während andererseits das *divinatorische* Verfahren auf dem intuitiven „Einleben" in den Text basiert.

In Fortführung der Gedanken Schleiermachers stellte der Philosoph Wilhelm Dilthey (1833–1911) „Naturwissenschaften" (vgl. Axiom 3) und „Geisteswissenschaften" (vgl. Axiom 4) einander gegenüber: Im Unterschied zu den Naturwissenschaften, in denen unabhängig vom menschlichen Handeln gegebene Ereignisse durch Hypothesen systematisiert und erklärt würden, müsse der Geisteswissenschaftler seinen Gegenstandsbereich, die symbolischen Zusammenhänge der sozialen und historischen Wirklichkeit des Menschen, in denen er selbst steht, durch „Nachvollziehen" dieser Lebensäußerungen verstehen. Das Verfahren, mit dem der Mensch Gegenstand der Geisteswissenschaften werde, sei auf den Zusammenhang der Trias *Erleben, Ausdruck* und *Verstehen* gegründet (18).

Um die Wende zum 20. Jahrhundert stellte Sigmund Freud (1856–1939) mit seiner *Psychoanalyse* eine Verbindung der naturwissenschaftlichen Methode mit dem biographisch-interpretativen Verfahren her, das er auf diesem Wege auch für das Verständnis und die Behandlung bestimmter seelischer Erkrankungen – der Neurosen – fruchtbar zu machen suchte. Wenngleich der Pittsburgher Philosoph Adolf Grünbaum in neuerer Zeit die Kombination von Hermeneutik und Psychoanalyse als eine „schlecht konzipierte Ehe" (14) bezeichnet hat, bleibt festzuhalten, daß Freud selbst die Problematik seiner Methode für die Medizin klar erkannt hat. In der ersten Vorlesung zur Einführung in die Psychoanalyse, die er im WS 1915/16 an der Universität Wien vor Ärzten und Laien hielt, führte Freud aus: „Sie sind im medizinischen Unterricht daran gewöhnt worden zu sehen. Sie sehen das anatomische Präparat, den Niederschlag bei der chemischen Reaktion, die Verkürzung des Muskels als Erfolg der Reizung seiner Nerven. Später zeigt man Ihren Sinnen den Kranken, die Symptome seines Leidens, die Produkte des krankhaften Prozesses. ... In der analytischen Behandlung geht nichts anderes vor als ein Austausch von Worten zwischen dem Analysierten und dem Arzt. Der Patient spricht, erzählt von vergangenen Erlebnissen und gegenwärtigen Eindrücken, klagt, bekennt seine Wünsche und Gefühlsregungen" (13).

Gerade in jüngster Zeit sieht sich die Psychoanalyse erneut einer epistemologischen Kritik ausgesetzt, die vor allem auf die konstruktivistischen Elemente dieser Lehre abzielt. Die Marburger Psychotherapeutin Margarethe Bautz-Holzherr etwa bemängelt, daß Freud ein spezifisches Arrangement gewählt habe, in dem er zu seinen Erkenntnissen gekommen sei. Seine Schlußfolgerungen hätten jedoch einen derart universellen Anspruch erhalten, daß sie nie auf ihren Wahrheitsgehalt hin untersucht worden seien. „Er hatte sich das Ursprungszertifikat für diese Gedanken gesichert, und die Psychoanalyse hat im Laufe ihrer Geschichte Plausibilitäten und Evidenzen zu Kausalitäten verknüpft. Wir haben es aber mit einem System von Glaubensartikeln zu tun" (11).

Durch die Übertragung psychoanalytischer Theorieanteile aus dem Bereich der Neurosen auf das Gebiet der körperlichen Erkrankungen formierte sich seit dem zweiten Viertel des 20. Jahrhunderts allmählich die Psychosomatische Medizin, die ebenfalls hermeneutische Verfahren zur retrospektiven Deutung krankhafter somatischer und psychischer Phänomene einsetzte. Der Heidelberger Internist und Neurologe Viktor von Weizsäcker (1886–1957), der eine *Anthropologische Medizin* anstrebte, betrachtete Körper und Seele als Instanzen der gegenseitigen Repräsentation, deren „Handeln" aus der Biographie des Patienten heraus verständlich gemacht werden könne: „Leibliche und seelische Phänomene können weder in Kausalreihen verknüpft noch in Parallellinien geordnet werden. ... An die Stelle seelischer Erlebnisse sind jetzt körperliche Verhaltensweisen getreten, und an der Stelle physiologischer Abläufe ist ein erlebter Wunsch oder Gedanke sichtbar. Jenes Zurücktreten und dieses Vortreten führender Akte und das reziproke Verhältnis von Erleben und Geschehen, von psychischer und von physischer Repräsentanz sind also kreuzweise verschlungen und um den Schnittpunkt der Krise geordnet. ... Was wir im Bewußtsein verbannen, wird im Körper wirksam, und was wir ins Bewußtsein ziehen, verliert an seiner leiblichen Kraft" (40).

Die in der Praxis hauptsächlich angewendete hermeneutische Strategie der Anthropologischen Medizin und der frühen Psychosomatik basierte allerdings primär auf dem *divinatorisch-intuitiven* und weniger auf dem *komparativ-objektiven* Verfahren der Interpretation verbaler (symbolischer) und nonverbaler (symptomatischer) Zeichen (7). Diese einseitig spekulative Arbeitsweise wurde während der vergangenen beiden Jahrzehnte unter epistemologischen Gesichtspunkten jedoch zunehmend als zirkulär empfunden, so daß sie zugunsten einer stärker empirisch ausgerichteten Methodologie allmählich an Boden verlor. Auch wenn die aktuelle Psychosomatische Medizin hinsichtlich der kausalen Interpretation des Zusammenhangs zwischen seelischen und körperlichen Vorgängen sehr zurückhaltend geworden ist, postuliert sie doch weiterhin die große Bedeutung der *Subjekthaftigkeit* des Individuums für Medizin und Krankheitslehre. So hat der Heidelberger Psychosomatiker Gerd Rudolf unlängst *Selbstbewußtheit, Intentionalität, Geschichtlichkeit, Zukunftsorientierung, Unbewußtheit, Symbolfähigkeit* und *Identität* als diejenigen Dimensionen des Subjekts charakterisiert, denen die Aufmerksamkeit des Arztes zu gelten habe. Nach Rudolf ist der Körper mit seiner Organmorphologie und seinen Organfunktionen auf der *biologischen* Ebene Objekt naturwissenschaftlicher Untersuchung und Behandlung, auf der *personalen* Ebene dagegen ist der Körper ein wesentlicher Teil des Subjekts mit all seinen erfahrungsbasierten Kognitionen und Emotionen (25).

Die Annahme der Möglichkeit des intersubjektiven Verstehens von menschlichen Lebensäußerungen durch hermeneutische Interpretation verbaler und nonverbaler Zeichen stellt gleichwohl ein Axiom dar. Es beruht auf einem Analogieschluß, nämlich der plausiblen Vermutung, andere Menschen reagierten in ihrem Denken, Reden und Handeln prinzipiell ähnlich wie der wissenschaftliche Beobachter. Gestützt wird diese Annahme zwar unter anderem durch evolutionsbiologische Überlegungen im Sinne eines gemeinsamen genetischen Ursprungs aller Menschen, doch bleibt sie gleichwohl eine unbeweisbare Setzung.

2.3
Die vier Axiome und das Dilemma einer wissenschaftlichen Medizin

Damit sind die vier Axiome vorgestellt, die das ärztliche Denken, Wissen und Handeln in Vergangenheit und Gegenwart maßgeblich bestimmt haben oder noch bestimmen. Die ersten drei Axiome beziehen sich überwiegend auf die somatische „Objekt-Sphäre" des Kranken, während das vierte Axiom dessen kognitive „Subjekt"-Sphäre anspricht. Das eingangs beschriebene Dilemma besteht nun gerade darin, daß wissenschaftstheoretisch gesehen keiner der vier Denkstile (12) mit einem der drei anderen wirklich kompatibel ist. Bis zu einer möglichen – derzeit aber immer noch in weiter Ferne stehenden – philosophischen oder neurobiologischen „Auflösung" des Leib-Seele-Problems (9, 15, 42) gilt diese grundsätzliche Disharmonie auch für das dritte Axiom des kausalgesetzlichen, mechanisch-deterministischen Ablaufs von Prozessen in der Natur und das vierte Axiom der Möglichkeit des intersubjektiven Verstehens von menschlichen Lebensäußerungen durch hermeneutische Interpretation verbaler und nonverbaler Zeichen, die beide – wenn auch in quantitativ unterschiedlichem Ausmaß – in der derzeitigen westlichen Hochschulmedizin zur Geltung kommen. Die traditionelleren Axiome der Existenz von übernatürlichen Personen oder Kräften sowie der Korrespondenz von Phänomenen (Analogieprinzip) treten heute vor allem im Rahmen „alternativer" Medizinkonzepte sowie in subjektiven Krankheitstheorien von Laien (35) auf; sie lassen sich jedoch weder mit dem kausalgesetzlichen noch mit dem interpretativ-hermeneutischen Denkstil vereinbaren.

Natürlich ist ein Wechsel zwischen mehreren Denkstilen für eine Einzelperson jederzeit möglich, wie dies im medizinischen Alltag sowohl bei Ärzten als auch bei Patienten häufig geschieht. So kennt die Ethnomedizin das in Ländern der Dritten Welt nicht seltene Phänomen des *„Healer Shopping"*, bei dem die Patienten sowohl den „westlichen" Mediziner als auch den traditionellen dörflichen Heiler zur gleichen Zeit aufsuchen. Das Pendeln zwischen „Schulmedizinern" und „Alternativmedizinern" ist aber ebenso kennzeichnend für langdauernde Patientenkarrieren in den reichen Industrieländern. Die in der Praxis anzutreffende Pluralität des therapeutischen Angebots und seiner Nutzung darf jedoch keinesfalls über die Tatsache hinwegtäuschen, daß von einer epistemischen Synthese der Basisaxiome keine Rede sein kann.

Sind also die geschilderten vier Denkstile damit gleichwertige intellektuelle Konstrukte, die keine abwägende Bewertung zulassen? Das wäre sicherlich ein Fehlschluß. Selbstverständlich bleiben empirische oder experimentelle Prüfung, Bestätigung oder Zurückweisung von Hypothesen entscheidende Gradmesser für die Zuverlässigkeit wissenschaftlicher Aussagen auch und gerade im Bereich der Medizin. Allerdings beruhen die im 20. Jahrhundert hierzu entwickelten rationalen Prüfverfahren (wie etwa die kontrollierte, randomisierte Doppelblindstudie) auf dem Axiom des kausalgesetzlichen, mechanisch-deterministischen Ablaufs von Prozessen in der Natur, das seinerseits von den Anhängern der ersten beiden Axiome nicht akzeptiert wird, weil es von ihnen ohne die Aufgabe des jeweils eigenen Denkstils eben nicht anerkannt werden kann. Solche tiefgreifenden wissenschaftsphilosophischen Divergenzen erklären andererseits die emotionale Heftigkeit der zahllosen Dispute und Kontroversen, welche über die Frage des besten Weges in der Therapie zwischen „Schulmedizinern" und „Alternativmedizinern" in der Öffentlichkeit geführt werden.

Ein einfacher Ausweg aus dem hier aufgezeigten Dilemma ist leider nicht in Sicht. Die so häufig geforderte „Synthese von Schulmedizin und Alternativmedizin" führt indessen mit Sicherheit in eine Sackgasse. Formelkompromisse zwischen unvereinbaren Denkstilen können keine Klärung der Situation bringen, sie produzieren vielmehr ein immer höheres Ausmaß an Konfusion und Irritation. Was gefordert sein dürfte, ist in erster Linie eine Transparenz der epistemischen Grundlagen, von denen der einzelne Wissenschaftler bei seiner Arbeit ausgeht. Die Medizin bedarf einer ständigen Reflexion ihrer Axiome des systematischen Erkenntnisgewinns.

2.4
Resümee

Das Streben nach wissenschaftlicher Erkenntnis in der Medizin hat während der historisch überschaubaren Zeiträume unterschiedliche Forschungsmethoden hervorgebracht, die sich ihrerseits auf insgesamt vier axiomatisch fundierte Denkstile zurückführen lassen. Es handelt sich dabei um 1. *das Axiom der Existenz von übernatürlichen Personen oder Kräften*, 2. *das Axiom der Korrespondenz von Phänomenen (Analogieprinzip)*, 3. *das Axiom des kausalgesetzlichen, mechanisch-deterministischen Ablaufs von Prozessen in der Na-*

tur und 4. *das Axiom der Möglichkeit des intersubjektiven Verstehens von menschlichen Lebensäußerungen durch hermeneutische Interpretation verbaler und nonverbaler Zeichen.* Unter epistemologischen Gesichtspunkten ist keines dieser vier Axiome mit einem der drei anderen ausreichend kompatibel, so daß die Wahl eines Axioms zugleich eine Vorentscheidung *für und gegen* bestimmte Forschungsmethoden mit einschließt. Die Gründe für die Präferenz oder Antipathie gegenüber einem der vier Axiome erweisen sich als vielfältig, sie können historischer, soziologischer, psychologischer oder individueller Art sein. Kollektive Zeitströmungen scheinen auf die Bevorzugung eines Axioms ebenso Einfluß zu nehmen wie persönliche und emotionale Charakteristika einzelner Wissenschaftler.

Zwar können die aus den jeweiligen Axiomen abgeleiteten Aussagen, insoweit sie nichttriviale Prognosen enthalten, durch die Anwendung empirischer oder experimenteller Prüfverfahren auf ihre praktische Brauchbarkeit getestet werden, doch sind die vier Axiome selbst grundsätzlich nicht falsifizierbar. Da zudem die heute von der Hochschulmedizin verwendeten rationalen Prüfverfahren (wie zum Beispiel die kontrollierte, randomisierte Doppelblindstudie) auf der Grundlage des Axioms des kausalgesetzlichen, mechanisch-deterministischen Ablaufs von Prozessen in der Natur entwickelt wurden, sind diese für überzeugte Anhänger der beiden erstgenannten Denkstile prinzipiell inakzeptabel. Damit ist ein gravierendes wissenschaftstheoretisches Dilemma beschrieben, das durch die in der ärztlichen Praxis häufig geübte *Polypragmasie* oder durch das von vielen Patienten betriebene *„Healer Shopping"* nicht außer Kraft gesetzt werden kann.

Die von der Hochschulmedizin mit Recht abgelehnte Behauptung *Wer heilt, hat Recht* kann demnach nicht ohne weiteres mit Hilfe rational geplanter und sorgfältig ausgeführter Studien widerlegt werden, da die entsprechenden Studiendesigns ihrerseits an die grundsätzliche Akzeptanz des dritten Axioms gebunden sind, dessen Gültigkeit indessen zumindest von den Vertretern des ersten und zweiten Denkstils gerade in Abrede gestellt wird. Die dem dritten Axiom folgende naturwissenschaftliche Methode in der Medizin hat demnach keine sichere Überlebensgarantie, ihre künftige Weiterexistenz muß vielmehr ständig neu erkämpft werden.

Literaturverzeichnis

1. Ackerknecht EH (1979) Geschichte der Medizin. 4. Auflage. Enke, Stuttgart, S. V–VI
2. Albert H (1968) Traktat über kritische Vernunft. Mohr, Tübingen, S. 13
3. Ayala FJ (1994) On the Scientific Method, Its Practice and Pitfalls. History and Philosophy of the Life Sciences 16:205–240
4. Bauer A (1985) Die Krankheitslehre von Karl Wilhelm Stark (1787–1845): Ontologische Pathologie als Analogiemodell. Medizin im Biedermeier zwischen Naturphilosophie und Naturwissenschaft. Sudhoffs Archiv 69:129–153
5. Bauer A (1989) Die Krankheitslehre auf dem Weg zur naturwissenschaftlichen Morphologie. Pathologie auf den Versammlungen Deutscher Naturforscher und Ärzte von 1822–1872. Wissenschaftliche Verlagsgesellschaft, Stuttgart, S. 60–61
6. Bauer A (1991) Georg Ernst Stahl. In: Engelhardt D v und Hartmann F (Hrsg.) Klassiker der Medizin, 1. Von Hippokrates bis Hufeland. Verlag C.H. Beck, München, S 190–201; S 393–395; S 439

 7. Bauer A (1995) Die Anwendung zeichentheoretischer Methoden auf Geschichte und Gegenwart der Medizin. In: Bauer A (Hrsg) Theorie der Medizin. Dialoge zwischen Grundlagenfächern und Klinik. J.A. Barth, Heidelberg Leipzig, S 141–153
 8. Büchner L (1900) Am Sterbelager des Jahrhunderts. Blicke eines freien Denkers aus der Zeit in die Zeit. 2. Auflage. Emil Roth, Gießen, S 6–7 und S 15–16
 9. Carrier M, Mittelstraß J (1989) Geist, Gehirn, Verhalten. Das Leib-Seele-Problem und die Philosophie der Psychologie. De Gruyter, Berlin New York
10. Du Bois-Reymond E (1912) Über die Lebenskraft. In: Du Bois-Reymond E (Hrsg) Reden von Emil Du Bois-Reymond in zwei Bänden, 1. Band. 2. Auflage. Veit & Comp., Leipzig, S 1–26 (Zit. S 22)
11. Ernst H (1996) Die endlose Suche nach dem grandiosen Selbst. Über Macht und Elend der Psychoanalyse. Ein Gespräch mit Manfred Pohlen und Margarethe Bautz-Holzherr. Psychologie heute 23 (H.11):36–41
12. Fleck L (1980) Entstehung und Entwicklung einer wissenschaftlichen Tatsache. Einführung in die Lehre vom Denkstil und Denkkollektiv. Suhrkamp, Frankfurt am Main, S 165–190
13. Freud S (1961) Gesammelte Werke, 11. Vorlesungen zur Einführung in die Psychoanalyse. 3. Auflage. S. Fischer, Frankfurt am Main, S 239–251 (Zit. S 248–249)
14. Grünbaum A (1987) Psychoanalyse in wissenschaftstheoretischer Sicht. Zum Werk Sigmund Freuds und seiner Rezeption. Universitätsverlag Konstanz, Konstanz, S 9
15. Habermann E (1996) Wappen schlägt Zahl: Die biologische Grundlage des Placebo und Nocebo. Futura 11:179–188
16. Hahnemann S (1978) Organon der Heilkunst. Nach der handschriftlichen Neubearbeitung Hahnemanns für die 6. Auflage neu herausgegeben und stilistisch völlig überarbeitet von Apotheker Kurt Hochstetter. Ausgabe 6B. 2. Auflage. Karl F. Haug Verlag, Heidelberg, S 47–48 (§ 35); S 55 (§ 53); S 68 (§ 71)
17. Koelbing HM (1977) Arzt und Patient in der Antiken Welt. Artemis, Zürich München, S 27–40 und S 59–64
18. Kunzmann P, Burkard FP, Wiedmann F (1993) dtv-Atlas zur Philosophie. 3. Auflage. Deutscher Taschenbuch Verlag, München, S 149 und S 181
19. Lambert K und Brittan GG (1991) Eine Einführung in die Wissenschaftsphilosophie. Aus dem Amerikanischen übersetzt von Joachim Schulte. Walter de Gruyter, Berlin New York, S 91–142
20. Mehrtens H (1996) „Unser geistiger Homosexualismus ist auch eine Verirrung!" Geschlecht als Thema der Naturwissenschaftsgeschichte. In: Meinel C, Renneberg M (Hrsg) Geschlechterverhältnisse in Medizin, Naturwissenschaft und Technik. Verlag für Geschichte der Naturwissenschaften und der Technik, Bassum Stuttgart, S 43–54 (Zit. S 44–45)
21. Popper KR (1982) Logik der Forschung. 7. Auflage. J.B.C. Mohr, Tübingen, S 46
22. Putscher M (1973) Pneuma, Spiritus, Geist. Vorstellungen vom Lebensantrieb in ihren geschichtlichen Wandlungen. Franz Steiner Verlag, Wiesbaden
23. Rothschuh KE (1978) Konzepte der Medizin in Vergangenheit und Gegenwart. Stuttgart, S V–XI und S 1–2
24. Rothschuh KE (1978) Konzepte der Medizin in Vergangenheit und Gegenwart. Stuttgart, S 47–72 und S 21–46
25. Rudolf G (1995) Der Beitrag der Psychosomatik zur Theorie und Praxis der Medizin. In: Bauer A (Hrsg) Theorie der Medizin. Dialoge zwischen Grundlagenfächern und Klinik. J.A. Barth, Heidelberg Leipzig, S 112–125 (Zit. S 117–118)
26. Schlich T (1996) Die Konstruktion der notwendigen Krankheitsursache: Wie die Medizin Krankheit beherrschen will. In: Borck C (Hrsg) Anatomien medizinischen Wissens. Medizin – Macht – Moleküle. Fischer, Frankfurt, S 201–229
27. Skrabanek P, McCormick J (1995) Torheiten + Trugschlüsse in der Medizin. 4. Auflage. Verlag Kirchheim, Mainz, S 124–148
28. Sonntag S (1978) Krankheit als Metapher. Aus dem Amerikanischen von Karin Kersten und Caroline Neubaur. Carl Hanser, München Wien
29. Sonntag S (1989) Aids und seine Metaphern. Aus dem Amerikanischen von Holger Fliessbach. Carl Hanser, München Wien
30. Stössel JP (1996) Natürlich gesund? Die umstrittenen Methoden der sanften Heilkunst. SPIEGEL special Nr. 7/1996:94–100 (besonders 94)
31. Unschuld PU (1980) Medizin in China. Eine Ideengeschichte. Beck, München, S 18–27
32. Unschuld PU (1980) Medizin in China. Eine Ideengeschichte. Beck, München, S 51–54

33. Verres R (1986) Krebs und Angst. Subjektive Theorien von Laien über Entstehung, Vorsorge, Früherkennung, Behandlung und die psychosozialen Folgen von Krebserkrankungen. Springer, Berlin Heidelberg New York
34. Verres R (1994) Die Kunst zu leben. Krebsrisiko und Psyche. 3. Auflage. Piper, München Zürich, S 27-40
35. Verres R (1995) Gesundheits- und Krankheitstheorien als Forschungsobjekte der Medizinischen Psychologie. In: Bauer A (Hrsg) Theorie der Medizin. Dialoge zwischen Grundlagenfächern und Klinik. J.A. Barth, Heidelberg Leipzig, S 154-165
36. Virchow R (1849) Die naturwissenschaftliche Methode und die Standpunkte in der Therapie. Archiv für pathologische Anatomie und Physiologie und für klinische Medicin 2:3-37
37. Virchow R (1899) Eröffnungsansprache. In: Wangerin A und Taschenberg O (Hrsg.) Verhandlungen der Gesellschaft Deutscher Naturforscher und Ärzte. 70. Versammlung zu Düsseldorf, 19.-24. September 1898. Theil II/2. F.C.W. Vogel, Leipzig, S 4-5
38. Virchow R (1983) Der medicinische Universitäts-Unterricht. In: Die medicinische Reform. Eine Wochenschrift, erschienen vom 10. Juli 1848 bis zum 29. Juni 1849. Reprint, Akademie-Verlag, Berlin, S 85-87
39. Vollmer G (1994) Evolutionäre Erkenntnistheorie. Angeborene Erkenntnisstrukturen im Kontext von Biologie, Psychologie, Linguistik, Philosophie und Wissenschaftstheorie. 6. Auflage. Hirzel, Stuttgart, S 25-28
40. Weizsäcker Vv (1986) Wege psychophysischer Forschung. In: Achilles P; Janz D; Schrenk M; Weizsäcker CFv (Hrsg): Viktor von Weizsäcker, Gesammelte Schriften, 6. Körpergeschehen und Neurose. Psychosomatische Medizin. Suhrkamp, Frankfurt am Main, S 239-251 (Zit. S 248-249)
41. Wiesing U (1996) Stil und Verantwortung. Zur Medizin in der Postmoderne. In: Borck C (Hrsg) Anatomien medizinischen Wissens. Medizin - Macht - Moleküle. Fischer, Frankfurt, S 154-167 (Zit. S 165)
42. Young JZ (1989) Philosophie und Gehirn. Aus dem Englischen von Ingrid Horn. Birkhäuser, Basel Boston Berlin

KAPITEL 3

Subjektive Erfahrung – Chance oder Gefahr?

Edgar Wunder

3.1
Erfahrungs-Medizin ohne Erfahrungswissenschaft?

Eine der vielen Bezeichnungen für unkonventionelle Methoden in der Medizin – neben „Alternativmedizin", „sanfter Medizin", „ganzheitlicher Medizin", „Naturheilkunde", „biologischer Medizin" u. a. m. – ist auch der Begriff „Erfahrungsmedizin". Als beabsichtigte Kontrastsetzung zur sogenannten „Schulmedizin" muß diese Begrifflichkeit freilich verwundern, sie ist im wahrsten Sinne des Wortes frag-würdig. Denn versteht sich die etablierte moderne Medizin, ja die moderne Wissenschaft überhaupt, nicht auch und zu allererst als Erfahrungs-Wissenschaft?

Offenbar besteht der Gegensatz zwischen der modernen, selbstverständlich erfahrungswissenschaftlichen Medizin und der alternativen, ihre Ansprüche anmeldenden „Erfahrungsmedizin" in einem unterschiedlichen, ja unvereinbaren Begriffsverständnis von „Erfahrung". Auf der einen Seite finden wir eine alltagsweltliche, persönlich im Sinne von Evidenzgefühlen erlebte, subjektive, und nicht selten auch explizit nicht-wissenschaftliche Form von Erfahrung, auf der anderen Seite eine planmäßig erzeugte, methodisch kontrollierte, wissenschaftliche Erfahrung, die bemüht ist, systematisch Alternativhypothesen zu testen und gegeneinander antreten zu lassen. Es ist der Konflikt zwischen Erfahrung und Empirie. Während der Begriff „Empirie", im Sinne einer kontrollierten Erfahrung, tatsächlich weitgehend auf die Erfahrungswissenschaften beschränkt ist, wird der Begriff der „Erfahrung" sehr uneinheitlich verwendet, die Verwirrung ist vorprogammiert. Nur so kann es kommen, daß z. B. Gadamer (1960, S. 338) festgestellt hat, der Begriff der „Erfahrung" gehöre zu den „unaufgeklärtesten Begriffen, die wir besitzen". Eigentlich eine ganz und gar paradoxe Situation, wenn man bedenkt, daß die moderne Wissenschaft historisch in Abgrenzung zur Scholastik entstanden ist, indem sie bewußt „Erfahrung" an die Stelle von Autoritäten gesetzt hat. Der scholastische Gegner existiert heute nicht mehr, und vielleicht liegt es darin begründet, wie Bollnow (1974) bemerkt hat, daß heute der wissenschaftliche Erfahrungsbegriff im Gegensatz zur Phase der Entstehung und Konsolidierung der Erfahrungswissenschaften etwas verblaßt ist.

3.2
Erfahrung versus Empirie

Betrachten wir die Angelegenheit etymologisch (vgl. Bollnow 1974), dann wurde „erfahren" mittelhochdeutsch im Anschluß an die allgemeine Bedeutung von „fahren" gebraucht, eine Ortsbewegung bezeichnend, womit auch das Wort „Ge-fahr" zusammenhängt. Erfahrung ist dann, was einem auf der „Fahrt" begegnet, was man dabei erleidet, was einem dabei „wieder-fährt". Etwas „erfahren" ist, so Bollnow (1974), „kein bewußtes Herstellen oder Erzeugen, überhaupt keine Tätigkeit, sondern ein Erleiden". Die Erfahrungen dringen auf den Menschen ein, er kann sich ihrer nicht erwehren. Das einzige, was man tun kann, ist, sich bewußt der Möglichkeit von „Erfahrungen" auszusetzen, was aber immer auch mit „Gefahren" verbunden ist.

„Jede Erfahrung, die diesen Namen verdient, durchkreuzt die Erwartung", sagt Gadamer (1960, S. 338), Erfahrung ist nie, so Niklas Luhmann (1971, S. 42), „das reine, unmodifizierte Eintreffen des Erwarteten". Im Umgang mit solchen unerwarteten, unberechenbaren oder zumindest unverstandenen, auf einen hereinbrechenden „Erfahrungen" – man beachte die existentialistische Komponente – verhält sich der Mensch im wesentlichen passiv bzw. reaktiv, höchstens „in der Reaktion produktiv" (Bollnow 1974). Das ist das genaue Gegenteil zur wissenschaftlichen Empirie oder Forschung, die nicht passiv, sondern aktiv, planvoll und zielbewußt geschieht.

Im Unterschied zur Empirie läßt sich Erfahrung auch nur schwer auf einen anderen Menschen übertragen. „Erfahrungen" muß im wesentlichen jeder selber machen. Sie ist nur sehr bedingt kommunizierbar oder auch nur verobjektivierbar, denn subjektive Erfahrung ist nicht ohne weiteres methodisierbar. Das sehen wir auch in der Verwendung des Begriffs als Adjektiv, wenn z.B. von einem „erfahrenen Arzt" die Rede ist. „Erfahrung" bezeichnet ein gewissermaßen am eigenen Leibe erworbenes „Sich-Auskennen", weit mehr als eine bloße Sammlung von Wissensbeständen, sei es Faktenwissen oder Methodenwissen.

Dies bedenkend, hat sich die Empirie, die „Erfahrungswissenschaft", in der Tat weitgehend von einer so verstandenen „Erfahrung" gelöst. Wohlgemerkt, ich spreche von Empirie, nicht von Empirismus! Sowohl bei der Erfahrung als auch bei der Empirie geht es nicht nur um die Aufnahme und Verarbeitung von irgendwelchen Daten oder Informationen, wie das ein naives empiristisches Modell nahelegen würde. Beide – Alltagserfahrung und Empirie – gehen über bloße Beobachtungen weit hinaus, sie *interpretieren* Beobachtungen, sind theoriegeleitet – auch wenn sich dessen weder Alltags-Erfahrende noch Wissenschaftler immer bewußt sind.

3.3
Subjektive Erfahrung als Argument

Nun wird in der Debatte um die sogenannte „Erfahrungsmedizin" die eben skizzierte, subjektive, alltägliche, lebensweltliche, nicht- oder vorwissenschaftliche Erfahrung als Argument verwendet und gegen die Empirie ausgespielt. Denken Sie nicht, daß dies nur außerhalb oder am Rande der „scientific community" geschehen würde. Die Wirksamkeit medizinisch-therapeutischer Maßnahmen wird weithin begründet anhand von unkontrollierten subjektiven Evidenzgefühlen (vgl. Windeler 1993). So unterzeichneten beispielsweise 1975 nicht weniger als 500 Ärzte eine im Deutschen Ärzteblatt veröffentlichte Erklärung (Büttner und Repschläger 1975), in der es hieß: „Auf

Grund eigener Erfahrung bestätige ich die spezifische Wirksamkeit sogenannter potenzierter Arzneimittel. Ich bin approbierter Arzt."

Es handelt sich hier um ein „Erfahrungswissen" aus einer alltäglichen Praxis, um keine wissenschaftlich kontrollierte Erfahrung. Das mag man als „naiv" bezeichnen, als vorwissenschaftlich und insofern wertlos, worauf es mir aber allein ankommt, ist zu zeigen, daß solche Validierungsstrategien der „subjektiven Erfahrung" keine Domäne des Alltagsverstands sind, sondern durchaus auch das Handeln von Wissenschaftlern – oder besser: wissenschaftlich, d. h. methodisch ausgebildeten Personen – prägen, obwohl die Empirie, um beim Beispiel zu bleiben, zur Homöopathie bekanntlich eine ganz andere Sprache spricht.

Ärztliche Erfahrung, so Buchborn (1983), ist nicht deckungsgleich mit wissenschaftlicher Erfahrung in der Medizin. Nach Überla (1983) muß zwischen „subjektiver ärztlicher Erfahrung" und „reproduzierbarer ärztlicher Erfahrung" unterschieden werden. Und Kienle (1983) geht sogar so weit, ärztliche Erfahrung im Kern als nicht empirisch, sondern als subjektiv zu definieren. Empirie trenne den Arzt „von den Wurzeln der Wirklichkeit".

3.4
Beeinflußt uns der Mond?

Um zu verdeutlichen, wie die Diskussion um Erfahrung und Empirie im Fall von Außenseiterbehauptungen verläuft und wo Probleme entstehen können, wenn auf rein subjektive Validierungen gesetzt wird, will ich im folgenden einige in letzter Zeit sehr populär gewordene Thesen über angebliche Zusammenhänge zwischen Gesundheit und der Stellung des Mondes herausgreifen. Dieses auf den ersten Blick relativ exotisch scheinende Thema hat einige Vorteile, weshalb ich es hier auswähle. Es wird kein unmittelbar therapeutischer Anspruch erhoben, was die Angelegenheit sehr vereinfacht. Es geht ausschließlich darum, daß eine Vielzahl von Handlungen (u. a. auch therapeutische Maßnahmen) „zum richtigen Zeitpunkt" – nämlich in Abhängigkeit von der Mondphase oder den Stellungen des Mondes in den Tierkreiszeichen – unternommen werden sollen, weil dadurch angeblich gewisse Prozesse (u. a. ein Heilungserfolg) begünstigt oder gehemmt werden. Aggressionsbereitschaft, Alkoholismus, Drogenkonsum, Herzschlagfrequenz, aber auch die Zahl der Geburten und der Suizide sind nur einige der Ereignisse und Prozesse, deren Häufigkeit oder Intensität von der Mondphase abhängig sein soll. Entsprechende Überzeugungssysteme werden unter dem Überbegriff „Lunatismus" zusammengefaßt (Wunder 1995a). In der Regel handelt es sich um relativ simple korrelative Behauptungen, die mit statistischen Methoden einfach zu überprüfen sind. Hinsichtlich der Realitität der behaupteten Zusammenhänge lassen sich heute recht eindeutige und negative Antworten geben, denn die Zahl der dazu durchgeführten empirischen Untersuchungen ist – im Gegensatz zu manchen anderen unkonventionellen Behauptungen – sehr groß (vgl. Rotton und Kelly 1985).

Im deutschsprachigen Raum haben in den letzten Jahren lunatistische Überzeugungssysteme durch das Buch „Vom richtigen Zeitpunkt" (Paungger und Poppe 1994), das mittlerweile eine Auflage von über 2 Millionen Exemplaren erreicht hat, einen ganz erheblichen Verbreitungsgrad gefunden. Dort ist zum Beispiel zu lesen (S. 81), daß chirurgische Eingriffe jeder Art nur bei abnehmendem Mond vorgenommen werden sollten, ansonsten seien schwerwiegende Komplikationen zu befürchten. Weiterhin wird aufgrund einer astrologischen Zuordnung der Tierkreiszeichen zu den einzelnen Körperregion – man denke an das bekannte Aderlaßmännchen aus der Iatromathematik – dringend davor abgeraten, Operationen dann durchzuführen, wenn der Mond gerade in einem Tierkreiszeichen steht, das den entsprechenden Körperregionen zugeordnet ist, die von der Operation betroffen sind. Steht der Mond beispielsweise in den Fischen, dann sollen keine Fußoperationen erfolgen, steht er im Löwen, keine Herzoperationen usw. Sind mehrere Körperregionen von der Operationen betroffen, wird die Zeitspanne für einen möglichen Operationstermin noch weiter eingeengt.

Da in der Bevölkerung ein Zeitraum von ±2 bis 3 Tagen um den astronomisch exakten Voll- bzw. Neumondtermin herum immer noch als „Vollmond" bzw. „Neumond" bezeichnet wird, verbleibt innerhalb eines Monats noch etwa ein Fenster von 10 Tagen für eine Operation bei „abnehmendem Mond". Und weil der Mond gut 2 Tage für das Durchwandern eines Tierkreiszeichens benötigt, fallen davon in der Regel nochmals 2 Tage weg, wenn das der Körperregion zugeordnete Tierkreiszeichen durchlaufen wird (oder gar 4 Tage, falls eine benachbarte Körperregion auch betroffen ist). Nur 6–8 Tage innerhalb eines Monats verbleiben also noch, innerhalb deren die Operation durchgeführt werden dürfte.

Das Buch von Paungger und Poppe (1994, S. 106) begnügt sich aber nicht damit, schwerkranken Patienten eine diffuse Furcht vor einer falschen Mondstellung einzuimpfen. Es enthält auch Ratschläge, wie man Ärzte dazu bringen kann, sich bei der Festsetzung des günstigsten Operationstermins nicht nach medizinischen Kriterien, sondern nach dem Mond zu richten. Hier seien „wohlerfundene, plausible Ausreden gar keine so schlechte Idee".

Wenigstens bei Notfalloperationen gestehen die Autoren zu, daß auch bei anderen Mondstellungen ein Eingriff zulässig sei, doch die geschürte Angst vor dem Mond dürfte auch hier den Betroffenen im Gedächtnis haften bleiben.

„In letzter Zeit wird man bei der Planung chirurgischer Eingriffe zunehmend mit Patienten konfrontiert", so berichtete ein Ärzteteam verschiedener Universitätskliniken in Graz (Smolle et al. 1996), „die die Operation zu einem bestimmten Zeitpunkt ablehnen und sie auf einen ganz bestimmten Zeitpunkt festsetzen möchten. Eine aufgeschlossene und verständnisvolle Gesprächsführung bringt dann zu Tage, daß der Patient an einen Einfluß des Mondes auf das Komplikationsrisiko bei Eingriffen glaubt und deshalb bestimmte Mondkonstellationen fürchtet." Von Januar bis Dezember 1994 evaluierten deshalb Smolle et al. (1996) 113 konsekutive Patienten mit schweren thoraxchirugischen Eingriffen prospektiv hinsichtlich der auftretenden Komplikationen, worunter neben Pneumonien, kardialer Insuffizienz, septischen Zustandsbildern u.a. auch bereits geringe „Abweichungen" vom Idealverlauf gewertet wurden. Nach Abschluß der Datenerhebung wurden die Mondkonstellationen berechnet und nach Zusammenhängen gesucht. Es fand sich jedoch keinerlei Korrelation zwischen den aufgetretenen Komplikationen und den Mondphasen bzw. den Stellungen des Mondes in den Tierkreiszeichen:

„Die Befunde sprechen dafür, daß die kolportierten Behauptungen über Mondphasen und Komplikationsraten als Aberglaube zu betrachten sind. Der Titel ‚Vom richtigen Zeitpunkt' ist jedoch insofern richtig gewählt, als im Moment der richtige Zeitpunkt gekommen zu sein scheint, solche und ähnliche Inhalte in Umlauf zu bringen und sich dabei eines wohlwollenden Medienechos gewiß sein zu können. Leider geht dies zu Lasten der Patienten, die durch solcherart irrationale Desinformation gerade vor ohnehin belastenden Eingriffen unnötigerweise zusätzlich verunsichert werden" (Smolle et al. 1996, S. 310).

Mein zweites Beispiel kommt aus dem Bereich der Gynäkologie. Bei Vollmond sollen, so die weitverbreitete Legende, mehr Kinder zur Welt kommen als bei anderen Mondphasen. Hierzu erhob ein französisches Forscherteam (Benski 1992) Daten zu 4256 Kindern, die in einer Geburtsstation in Grenoble entbunden worden waren und berechnete die Mondphasen. Zuvor wurden jedoch die 8 Ärzte der Station befragt, ob sie selbst an eine erhöhte Geburtenzahl bei Vollmond glaubten. Alle teilten diese Überzeugung. Das Ergebnis der Auswertung ist in Abbildung 3.1 zu sehen. Es fand sich keinerlei Zusammenhang zwischen Geburtenzahl und Mondphase. Dieses Histogramm (Abb. 3.1) wurde auch den Ärzten gezeigt, aber nur einer davon war aufgrund dieses Tatbestands bereit, seine Meinung über angebliche Mondeinflüsse auf die Geburtenrate zu ändern. Die anderen Ärzte vertrauten weiterhin auf ihre subjektiven „Erfahrungen" und zogen sie im Zweifelsfall empirisch-wissenschaftlichen Untersuchungen vor. Die umfangreiche wissenschaftliche Literatur zu dieser Frage (vgl. Wunder 1995a) kannten sie nicht, eine eigene Statistik zum Thema hatten sie nie angestellt.

Aber wenn selbst ausgebildete Wissenschaftler so verfahren, was soll man von Personen außerhalb der „scientific community" erwarten? Und dies bei einer These („mehr Geburten bei Vollmond als bei anderen Mondphasen"), die im Gegensatz zu manchen anderen unkonventionellen Behauptungen explizit statistischen Charakter hat und bei der auch keine weiteren Operationalisierungsprobleme auftreten. An der Validität der Empirie kann in diesem Fall also gar kein Zweifel bestehen, noch dazu ist die Datenbasis – die Geburtsstation in Grenoble – genau die, anhand derer die Ärzte ihre „Erfah-

Abb. 3.1. Die Verteilung von 4256 Geburten in Grenoble (nach: Benski 1992) in Abhängigkeit von der Mondphase ($Chi^2 = 3{,}26$ n.s.).

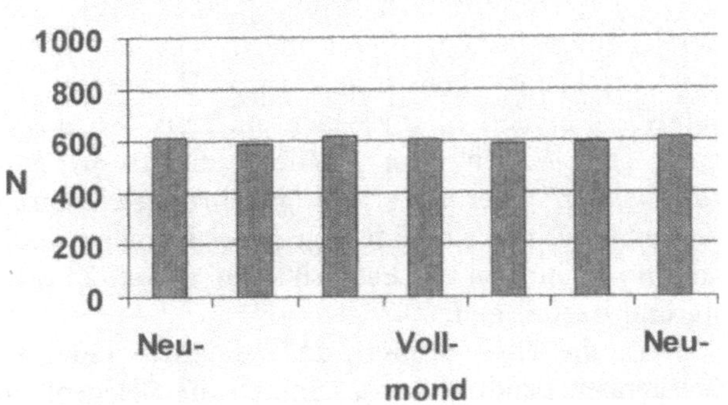

rungen" gesammelt und anhand derer sie ihre Mond-Überzeugungen bestätigt befunden hatten.

Wie kommt so eine Differenz zwischen Erfahrung und Empirie zustande? Hier gibt es viele Möglichkeiten. Selektive Wahrnehmung läßt uns vor allem jene Ereignisse registrieren, die unsere bisherigen Überzeugungen bestätigen. Auch unsere Erinnerung arbeitet selektiv und läßt uns Dinge, die nicht ins Bild passen, rasch vergessen. So entstehen illusionäre Korrelationen. Der Vollmond am Himmel hat zudem einen gewissen Auffälligkeitswert, seine Abwesenheit jedoch nicht. Außergewöhnliche Ereignisse werden deshalb rasch (kausal) mit der auffälligen Erscheinung „Vollmond" in Zusammenhang gebracht, während ganz ähnliche Ereignisse zu anderen Mondphasen die kognitive Mond-Schublade erst gar nicht öffnen, weil der Mond nicht sichtbar ist. So mag in einer Geburtsstation von einem großen Betrieb in einer Vollmondnacht noch nach Jahren erzählt werden, während andere Vollmondnächte, in denen nichts geschah, oder Nächte ohne Vollmond mit ähnlich hohen Geburtenzahlen, längst vergessen sind. Zudem kennen die meisten Menschen die aktuelle Mondphase nicht. Außergewöhnliche Ereignisse verleiten so zur Bemerkung „Es muß wohl Vollmond sein!", ohne daß dies überprüft würde. Einige Zeit später wird das betreffende Ereignis dann bereits als positive Evidenz für die Vollmond-Legende zitiert. Mir sind mehrere derartige Berichte bekannt, bei denen sich im Nachhinein ohne große Mühe nachweisen ließ, daß zur betreffenden Zeit eben *nicht* Vollmond war.

3.5
Erfahrungsglaube und Erfahrungswissen

Derart begründete Überzeugungssysteme belege ich mit dem Begriff „Erfahrungsglaube". Sie gründen in subjektiv als sehr real erlebten Evidenzgefühlen und beruhen insofern auf „Erfahrung". Keineswegs handelt es sich um nur gutgläubig übernommene Behauptungen anderer Personen, die ohne eigene Erfahrungen akzeptiert würden. Die Glaubenskomponente des „Erfahrungsglaubens" besteht jedoch darin, daß blind an die mitgelieferte Erklärung für die Evidenzerlebnisse geglaubt wird (z.B. Mondeinflüsse), während mögliche Alternativhypothesen (z.B. die oben genannten) völlig übersehen, ignoriert oder unterschätzt werden, im naiven Glauben, das Individuum sei in der Lage, solche subjektiven Evidenzerlebnisse kausal eindeutig und fehlerfrei attribuieren zu können.

Die Bezeichnung „Erfahrungsglaube" steht auch quer zu einer populären Verwendung der Begriffe, wonach „Glaube" gerade durch die Abwesenheit von „Erfahrung" konstituiert wird. Und wenn durch den Begriff „Wissen" subjektive Sicherheit im Gegensatz zum „Glauben" ausgedrückt werden soll, dann sei „Wissen" um solche (subjektiven) Erfahrungen bereits „Erfahrungswissen" oder gar schon „Erfahrungswissenschaft". Eine solche Begriffsverwendung, wie sie leider im Bereich unkonventioneller medizinischer Verfahren wie auch in der Esoterikszene ubiquitär anzutreffen ist, ist kurzschlüssig und irreführend.

Wenn die These stimmt, daß zur Entwicklung eines „Erfahrungsglaubens" Gelegenheit benötigt wird, nämlich die Gelegenheit diesbezügliche subjektive

Erfahrungen zu durchleben, dann sollten im Fall des Lunatismus gerade solche Personen besonders von Mondeinflüssen überzeugt sein, die in einem sozialen Feld agieren, in dem sie zwangsläufig mit dem Gegenstandsbereich bestimmter lunatistischer Behauptungen in Berührung kommen. Und tatsächlich glauben, wie diverse Umfragen ergeben haben (Rotton et al. 1986), zum Beispiel Polizisten eher an Mondeinflüsse auf die Häufigkeit von Unfällen und Verbrechen als die Allgemeinbevölkerung, obwohl nachweislich auch hier keinerlei statistische Zusammenhänge mit dem Mond bestehen (Kelly et al. 1990). Aus der Perspektive des Alltagsverstands ist dies kontraintuitiv. Demnach sollte das Urteil derjenigen Personen, die tagtäglich mit Unfällen und Verbrechen zu tun haben, in dieser Hinsicht *zuverlässiger* sein. Daß dies gerade nicht der Fall ist, bestätigt die bisherigen Überlegungen.

Nun dürfte es nicht mehr weiter überraschend sein, wenn Paungger und Poppe (1994), die Autoren des Mond-Ratgebers „Vom richtigen Zeitpunkt", schreiben, sie wollten „nichts beweisen und niemanden belehren", das Wissen bedürfe „keinerlei Rechtfertigung", weil es „sich ausschließlich durch sich selbst beweist", nämlich nur „im Schauen, Beobachten, Anfassen, Durchleben, Erfahren" (S. 14). Das Buch soll eine „Starthilfe für eigene Erfahrungen" (S. 12) sein. Und so wurzeln denn auch „alle in diesem Buch vorgestellten Regeln und Gesetze ... ausschließlich in persönlicher Erfahrung und eigenem Erleben. Nichts stammt nur vom Hörensagen, nichts beruht auf Vermutungen oder Überzeugungen" (S. 22).

Das Mondwissen sei „jederzeit durch Erfahrung beweisbar" (S. 25), wenn auch aus der Perspektive der heutigen Wissenschaft „kaum zu begründen, die Frage nach dem ‚Warum' muß vorläufig unbeantwortet bleiben: Im linearen Denken der meisten Wissenschaftler ein legitimer Grund, es gänzlich zu ignorieren" (S. 21). Die sogenannte „orthodoxe Wissenschaft" zeige wenig Neigung, „auf dem Wege des Erfahrungswissens die – bei gutem Willen – mühelos beweisbaren Phänomene eingehend zu untersuchen" (S. 83). Dabei gibt es allerdings das Problem, „daß schon die Anwesenheit von nur einem einzigen Menschen, der an dieser Kunst und ihrem Wert zweifelt, oft schon das Untersuchungsergebnis verfälscht" (S. 83). Eine solche Argumentation ist natürlich eine perfekte Immunisierungsstrategie.

Ein letztes Zitat bringt die von den Mond-Anhängern erwartete Haltung treffend zum Ausdruck: „Das alte und bewährte Wissen um die (Mond-)Naturrhythmen verdient es, in Dankbarkeit ausprobiert zu werden, bevor man sich für den Gedanken entscheidet, daß es ‚so etwas nicht geben kann' ... Wenn Sie nach Beweisen suchen, müssen Sie geduldig und gelassen ausprobieren. Das ist der einzige Beweis, der angeboten werden kann und der Gültigkeit besitzt" (S. 43/78).

3.6
Analysen, Thesen, Schlußfolgerungen

Ich komme zu einigen Schlußfolgerungen, die sicher auch auf verschiedene Diskurse über andere unkonventionelle Behauptungen und Verfahren übertragbar sind:

1. Kritikern wird vorgeworfen, sie haben oder hätten keine eigenen, persönlichen, praktischen Erfahrungen. So wird versucht, eine Theorie vs. Praxis-Debatte zu eröffnen. Übersehen wird dabei, daß es sich nicht um einen Streit zwischen Theorie und Praxis handelt, sondern zwischen Empirie und Erfahrung. Die wissenschaftlich-empirische Zugriffsmöglichkeit wird in der Regel nicht per se bestritten, sondern erst dann, wenn die Empirie nicht zu den erwünschten Ergebnissen gelangt. Dann wird eine ganz besondere Qualität subjektiver Erfahrung postuliert, die mit wissenschaftlichen Methoden angeblich nicht faßbar bzw. hinterfragbar sei. Fast immer ist diese Argumentation aber leicht zu entkräften, weil die Anhänger der unkonventionellen Behauptungen gezwungen sind, ihre Thesen so konkret zu formulieren, daß sie noch praktisch verwertbar sind. Damit sind sie aus empirischer Sicht in der Regel aber auch überprüfbar. De facto haben wir es hier mit einem Immunisierungsversuch zu tun.

2. Es wird unmöglich, über die Realität der behaupteten Mondeffekte noch einen Diskurs zu führen. Denn die individuelle subjektive Erfahrung ist, jedenfalls in der Perspektive der Anhänger, nicht intersubjektiv hinterfragbar. Hierzu nochmals Paungger und Poppe (1997) auf die Frage, wie sie mit wissenschaftlichem Zweifel an den angeblichen Mondeinflüssen umgehen: „Selbstverständlich gibt es überall Menschen – in Politik, Wissenschaft, Kirche –, die sich der Beweisführung verschrieben haben, daß etwas *nicht* funktioniert. Wir tun nichts, um sie von der Gültigkeit der Mondregeln zu überzeugen, wir ,argumentieren' nicht mit ihnen. ... Man kann sich vertrauensvoll nach den Mondregeln richten und wird gute Erfahrungen machen."

   Dies setzen Paungger und Poppe auch konsequent um. Beispielsweise weigerten sie sich mehrfach, an Fernsehdiskussionen teilzunehmen, sofern auch Kritiker eingeladen werden sollten.

   Hierin sehe ich eine der ganz wesentlichen Gefahren des Vertrauens in die subjektive Erfahrung: Es droht der Verlust von Diskursfähigkeit, die Bildung von Subkulturen, die sich mit einem „Binnenkonsens" begnügen (Burkhard 1995), im Extremfall sogar das Abgleiten in autistische Scheinwelten.

3. Immer wieder ist zu beobachten, wie die „Erklärungsfrage" mit der „Existenzfrage" vermischt wird. Einerseits wird den Kritikern vorgeworfen, sie lehnten die behaupteten Mondeinflüsse nur deshalb ab, weil sie sie nicht „erklären" könnten. Daß Kritiker Erklärungs- und Existenzfrage strikt trennen und auch sie die Existenzfrage als primär ansehen, erkennen die Anhänger nicht, wohl aufgrund der verlorenen Diskursfähigkeit.

   Andererseits setzen die Anhänger ihre erlebten Erfahrungen unreflektiert mit der Deutung „Mondeinflüsse" gleich, ohne Alternativhypothesen zu bedenken. Beobachtung und Interpretation wird nicht unterschieden, die Gefahr genetischer Fehlschlüsse liegt auf der Hand. Gerade wenn es um das Wohl von Patienten geht, kann solche Kurzschlüssigkeit aber nicht akzeptiert werden. Der Kranke dürfte sich noch viel stärker als der Gesunde mit dem „irrationalen" Teil seiner Natur zu plagen haben. Er ist für die Fallstricke, die die subjektive Erfahrung spannt, anfälliger.

   Wenn die Mond-Gläubigen übersehen, daß auch sie Beobachtungen nur *interpretieren*, daß es eine theoriefreie Beobachtung nicht gibt, dann sind sie übrigens die größten Anhänger eines naiven Empirismus, nur eben auf der Basis von subjektiver Erfahrung – meist auch verbunden mit dem unreflektierten Ideologiepaket „Zurück zur Natur".

4. Freilich soll gar nicht bestritten werden, daß Wissenschaft bzw. Empirie die Erfahrung verkürzt, man könnte auch sagen: verarmt (vgl. Schneider 1992). Sie enteignet Menschen ihrer subjektiven persönlichen Erfahrungen, deren zwangsläufige Valididät geleugnet wird. Das kann als bedrohlich für die eigene Identität empfunden werden. Wir sollten das dezidierte Rückgreifen auf nicht-wissenschaftliche Erfahrungen auch als Protest gegen eine solche Enteignung verstehen.

Zu fördern wäre also die Fähigkeit, sich selbst und seine eigene Wahrnehmung kritisch zu hinterfragen. Und es geht auch darum, die heute schon weit vorgeschobenen Grenzen von wissenschaftlicher Empirie besser auszuloten und zu vermitteln. Mir erscheint dies als eine der wichtigsten Aufgaben, die Wissenschaft im Rahmen ihrer Öffentlichkeitsarbeit heute leisten kann und sollte; das Spannungsverhältnis zwischen Erfahrung und Empirie verstärkt zu thematisieren und in der Öffentlichkeit ein Verständnis dafür zu wecken, daß ein Unterschied zwischen subjektiven Erfahrungen einerseits und kontrollierten wissenschaftlichen Erfahrungen andererseits besteht. Pikant ist dabei auch die Erkenntnis, *wann* sich Menschen vorwiegend auf ihre subjektiven Erfahrungen berufen. Ist es nicht vor allem dann, wenn sie sich gegen die Möglichkeit von neuen Erfahrungen und damit verbundenen Erkenntnissen absichern wollen?

Literatur

Benski C (1992) A Pedagogical Project of Paranormal Research in an Engineering School. In: Nienhuys JW (Hrsg.) Science or Pseudo? The Mars effect and other claims. Proceedings of the Third Euro Skeptics Congress, October 4–5, 1991, Amsterdam, S 77–84

Bollnow OF (1974) Was ist Erfahrung? In: Vente RE (Hrsg.) Erfahrung und Erfahrungswissenschaft. Kohlkammer, Stuttgart, S 19–29

Buchborn E (1983) Erfahrung in der Medizin. Münchner medizinische Wochenschrift 125 (10):37

Burkhard B (1995) Recht oder Lobby. Medizin im Binnenkonsens? Skeptiker 8 (3):80

Büttner G, Repschläger G (1975) Eine Erhebung zur spezifischen Wirksamkeit potenzierter Arzneimittel. Deutsches Ärzteblatt 72:1366

Gadamer H-G (1960) Wahrheit und Methode. Grundzüge einer philosophischen Hermeneutik. Tübingen.

Kelly IW, Laverty WH, Saklofske DH (1990) An Empirical Investigation of the Relationship between Worldwide Automobile Traffic Disasters and Lunar Cycles: No Relationship. Psychological Reports 67:987

Kienle G (1983) Die gefährliche Formalisierung der Medizin. Münchner medizinische Wochenschrift 125 (10):21

Luhmann N (1971) Sinn als Grundbegriff der Soziologie. In: Habermas J, Luhmann N (Hrsg.) Theorie der Gesellschaft oder Sozialtechnologie. Frankfurt, S 42

Paungger J, Poppe T (1994) Vom richtigen Zeitpunkt. Hugendubel, München, 16. Aufl.

Paungger J, Poppe T (1997) Das Mondwissen ist ein Menschheitserbe. Weltbild, Nr. 7, 23

Rotton J, Kelly IW (1985) Much Ado About the Full Moon: A Meta-Analysis of Lunar-Lunacy Research. Psychological Bulletin 97:286

Rotton J, Kelly IW, Elortegui P (1986) Assessing Belief in Lunar Effects: Known groups validation. Psychological Reports 59:171

Schneider HJ (1992) Der Begriff der Erfahrung und die Wissenschaft vom Menschen. In: Schneider HJ, Inhetveen R (Hrsg.) Enteignen uns die Wissenschaften? Fink, München, S 7–28

Smolle J, Smolle-Jüttner F-M, Prause G, Ratzenhofer-Komenda B (1996) ‚Vom richtigen Zeitpunkt' – Mondphasen und Operationskomplikationen. Tägliche Praxis 37:309

Überla KK (1983) Schlußwort. Münchner medizinische Wochenschrift 125 (10):32

Windeler J (1993) Paradigmen und andere Prototypen – Strukturen und Verteidung unkonventioneller medizinischer Verfahren. In: Oepen I (Hrsg.) Unkonventionelle medizinische Verfahren. Fischer, Stuttgart, S 104–128

Wunder E (1995a) Geburtshelfer Mond? Zum paranormalen Überzeugungssystem des Lunatismus und seiner empirischen Überprüfung. Teil 1: Die Forschungsgeschichte von 1829 bis heute. Skeptiker 8 (1):7

Wunder E (1995b) Geburtshelfer Mond? Zum paranormalen Überzeugungssystem des Lunatismus und seiner empirischen Überprüfung. Teil 2: Weitere schlechte Nachrichten für Mondgläubige. Skeptiker 8 (2): 51

KAPITEL 4

Methodische Anforderungen an eine anwendungsorientierte klinische Forschung

Helmut Schäfer

4.1
Klinische Evaluation als notwendiger Bestandteil klinischer Forschung

Ziel einer anwendungsorientierten klinischen Forschung muß es sein, die Möglichkeiten zur Vorbeugung, zur Erkennung und vor allem zur Behandlung von Krankheiten zu verbessern. Der vorliegende Beitrag beschäftigt sich mit der klinisch-therapeutischen Forschung, also der Entwicklung wirksamer und sicherer Behandlungsmethoden.

Grundlage der Entwicklung therapeutischer Verfahren ist in der modernen Medizin die Erforschung der Pathogenese und der Pathomechanismen der jeweiligen Erkrankung. Das Verständnis der Pathogenese und der Pathomechanismen einer Erkrankung ermöglicht eine Identifikation möglicher Angriffspunkte für die Krankheitsbehandlung und damit die gezielte Entwicklung von Therapieansätzen. Klinische Forschung beginnt daher heute mit der Untersuchung grundlegender Fragen der Entstehung und Beeinflussung von Krankheiten mit den Methoden der Molekular- und Zellbiologie, der Biochemie und der Physiologie.

Medizinische Grundlagenforschung ist eine so unbestreitbare Voraussetzung für gezielte und erfolgreiche Therapieentwicklung, daß im folgenden die Frage im Vordergrund stehen soll, welche *sonstigen* Anforderungen an eine anwendungsorientierte klinisch-therapeutische Forschung zu stellen sind.

In Tabelle 4.1 sind 12 randomisierte Studien bzw. Meta-Analysen randomisierter klinischer Studien zusammengestellt, in denen verschiedene medikamentöse und nicht-medikamentöse Therapien gegen Plazebo getestet wurden oder gegen eine Kontrollgruppe, die ausschließlich die auch in der Prüfgruppe angewendete Basisbehandlung erhielt. Alle aufgeführten Therapien sind durch plausible biologisch begründete und empirisch belegte Wirkmodelle gestützt, die auf fundiertem Grundlagenwissen über die Entstehung der jeweiligen Erkrankungen beruhen.

Die Ergebnisse dieser Studien sind überraschend. In allen diesen Studien, die zum Teil beachtliche Patientenzahlen einschließen, führte die Behandlung mit der jeweiligen Prüftherapie zu einer im Vergleich zur Plazebo- bzw. Basisbehandlung statistisch signifikant erhöhten Mortalität (bzw. in je einer Studie der Schlaganfallrate oder der Rezidivrate). Diese Beispiele sind schwerwiegend, es sind keine Einzelfälle mehr, und sie betreffen unterschiedliche medizinische Gebiete. Es muß daher die Frage gestellt werden, welche Konsequenzen für die medizinische Praxis und für den Aufbau einer anwendungsorientierten klinisch-therapeutischen Forschung daraus zu ziehen sind.

An erster Stelle ist festzustellen, daß auch bei naturwissenschaftlich begründeten modernen medizinischen Behandlungsmethoden mit definiertem Wirk-

Tabelle 4.1. Ergebnisse 11 randomisierter Studien oder Meta-Analysen mit plazebobehandelten Kontrollen oder unbehandelten Kontrollen bzw. ohne die jeweilige Prüftherapie behandelten Kontrollen, bei denen Kontrollen signifikant besser abschnitten als die Therapiegruppen

Studie	n (K+V) Dauer	Endpunkt	Plazebo bzw. Kontrolle	Verum	p-Wert
1. Milrinon bei schwerer Herzinsuffizienz (PROMISE) [19]	527+561 6,1 Monate	Mortalität	24.1%	30%	0.038
2. Encainid und Flecainid bei Herzrhythmusstörungen nach Myokardinfarkt (CAST) [9]	725+730 10 Monate	Mortalität	3.0%	7.7%	0.0003
3. d-sotalol bei linksventrikulärer Dysfunktion nach Myokardinfarkt (SWORD) [27]	1572+1549 148 Tage	Mortalität	3.1%	5.0%	0.006
4. Ibopamin bei fortgeschrittener schwerer Herzinsuffizienz (PRIME II) [12]	953+953 347 Tage	Mortalität	20%	25%	0.017
5. Clofibrat zur Herzinfarkt-Primärprophylaxe bei Hypercholesterinämie (WHO-Studie) [5]	5331+5296 5 Jahre	Gesamtmortalität (grobe Rate)	1.61%	2.34%	<0.05
6. Benazepril zur Verlangsamung der Progression der chronischen Niereninsuffizienz [17]	283+300 3 Jahre	Todesfälle	1	8	0.04
7. γ-Interferon zur adjuvanten Chemotherapie bei Kolon-Karzinom (Kontrollgruppe: nur Beobachtung) [28]	49+49 59 Monate	Rezidive	38.8%	59.2%	0.03
8. Alkylanzien zur adjuvanten Chemotherapie bei nichtkleinzelligem Bronchial-Ca. (Kontrollgruppe: keine adjuvante Chemotherapie) [18]	2145	2J.-Mortalität 5J.-Mortalität	30% 50%	34% 55%	0.0005
9. Selegilin als Zusatz zur Levodopa-Basistherapie bei Morbus Parkinson (Kontrollgruppe: Levodopa allein) [15]	249+271 5,6 Jahre	Mortalität	18%	28%	0.0152
10. Adjuvante Strahlentherapie nach Resektion eines Mamma-Ca. (Kontrollgruppe: ohne Strahlentherapie) [6]	1455+1418	Mortalität ab 10. Jahr	14%	24.6%	0.002
11. Propranolol + Sklerotherapie zur Prophylaxe der Ösophagusvarizenblutung bei Leberzirrhose-Patienten (Kontrollgruppe: ohne Sklerotherapie, ohne Beta-Blocker) [25]	72+73 15 Monate	Mortalität	22.2%	41.2%	0.03
12. Extrakranialer-intrakranialer (EC/IC)-Bypass bei symptomatischer Carotisstenose (Kontrollgruppe: bestmögliche medizinische Versorgung ohne OP) [24]	714+663	Schlaganfälle 1 Jahr 2 Jahre 3 Jahre 5 Jahre	12.8% 19.6% 23.1% 30.7%	19.4% 23.9% 26.4% 32.4%	

Bei Studien 1 bis 6 handelt es sich um placebokontrollierte Studien (Verum vs Placebo)

mechanismus der verursachte Schaden den Nutzen überwiegen kann. Diese Erfahrung begründet erneut die Notwendigkeit der systematischen klinischen Evaluation neuentwickelter Therapien vor deren Einführung in die routinemäßige Anwendung in der Krankenversorgung. Diese Evaluation muß den zuverlässigen Nachweis des therapeutischen Nutzens der Behandlungsmethode erbringen, genauer: den Nachweis eines positiven Nutzen-Risiko-Verhältnisses. In Tabelle 4.1 aufgeführte Beispiele wie der Phosphodiesterase-Hemmer Milrinon, die Natriumkanal-Blocker Encainid und Flecainid, der Kaliumkanal-Blokker d-Sotalol, der Lipoproteinsynthesehemmer Clofibrat, usw. zeigen, daß die Erforschung von Wirkmechanismen und pharmakodynamischer Arzneimittelwirkungen, so unabdingbar sie für die zielgerichtete Therapieentwicklung sind, dies nicht gewährleisten können. Der Nachweis des therapeutischen Nutzens einer Behandlungsmethode ist, trotz aller Fortschritte der medizinischen Grundlagenforschung, nach wie vor nur durch kontrollierte klinische Studien auf der Basis klinisch relevanter Zielkriterien möglich.

Wie die Beispiele aus Tabelle 4.1 zeigen, muß der Arzt bei Therapien, die nicht auf diese Weise geprüft worden sind, nicht nur damit rechnen, daß sie unwirksam sind – schon dann wäre die Anwendung nicht vertretbar – sondern auch damit, daß sie eine paradoxe, schädliche Wirkung haben. Bis zum Beweis des Gegenteils bleibt der Verdacht, daß solche Therapien sich als schädlich für den überwiegenden Teil der behandelten Patienten erweisen könnten. Dies gilt auch dann, wenn plausible Begründungen für den Einsatz dieser Therapien gegeben werden können, wie z. B. das Vorliegen eines plausiblen Wirkmechanismus, unmittelbar erkennbare Auswirkungen der Therapie (z. B. bei chirurgischen Therapien oder bei medikamentösen Therapien mit unmittelbar nachweisbaren pharmakodynamischen Effekten), weite Verbreitung und allgemeine Akzeptanz einer Therapie, Erwartungsdruck von seiten des Patienten, Schwere der Erkrankung, subjektive ärztliche Erfahrung, Berufung auf klinische Studien, die nicht nach dem heutigen methodischen Standard durchgeführt wurden. Derartige Begründungen lassen sich für praktisch alle in der Tabelle aufgeführten Therapien beibringen.

Die Beispiele in Tabelle 4.1 sind auch empirische Beiträge zu der Frage nach der ethischen Vertretbarkeit klinischer Studien mit Plazebo-behandelten oder nicht-spezifisch behandelten Kontrollen. Bei der Diskussion dieser Frage im Zusammenhang mit der Planung einer klinischen Studie muß man sich davor hüten, wie selbstverständlich davon auszugehen, daß nur diejenigen Patienten einen Nachteil von der Teilnahme an einer solchen Studie haben können, die der Plazebo-Gruppe zugeteilt werden. Die Beispiele zeigen, daß genau das Gegenteil der Fall sein kann. Argumente der Art „Eine Plazebo-Gruppe ist ethisch nicht vertretbar, da Patienten mit Herzrhythmusstörungen nicht unbehandelt bleiben dürfen und da Encainid und Flecainid bekanntermaßen anti-arrhythmische Wirkung haben" können nach diesen Erfahrungen fehlgehen und zum Schaden von Patienten sein, wenn dadurch die Durchführung notwendiger klinischer Studien unterbleibt.

Insgesamt sollten diese Beispiele nicht nur die Bereitschaft stärken, neuentwickelte Therapien vor der Einführung in die medizinische Praxis einer systematischen Wirksamkeitsprüfung in kontrollierten klinischen Studien zu unterziehen und an solchen Studien mitzuarbeiten, sondern sie sollten auch dazu führen, daß Nachholbedarf an klinischen Prüfungen bei etablierten Therapien stärker wahrgenommen wird.

Neue Behandlungsmethoden durchlaufen nach der präklinischen Entwicklung in der Regel zunächst eine klinische Entwicklungsphase, die die Ausarbeitung und Standardisierung des Behandlungsvorgehens umfaßt, also bei Arzneimitteln und radiologischen Therapien z. B. die Dosisfindung, bei Operationen die Entwicklung der chirurgischen Technik. Es stellt offensichtlich eine potentielle Gefahr für die Patienten dar, wenn sich neue Therapien nach dieser klinischen Entwicklungsphase in die medizinische Praxis „einschleichen" und breite Akzeptanz und Verbreitung finden, ohne eine vorherige Wirksamkeitsprüfung in kontrollierten klinischen Studien. Klinische Therapieforschung sollte sich in abgegrenzten Phasen der Therapieentwicklung und der klinischen Evaluation vollziehen. Es sollte in jedem Einzelfall eindeutig feststehen, ob die Anwendung einer Behandlung bei einem Patienten bereits im Rahmen der routinemäßigen Versorgung geschieht oder noch im Rahmen der Entwicklung und Evaluation. Im letzteren Fall sind wissenschaftliche und formale Voraussetzungen zu erfüllen (Projektplanung, Good Clinical Practice [13]).

4.2
Klinisch relevante Erfolgskriterien

Das Attribut „anwendungsorientiert" verdient klinisch-therapeutische Forschung dann, wenn sie als Endresultat wissenschaftliche Ergebnisse liefert, auf die sich ärztliches Handeln direkt stützen kann. Nicht jedes Ergebnis einer klinischen Studie ist aber eine zuverlässige Entscheidungsgrundlage. Ob eine Studie tatsächlich zuverlässige Basis klinischen Handelns sein kann, läßt sich nicht an deren Ergebnis, sondern allein an der gewählten Studienmethodik feststellen.

Eine zuverlässige Grundlage für unmittelbar patientenbezogene therapeutische Entscheidungen können klinische Studien bieten, wenn zur Beurteilung der Wirksamkeit bzw. des therapeutischen Nutzens auch unmittelbar klinisch relevante Meßgrößen (Zielkriterien, Endpunkte) herangezogen werden. Klinisch relevante Therapiewirkungen sind Heilung der Krankheit, Verlängerung des Lebens, Verkürzung der Krankheitsdauer, Linderung von Symptomen bzw. Beschwerden, Verbesserung der Lebensqualität (siehe [8]). Demgegenüber sind Veränderungen biochemischer oder elektrophysiologischer Parameter, Beeinflussung von Risikofaktoren, Blutdrucksenkung, die Hb-A$_1$-Konzentration unter Behandlung mit Antidiabetika, diuretische Wirkung, Reduktion von ventrikulären Extrasystolen im Langzeit-EKG, Wiedereröffnungsrate der Koronargefäße bei Lysetherapie, Vergrößerung der Zahl der T-Helfer-Zellen, Veränderung des intraokulären Drucks, radiologisch nachgewiesener Rückgang einer Tumormasse usw. an sich nicht von unmittelbarer klinischer Relevanz. Da die Erfassung klinisch relevanter Erfolgskriterien bei der klinischen Prüfung von Therapien oft sehr aufwendig ist und zumeist Langzeitstudien (Überlebenszeit, Auftreten von Reinfarkten oder sonstigen kardiovaskulären Ereignissen, Auftreten eines Tumorrezidivs, usw.) erforderlich machen, stellt sich die Frage, ob biochemische, physiologische, radiologische und ähnliche

Parameter als Ersatzkriterien (Surrogatkriterien) für die eigentlich relevanten Wirksamkeitskriterien angewandt werden können. Die Beispiele aus Tabelle 1 verdeutlichen, daß solche Surrogatkriterien außerordentlich unzuverlässig sein können. Für die meisten der in dieser Tabelle aufgeführten Therapien sind positive Effekte im Sinne von Surrogatkriterien in klinischen Studien nachgewiesen. Dennoch erwiesen sich die Therapien im Langzeitversuch nicht nur als unwirksam, sondern als schädlich.

Es mag ausreichen, zur Erläuterung ein Beispiel aus Tabelle 4.1 herauszugreifen (Beispiel 2 aus Tabelle 4.1, siehe Abbildung 4.1). Es ist empirisch nachgewiesen, daß das Auftreten von ventrikulären Arrhythmien im Langzeit-EKG bei Patienten nach überstandenem Myokardinfarkt mit einem erhöhten Risiko für den plötzlichen Herztod („sudden death") einhergeht. Insofern erscheint es plausibel, die Reduktion von ventrikulären Arrhythmien im Langzeit-EKG unter Behandlung mit Antiarrhythmika als Surrogatkriterium für die Reduktion des Risikos eines plötzlichen Herztodes anzusehen. Im Sinne dieses Surrogatkriteriums haben sich Natriumkanal-Blocker wie Encainid und Flecainid erwartungsgemäß in klinischen Studien als hochwirksame Antiarrhythmika herausgestellt (CAPS-Studie [4], siehe linke Hälfte von Abbildung 4.1). Das Ergebnis der in Tabelle 4.1 zitierten CAST-Studie [9] zeigt aber in drastischer Weise, daß dieses Surrogatkriterium nicht zuverlässig ist. In dieser Langzeitstudie verlief die Überlebenskurve der mit Encainid und Flecainid behandelten Patienten von Anfang an deutlich unter der Überlebenskurve der Plazebo-Gruppe (Abbildung 4.1 rechter Teil).

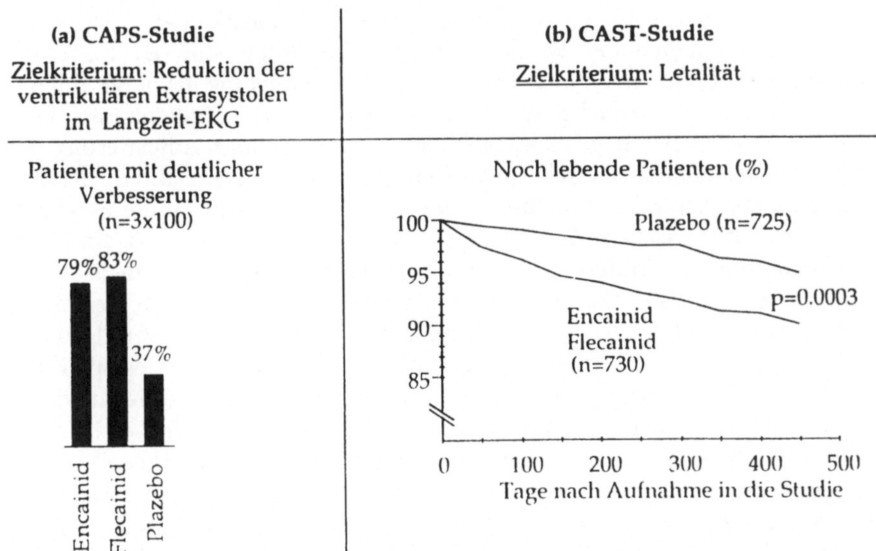

Abb. 4.1 a, b. Zwei randomisierte doppelblinde klinische Therapiestudien zur medikamentösen Behandlung von Patienten mit ventrikulären Arrhythmien nach Myokardinfarkt. Linker Teil der Abbildung: CAPS-Studie [4], Zielkriterium: Reduktion der ventrikulären Arrhythmien im Langzeit-EKG (um mindestens 70%). Rechte Hälfte der Abbildung: CAST-Studie [9]. Zielkriterium: Überlebenszeit des Patienten

Surrogatkriterien können also auch dann unzuverlässig sein, wenn der Zusammenhang des Surrogatkriteriums mit dem eigentlichen Zielkriterium epidemiologisch nachgewiesen ist.

4.3
Strukturgleichheit von Prüf- und Kontrollgruppe durch Randomisierung

Zur Überprüfung der therapeutischen Wirksamkeit einer Therapie bedarf es des Vergleiches mit einer Kontrollgruppe, die bis auf die Prüfbehandlung strukturgleich mit der Prüfgruppe sein muß. Strukturgleichheit bedeutet, daß keine systematischen (d. h. überzufälligen) Unterschiede hinsichtlich der prognostischen Ausgangsbedingungen zu Beginn der Studie zwischen den Gruppen bestehen. Das einzige Verfahren, Strukturgleichheit hinsichtlich bekannter und (noch) unbekannter prognostischer Faktoren herzustellen, ist die Zufallszuteilung der Patienten zu den beiden Gruppen (Randomisierung). Durch Randomisierung wird Strukturgleichheit hergestellt bis auf Zufallsschwankungen, die mit statistischen Testverfahren in der Auswertung kontrolliert werden können.

Randomisierung dient also der Kontrolle *eines ganz bestimmten* Störeinflusses (Strukturungleichheiten zwischen den Gruppen zu Beginn der Studie). Randomisierung ist kein Wundermittel gegen alle möglichen Störeinflüsse. Wenn es um die wissenschaftlichen Grundlagen für die Behandlung zukünftiger Patienten geht, sollten aber alle Möglichkeiten ausgeschöpft werden, Störeinflüsse zu reduzieren, und genau dies ist der Grund, daß das Verfahren der Randomisierung in klinischen Studien angewandt werden sollte, wann immer dies möglich ist.

Besonders unzuverlässig ist die Verwendung sogenannter historischer Kontrollen, bei denen der Vergleich einer Prüftherapie mit der bisherigen Standardtherapie anhand einer retrospektiven Auswertung früherer mit der Standardtherapie behandelter Patienten erfolgt. Dieser Studienansatz kann keine Strukturgleichheit gewährleisten. Eine nachträgliche Adjustierung von Strukturungleichheiten mittels statistischer Auswertungsverfahren (Paarbildung, Regressionsmodelle) ist nur begrenzt möglich, da bekannte Störfaktoren bei den historischen Kontrollen vielfach nicht dokumentiert sind, und vor allem, weil der Einfluß weiterer unbekannter Störfaktoren nicht ausgeschlossen werden kann. Es gibt zahlreiche Beispiele, in denen nichtrandomisierte Studien und insbesondere Studien mit historischen Kontrollgruppen falsch positive Ergebnisse bezüglich der Wirksamkeit oder Überlegenheit von Therapien geliefert haben, die später durch randomisierte Studien revidiert und richtig gestellt wurden (Abb. 4.2) [21]. Die Feststellung, daß nichtrandomisierte Studien überoptimistische Bilder bezüglich der Wirksamkeit von Therapien zeichnen, wird auch bei der Prüfung neuer Therapieansätze immer wieder bestätigt. In einer demnächst erscheinenden Zusammenstellung klinischer Studien zur aktiv-spezifischen Immuntherapie bei verschiedenen Krebserkrankungen finden sich unter 24 nichtrandomisierten Studien 15 Studien (62.5%) mit signifikanten Unterschieden in der Überlebenszeit oder der rezidiv-freien Zeit, unter 13 randomisierten Studien jedoch nur eine einzige (7.7%) [1].

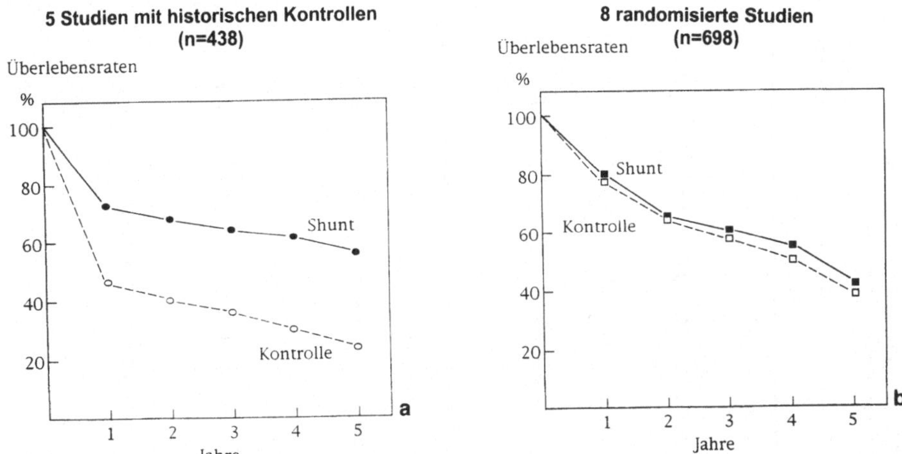

Abb. 4.2 a, b. Gegenüberstellung der Ergebnisse von klinischen Studien mit historischen Kontrollgruppen (linker Teil) und randomisierten Studien (rechter Teil) zur Prüfung des therapeutischen Nutzens der Pfortader-Shunt-Operation zur Reduktion des Risikos von Blutungen aus Ösophagus-Varizen bei Patienten mit Leberzirrhose (nach [21])

Natürlich beweisen solche Beispiele nicht, daß nichtrandomisierte Studien grundsätzlich irreführend sind. Die Glaubwürdigkeit randomisierter Studien ist höher, weshalb diesen der Vorzug zu geben ist.

4.4
Doppelblinde Studiendurchführung und Plazebokontrolle

In der klinisch-therapeutischen Forschung gilt der Grundsatz: *post hoc non propter hoc.* Wenn sich unter einer Behandlung bei einem Patienten die Krankheitssymptome verbessern, so ist dies kein Beweis dafür, daß dies kausal auf die Behandlung zurückzuführen ist. Das gleiche gilt, wenn sich in einer Gruppe gleichartig behandelter Patienten die Symptomatik im statistischen Durchschnitt unter der Behandlung verbessert, auch wenn dies eine statistisch „signifikante" Verbesserung ist.

In Tabelle 4.2 sind einige klinische Studien zusammengestellt, die eine Behandlungs- und eine Plazebogruppe umfassen. In allen diesen Studien zeigte sich auch unter Plazebobehandlung eine deutliche Verbesserung der Symptome, die die konventionelle statistische Signifikanzgrenze überschreitet („p<0.05"). Die Beispiele stammen größtenteils aus einer zur Vorbereitung dieses Beitrags durchgeführten Medline-Literaturrecherche (Suche nach „placebo-controlled clinical trial" in Medline 1995/96), in der eine Reihe weiterer derartiger Beispiele zutage traten.

Die Verbesserung der Symptomatik unter Plazebobehandlung kann entweder auf einen Plazeboeffekt oder auf den Effekt des „Regression-towards-themean" zurückgeführt werden. Plazeboeffekte sind Veränderungen einer Krankheitssymptomatik, die dadurch zustande kommen, daß der Patient sich behandelt fühlt. Sie werden auf psychischem Wege vermittelt, ohne daß der Patient tatsächlich eine spezifisch-wirksame Behandlung erhält. Plazeboeffek-

Tabelle 4.2. Ergebnisse 7 randomisierter plazebokontrollierter Studien mit signifikanten Symptomverbesserungen unter Plazebotherapie

Studie	Zielkriterium	Plazebo					Verum				Plazebo vs Verum
		n	vorher	nachher	Diff.	p	n	vor	nach	Diff.	
Ketotifen bei Asthma im Vorschulalter [16] 6 Monate	Asthma-Symptom-Score nachts (0–120)	23	75±52	30±32	–45±?	<0.01	24	77±52	28±31	–49±?	n.s.
Loratadin bei Heuschnupfen [22] 14 Tage	Gesamt-Symptom-Score (0–24)	20	11.6±4.7	6.9±3.6	–4.7±?	<0.01	22	10.4±3.2	4.4±3.2	–6±?	p<0.05
Loratadin bei Heuschnupfen [7] [1] 14 Tage	Symptom-Score (0–24)	102	12.6±?	8.19±?	–4.41±?		103	12.7±?	6.86±?	–5.84±?	p=0.03
Bisoprolol bei Hyperventilationssyndrom [26] 3 Wochen	Zahl der Attacken pro Woche	60	4.04 ±1.25	3.51±2.11	–0.53±?	<0.05	60	4.04±1.25	1.26±1.25	–2.78±?	p<0.0001
β-Sitosterol bei benigner Prostata-Hyperplasie [3] [2] 6 Monate	Boyarski-Score (6–16)	100	14.9±3.7	12.2±3.9	–2.1±3.2	<0.0001	100	15.0±4.1	7.7±4.2	–6.7±4.0	p<0.01
Budesonid bei schwerer akuter Laryngotracheobronchitis (Croup-Score=3) [11] 24 Std.	Anteil Kinder mit Croup-Score >1	30	100%	20%	–80%	<0.005	27	100%	0%	–100%	p<0.01
Sertralin bei Dysthymie [23] [3] 12 Wochen	Hamilton-Depressions-Skala (29 Items)	140	20.7±6.0	13.7	–7.0±8.1	<0.0001	134	20.5±5.4	11.3	–9.2±9.2	n.s.

[1] Gutes oder sehr gutes Ansprechen nach ärztlicher Einschätzung bei 47% in der Plazebogruppe und bei 64% in der Verum-Gruppe
[2] Bis 1 Monat identische Werte unter Verum und Plazebo (Abfall von 15 auf 12.4)
[3] Therapieansprechen bei 44% in der Plazebo- und bei 59% in der Verum-Gruppe

te sind nicht Beurteilungs- oder Meßfehler, sondern reale Symptomverbesserungen. Der „Regression-towards-the-mean-Effekt" beruht auf spontanen Veränderungen im natürlichen unbeeinflußten Krankheitsverlauf. Patienten, die mit vergleichsweise geringer Symptomatik in eine Studie aufgenommen werden, zeigen im Mittel eine Verschlechterung, während Patienten mit schwerer Symptomatik im Mittel tendenziell eine Verbesserung der Symptomatik erleben. Wenn nun Patienten im Stadium schwerer Symptomatik die Klinik aufsuchen und dann in eine Studie aufgenommen werden, so ist zu erwarten, daß im Spontanverlauf während der Studie eher eine Verbesserung der Symptome eintritt. Andersen [2] hat dieses Phänomen in zahlreichen Beispielen dargestellt.

Beide Effekte können eine Wirksamkeit einer Therapie vortäuschen. Zur Kontrolle dieser Störeffekte bedient man sich in der klinisch-therapeutischen Forschung der Methode der Plazebokontrolle, also der Gabe eines Plazebos in der Kontrollgruppe, und der doppelblinden Studiendurchführung, bei der bis zum Abschluß der Studie weder der behandelnde Arzt noch der Patient weiß, ob der Patient Plazebo oder Verum erhält. Durch direkten Vergleich zwischen der Verum- und der Plazebogruppe kann der über den Plazebo-Effekt hinausgehende therapeutische Effekt des Verums ermittelt werden. Die doppelblinde Studiendurchführung gewährleistet außer der Kontrolle des Plazebo-Effekts auch, daß bei der Beurteilung des Therapieerfolgs bei allen Patienten und in allen Gruppen die gleichen Maßstäbe angelegt werden (Beobachtungsgleichheit). Durch doppelblinde Studiendurchführung kann ferner bis zu einem gewissen Grade vermieden werden, daß in den beiden Vergleichsgruppen unterschiedliche Begleitbehandlungen angewandt werden und so die Effekte der Prüfbehandlung nicht von möglichen Auswirkungen der Begleitbehandlungen getrennt werden können.

4.5
Steigerung der Zuverlässigkeit und Effizienz klinischer Forschung durch die Anwendung statistischer Methoden

Im Jahre 1978 veröffentlichte Evemy [10] eine randomisierte Studie, die sich mit der Frage beschäftigte, ob sich durch die Gabe von Beta-Rezeptoren-Blockern im akuten Myokardinfarkt die Mortalität bis zur Krankenhausentlassung senken läßt. Die Studie umfaßte 94 Patienten; von den 46 mit Beta-Blockern behandelten Patienten starben 6 Patienten, in der Kontrollgruppe 3 von 48. Intuitiv wird man die Frage, ob der höheren Mortalität in der Beta-Blocker-Gruppe ein schädigender Effekt durch die Beta-Blocker-Behandlung zugrunde liegt, in diesem Falle verneinen und den geringen Unterschied für rein zufällig halten. Statistische Auswertungsverfahren haben den Vorteil, die Frage nach der Abgrenzung zwischen Zufallseffekt und „realem" Therapieeffekt bei der Beurteilung des Ergebnisses einer klinischen Studie nicht der Intuition zu überlassen, sondern diese Frage mit einer quantitativ vorgegebenen Sicherheit bzw. Zuverlässigkeit beantworten zu können. Statistische Verfahren sind also ein Beitrag zur Erhöhung der Zuverlässigkeit in der klinischen Forschung. In unserem Beispiel ergibt die Anwendung eines statistischen Signifikanztests, daß die beobachtete Differenz der Zahl von Todesfällen in beiden Gruppen bei der Fallzahl von 94 Patienten nicht signifikant von 0 verschieden ist ($p = 0.49$, zweiseitiger exakter Test nach Fischer). 1984 wurde eine umfangreichere Studie zum gleichen Thema veröffentlicht, die PRE-MIS-Studie (siehe [30]) mit 735 Patienten, in der sich die Mortalität unter Beta-Blocker-Behandlung und unter Plazebo ebenfalls nicht statistisch signifikant voneinander unterschieden ($p = 0.85$).

Über diese rein qualitative Aussage („kein signifikanter Unterschied") hinaus ermöglichen statistische Verfahren auch die Quantifizierung des Therapieeffekts, d.h. in unserem Beispiel die Quantifizierung der Reduktion der Mortalität, die durch die Beta-Blocker-Behandlung erzielt werden kann. Naturgemäß kann dies immer nur eine Schätzung sein, aber mit Hilfe sogenannter Vertrauensbereiche (Konfidenzintervalle) ist es darüber hinaus möglich, die Präzision dieser Schätzung genau anzugeben. Beispielsweise ergab die PREMIS-Studie einen Anstieg der Mortalität unter Beta-Blocker-Behandlung auf das 1.1-fache. Das Konfidenzintervall zu diesem Schätzwert reicht von 0.52 (das entspricht einer Halbierung der Mortalität durch die Beta-Blocker-Behandlung) bis 2.24 (das ist mehr als eine Verdoppelung der Mortalität durch die Beta-Blocker-Behandlung). Das Konfidenzintervall gibt die statistische Ungenauigkeit des Studienergebnisses wieder und bietet damit eine wichtige Grundlage für die medizinisch adäquate Interpretation des Ergebnisses, wie sie ein statistischer Signifikanztest alleine nicht liefern kann. Im Beispiel der PREMIS-Studie zeigt das Konfidenzintervall, daß das Studienergebnis keine eindeutige Interpretation hinsichtlich seiner klinischen Bedeutung zuläßt, also keine eindeutige Aussage darüber, welchen Einfluß die Beta-Blocker-Behandlung auf die Mortalität von Infarktpatienten haben kann.

Die Biostatistik (Medizinische Biometrie) begnügt sich nicht damit, in einem Fall wie dem vorstehend beschriebenen lediglich die Feststellung zu treffen, daß die Studie keine Aussage ermögliche. Das Risiko, daß eine Studie ein solches unbefriedigendes Ergebnis liefert, kann und muß durch geeignete Studienplanung von vorneherein klein gehalten werden. Dazu hat die Biostatistik Verfahren entwickelt. Die Präzision der Aussage einer Studie spiegelt sich in der Breite des Konfidenzintervalls wieder. Diese hängt von der *Fallzahl* ab: je größer die Fallzahl, desto schmaler wird am Ende das Konfidenzintervall sein, desto präziser ist also die aus der Studie ableitbare Aussage.

Hier setzen die statistischen Verfahren der Fallzahlplanung ein, mit deren Hilfe sichergestellt werden kann, daß klinische Studien zu eindeutigen Ergebnissen führen und damit zielführend sind. Schon aus ethischen Gründen ist die Anwendung solcher Verfahren in der modernen klinisch-therapeutischen Forschung zu fordern, denn die Durchführung einer klinischen Studie ist nur vertretbar, wenn sie eine hohe Chance bietet, ein medizinisch relevantes und eindeutiges Ergebnis zu liefern.

Mitte der 80er Jahre hat sich eine Studiengruppe (ISIS) zusammengefunden, die die Frage nach der Reduktion der Mortalität im akuten Infarkt durch Beta-Blocker-Behandlung erneut aufgegriffen hat, diesmal auf der Basis einer statistischen Fallzahlplanung. Bei der Fallzahlplanung wurde, vereinfacht dargestellt, davon ausgegangen, daß das Konfidenzintervall für die relative Veränderung der Mortalität durch die Beta-Blocker-Behandlung wegen der hohen Relevanz dieses Parameters (Mortalität) eine Breite von 20% (relativ) nicht überschreiten sollte. Mit anderen Worten sollte die durchzuführende Studie eine Schätzung der Mortalitätsveränderung auf ±10% (relativ) genau ermöglichen. Mit den biometrischen Verfahren zur Fallzahlplanung läßt sich die dafür notwendige Fallzahl ermitteln. Ergebnis: Um diese Genauigkeit zu erzielen, reichen nicht 100 (Evemy-Studie), auch nicht 750 Patienten (PREMIS-Studie), sondern man benötigt etwa 16 000 Patienten. Eine Studie mit dieser Fallzahl wurde tatsächlich durchgeführt (ISIS-1-Studie [14]) und hat gezeigt, daß in der Tat die Beta-Blocker-Gabe im akuten Infarkt die Mortalität senken kann.

Das inzwischen vier Studien mit 15 000 bis 40 000 Patienten umfassende ISIS-Studienprogramm ist ein Beleg dafür, in welche Größenordnung randomisierte klinische Studien auf multizentrischer Basis vordringen können. Die Vorstellung dieses Beispiels an dieser Stelle soll jedoch kein Plädoyer für die Durchführung möglichst großer Studien sein. Die benötigte Fallzahl hängt von der Zielsetzung der Studie ab, und sie muß für jede Studie einzeln in Kooperation zwischen Kliniker und Biometriker adäquat geplant werden.

Auf statistischer Basis getroffene Fallzahlfestlegungen dienen einerseits der Ergebnissicherung klinischer Forschung, dürfen aber andererseits nicht zur Verletzung ethischer Prinzipien führen. Ergeben sich frühzeitig Unterschiede zwischen den Behandlungen, so stellt sich die Aufgabe, die Studie aus ethischen Gründen so früh wie möglich und ggf. vor Erreichen der geplanten Fallzahl zu beenden. Genauer formuliert ergibt sich die Aufgabe, eine Studie so früh wie möglich zu beenden, ohne die vorgegebene Zuverlässigkeit (statistische Sicherheit) der Aussage zu gefährden. Dazu wurden unter dem Begriff Sequentialanalyse spezielle statistische Verfahren entwickelt. Abbildung 4.3 zeigt einen Sequentialplan für eine Studie zum nicht-kleinzelligen Bronchialkarzinom [29], in der eine kombinierte Strahlen-Chemo-Therapie (Therapie A) mit alleiniger Strahlentherapie (Therapie B) verglichen wurde. Die Zwischenergebnisse sind in diesem Diagramm auf der Ordinate in Form einer bestimmten statistischen Prüfgröße (Teststatistik) abgetragen, die den Unterschied der Überlebenszeiten in beiden Gruppen mißt. Positive Ordina-

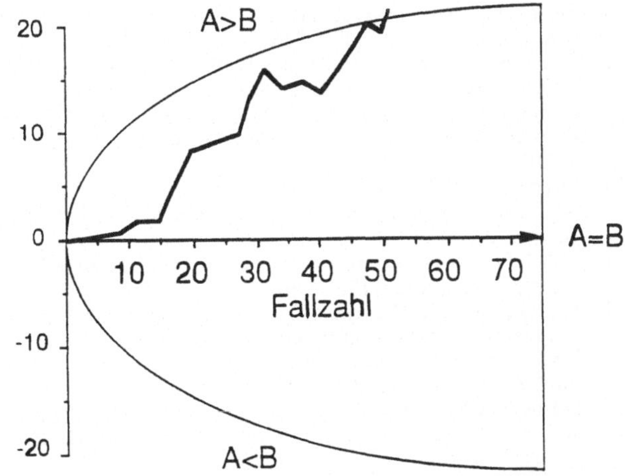

Abb. 4.3. Kontinuierliche Überwachung der Therapieergebnisse in einer klinischen Studie mittels eines statistischen Sequentialplans mit dem Ergebnis der frühzeitigen Beendigung der Studie. Vergleich der Überlebenszeiten unter kombinierter Radio-Chemotherapie (Therapie A) und alleiniger Radiotherapie (B) bei nichtkleinzelligen Bronchial-Karzinom (siehe Text)

tenwerte bedeuten längere Überlebenszeiten unter Therapie A. Die Abszisse ist die Zeitachse der Studie (Zahl der eingetretenen Todesfälle). Die eingezeichnete Kurve stellt also den Verlauf der Studienergebnisse nach 10, 20, 30 usw. eingetretenen Zielereignissen dar. Sobald diese Ergebniskurve die Grenze des Sequentialplans überschreitet, kann die Studie beendet werden, und dies ohne Verlust an statistischer Sicherheit. In dem Beispiel führte dies zu einer deutlichen Einsparung mit der Konsequenz, daß mehr Patienten bereits mit der überlegenen Therapie behandelt werden können.

In der Praxis werden nicht, wie in dem zur Illustration präsentierten Beispiel, streng sequentielle Pläne angewendet, sondern sogenannte gruppensequentielle Verfahren, bei denen Auswertungen nicht nach jedem Patienten, sondern zu wenigen festen Zeitpunkten im Verlauf der Studie durchgeführt werden. Diese Verfahren wurden von Pocock [20] eingeführt und inzwischen verfeinert und weiterentwickelt.

Literaturverzeichnis

1. Abel U, Windeler J (1997) Erkenntnistheoretische Aspekte klinischer Studien Teil 3. Fallstudie ASI. Fehlurteile und unfundierte Schlüsse in klinischen Therapieprüfungen. Internistische Praxis 37:619–629
2. Andersen B (1990) Methodological errors in medical research. An incomplete catalogue. Oxford Blackwell Scientific Publications
3. Berges RR, Windeler J, Trampisch HJ, Senge TH and the β-Sitosterol Study Group (1995) Randomized, placebo-controlled, double-blind clinical trial of β-Sitosterol in patients with benign prostatic hyperplasia. Lancet 345:1529–1532
4. CAPS Investigators (1988) Effects of encainide, flecainide, imipramine and moricizine on ventricular arrhythmias during the year after acute myocardial infarction: the CAPS. Amer J Cardiol 61:501–509
5. Committee of principal investigators (1978) A cooperative trial in the primary prevention of ischaemic heart disease using clofibrate. British Heart Journal 40:1069–1118
6. Cuzick J et al (1987) Overview of randomized trials of post-operative adjuvant radiotherapy in breast cancer. Cancer Treatment Reports 71:15–29
7. Del Carpio et al (1989) Efficacy and safety of loratadine (10 mg once daily), terfenadine (60 mg twice daily), and placebo in the treatment of seasonal allergic rhinitis. Journal of Allergy and Clinical Immunology 84:741–746
8. Donner-Banzhoff N (1994) Die Aschenputtel-Methode. Z Allg Med 70:1-2
9. Echt DS et al (1991) Mortality and morbidity in patients receiving Encainide, Flecainide or Plazebo. The cardiac arrhythmia suppression trial. New England Journal of Medicine 324:781–788
10. Evemy KL, Pentecost BL (1978) Intravenous and oral practolol in the acute stages of myocardial infarction. Eur J Cardiol 7:391–398
11. Geelhoed GC, Macdonald WBG (1995) Oral and Inhaled Steroids in Croup. A Randomized, Plazebo-Controlled Trial. Pediatric Pulmonology 20:355–361
12. Hampton JR, van Velduisen DJ, Kleber FX et al (1997) Randomized Study of Effect of Ibopamine on Survival in Patients with Advanced Severe Heart Failure. Lancet 349:971–977
13. International Conference on Harmonization (ICH) of Technical Requirements for Registration of Pharmaceutics for Human Use, CPMP/ICH/135/95, ICH-EWG-E6 Good Clinical Practice: Consolidated Guideline
14. ISIS-1 (1986) Randomized trial of intravenous atenolol among 16.027 cases of suspected myocardial infarction. Lancet 2:57–66
15. Lees AJ and the Parkinson's disease research group of the United Kingdom (1995) Comparison of therapeutic effects and mortality data of Levodopa and Levodopa combined with Selegiline in patients with early, mild Parkinson's disease. British Medical Journal Dec 16; 311:1602–1607
16. Loftus BG, Price JF (1987) Long-term, placebo-controlled trial of ketotifen in the management of preschool children with asthma. Journal of Allergy and Clinical Immunology 79:350–355

17. Maschio G et al (1996) Effect of the angiotensin-converting-enzyme inhibitor Benaze-pril on the progression of chronic renal insufficiency. New England Journal of Medicine 334:939–945

18. Non small cell lung cancer collaborative group (1995) Chemotherapy in non small cell lung cancer: a meta-analysis using updated data on individual patients from 250 randomized clinical trials. British Medical Journal 311:899–909

19. Packer M et al (1991) Effect of oral Milrinone on mortality in severe chronic heart failure. New England Journal of Medicine 325:1468–1508

20. Pocock SJ (1977) Group sequential methods in the design and analysis of clinical trials. Biometrika 64:191–199

21. Sacks H et al (1982) Randomized versus historical controls for clinical trials. The American Journal of Medicine 72:233–240

22. Skassa-Brociek W et al (1988) Double-blind placebo controlled study of loratadine, mequitazine, and placebo in the symptomatic treatment of seasonal allergic rhinitis. Journal of Allergy and Clinical Immunology 81:725–730

23. Thase ME, Fava M, Halbreich U, Kocsis JH, Koran L, Davidson J, Rosenbaum J, Harrison W (1996) A Plazebo-Controlled, Randomized Clinical Trial Comparing Sertraline and Imipramine for the Treatment of Dysthymia. Archives of General Psychiatry, Vol. 53, Sep pp. 777–784

24. The EC/IC Bypass Study Group (1985) Failure of extracranial-intracranial arterial bypass to reduce the risk of ischaemic stroke. New England Journal of Medicine 313: 1191–1200

25. The Prova-Study Group: Prophylaxis of first hemorrhage from esophargial varizes bei sclerotherapy, Propranolole or both in cyrrhotic patients: a randomized multicenter trial. Hepatology 1991; 14:1016–1024

26. Van de Ven LLM, Mouthaan WJ, Hoes MJAJM (1995) Treatment of the hyperventilation syndrome with bisoprolol: a placebo-controlled clinical trials. Journal of Psychosomatic Research Vol. 39 Nr. 8, S 1007–1013

27. Waldo AL, Camm AJ, deRuyter H, Friedman PL, MacNeil DJ, Pauls JF, Pitt B, Pratt CM, Schwartz PJ, Veltri EP, for the SWORD investigators (1996) Effect of d-sotalol on mortality in patients with left ventricular dysfunction after recent and remote myocardial infarction. The Lancet, Vol. 348, July 6, pp. 7–12

28. Wiesenfeld M, O'Connell MJ, Wieand HS, Gonchoroff NJ, Donohue JH, Fitzgibbons RJ jun, Krook JE, Mailliard JA, Gerstner JB, Pazdur R (1995) „Controlled clinical trial of interferon-gamma as post-operative surgical adjuvant therapy for colon cancer." Journal of Clinical Oncology, 1995, Sep; 13(9):2324–2329

29. Wolf M, Hans K, Becker H, Hassler R, von Bultzingslowen F, Goerg R, Klaasen HA, Dannhauser J, Holle R, Pfab R et al (1994) Radiotherapy alone versus chemotherapy with ifosfamide/vindesine followed by radiotherapy in unresectable locally advanced non-small cell lung cancer. Semin Oncol 121(3 Suppl 4): 42–7

30. Yusuf S, Peto R, Lewis J, Collins R, Sleight P (1985) β-Blockade during and after myocardial infarction: an overview of the randomized trials. Progress in Cardiovascular Diseases Vol. XXVII No. 5 (March/April) 1985: pp. 335-371

KAPITEL 5

Planung, nicht Auswertung – die Rolle der Medizinischen Biometrie

HANS JOACHIM TRAMPISCH

5.1
Einleitung

„Ist der Behandlungserfolg der thrombolytischen Therapie beim akuten Myokardinfarkt vergleichbar mit dem einer primären koronaren Angioplastie [3]?" „Latrinen für Familien und kindliche Bakterienruhr bei der Landbevölkerung von Bangladesh: Bringt die Einrichtung einen Nutzen oder ein Risiko [1]?" „Ist eine medikamentöse Behandlung von Patienten mit chronisch-venöser Insuffizienz einer Kompressionsbehandlung gleichwertig [2]?"

Das primäre Ziel medizinischer Forschung ist es, Fragen, wie etwa die obigen, zu beantworten, um das Wissen über Krankheiten, ätiologische Zusammenhänge, Diagnoseverfahren oder Therapiemöglichkeiten zu vergrößern und damit die Versorgung der Bevölkerung und Patienten zu verbessern. Um zuverlässige Antworten auf Fragen der klinischen Forschung zu erhalten, ist es notwendig, Versuche so zu planen, daß sie zu aussagefähigen Ergebnissen führen. Für eine gut geplante Studie ist es notwendig, daß die komplette Auswertungsstrategie bereits vor Beginn der Erhebung der Daten festliegt. Nur so ist es möglich, Fehlschlüsse zu verhindern.

Im Gegensatz zu Naturwissenschaften wie Physik und Chemie, wo es in weiten Bereichen um die Erforschung von deterministischen, also gesetzmäßigen Zusammenhängen geht, sind in einer Erfahrungswissenschaft wie der Medizin Ergebnisse mit Unsicherheit behaftet. Aussagen über Zusammenhänge sind daher nur in Verbindung mit Wahrscheinlichkeiten, als probabilistische Aussagen, möglich. Die Vorgänge, die zu Krankheiten führen, sind komplex und umfassen neben offensichtlichen Einflußgrößen noch zahlreiche andere Faktoren, so daß ein Ereignis nicht sicher vorhersagbar, nicht deterministisch ist. Umgekehrt läßt sich ein einmal eingetretenes Ereignis ebensowenig sicher auf eine vorher durchgeführte Maßnahme zurückführen. Um dennoch richtige Antworten auf Fragen zu erhalten, sind gut geplante Studien notwendig.

Was unterscheidet eine gut geplante von einer schlecht geplanten Studie?

Das wesentliche Kriterium ist die klare Fragestellung, die die Struktur der gesamten Studie vorgibt. Zur Planung muß sowohl die Zielvariable (Outcome) als auch die zu untersuchende Einflußgröße (Behandlung) exakt festliegen.

5.2
Das Grundmodell der Ursache-Wirkung-Beziehung

Abbildung 5.1 zeigt das einfachste Schema der Ursache-Wirkungs-Beziehungen für alle Untersuchungen am Menschen. Ziel jeder klinischen Studie ist

Abb. 5.1. Schema der Ursache-Wirkungs-Beziehung

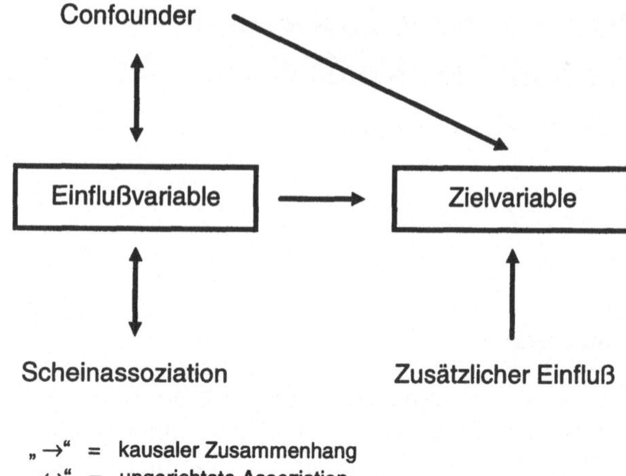

es, die kausale Beziehung einer Einflußvariablen auf die Zielvariable zu zeigen.

Eine Beziehung ist dann kausal, wenn die Veränderung der Einflußgröße
eine Veränderung der Zielgröße zur Folge hat. Kausale Beziehungen lassen
sich in weiten Bereichen der Naturwissenschaften durch Veränderung der
Einflußgröße und der unmittelbar darauf folgenden Veränderung der Zielvariablen in einem Experiment nachweisen. Bei solchen reinen Experimenten
ist es möglich, alle anderen – in der Abbildung als Störgrößen bezeichnete
Veränderungen – auszuschalten, d.h. über den Zeitraum des Experimentes
hin konstant zu halten. Reine Experimente sind am Menschen prinzipiell nie
(nicht nur aus ethischen Gründen) und am Tier wohl nur in Ausnahmefällen
möglich. Die Störgrößen sind zu zahlreich, um sie alle ausschalten zu können. Das Hauptziel der Studienplanung ist die Kontrolle aller Störgrößen.
Dies kann um so besser gelingen, je mehr Vorwissen in die Planung der Studie einfließt.

Störgrößen können grob in zwei Kategorien eingeteilt werden: Solche, die
selbst einen Einfluß auf die Zielvariable haben, sogenannte Confounder-Varia-
blen, und solche, die selbst keinen Einfluß auf die Zielvariable haben, die zu
sogenannten Scheinassoziationen führen können. Dieser Unterschied ist an einem stark vereinfachten Ursache-Wirkungs-Modell, am Beispiel des Einflusses
von Radon auf die Inzidenz des Lungenkrebses, in Abbildung 5.2 dargestellt.

Obwohl nur die Frage „Ist Radon ein Risikofaktor für die Entstehung eines
Lungenkarzinoms?" interessiert, müssen bei der Planung einer solchen Studie
möglichst alle Störgrößen mit berücksichtigt werden. So ist z.B. bekannt,
daß sowohl das Rauchverhalten als auch die Exposition am Arbeitsplatz mit
krebserzeugenden Noxen Risikofaktoren für die Entstehung eines Lungenkarzinoms darstellen. Beide Merkmale sind über ein drittes Merkmal, der Variablen „Region" (höherer Anteil von Rauchern und höherer Anteil von Arbei-
tern an „gefährdeten" Arbeitsplätzen in Regionen mit höherer Besiedlungs-
dichte) sowohl mit der interessierenden Einflußgröße, dem Auftreten von Radon, als auch mit der Zielgröße, der Inzidenz des Lungenkarzinoms, assozi-

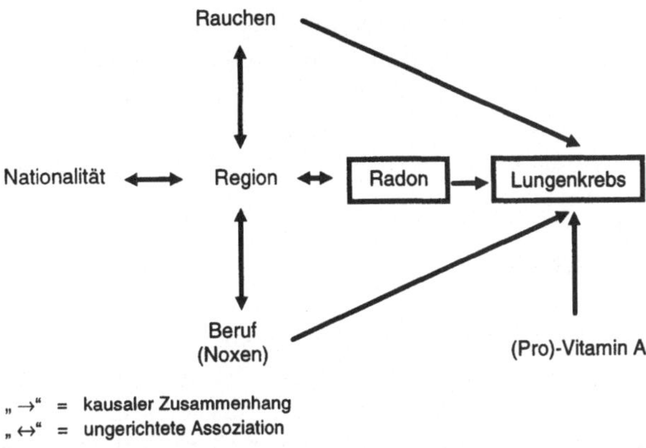

Abb. 5.2. Vereinfachtes Schema der Ursache-Wirkungs-Beziehung zur Ätiologie des Lungenkrebes (nach: Kreienbrock, Schach [7])

iert. Da beide Variablen als ursächliche Risikofaktoren für die Entstehung des Bronchialkarzinoms angesehen werden können, sind diese somit Confounder. Häufig wird in diesem Fall auch von Vermengung oder Vermischung von Effekten gesprochen. Eine Studie muß so geplant sein, daß eine Trennung des Einflusses der Confounder auf die Zielgröße (im Beispiel: der Belastung mit Radon) möglich ist.

Den zweiten wesentlichen Variablentyp bilden assoziierte Variablen, die nur scheinbar einen Einfluß auf die Zielvariablen ausüben. Eine scheinassoziierte Variable hat selbst keinen kausalen Einfluß auf die Zielvariable. Eine Assoziation zwischen der scheinassoziierten Variablen und der Zielvariablen bedeutet immer, daß beiden eine bekannte oder unbekannte dritte Variable zugrunde liegt, die durch eine Assoziation zu beiden Variablen die scheinbare Beziehung zwischen Einfluß- und Zielvariablen herstellt. Scheinassoziationen sind bei Kritikern statistischer Verfahren sehr beliebt. So besteht zweifelsfrei eine negative Beziehung zwischen der Schuhgröße und der Lebenserwartung, obwohl vermutlich durch das Kleinhalten der Füße selbst nicht die Lebenserwartung zu vergrößern sein wird. Vielmehr erzeugt die Variable „Geschlecht" diese Assoziation, da Frauen sowohl eine höhere Lebenserwartung als auch kleinere Füße haben.

Als nichtkausale Störgröße in dem Radon-Beispiel kann die Variable „Nationalität" angesehen werden. Über die Assoziation zur Variablen „Region" mit dem höheren Anteil ausländischer Bürger in Industrieregionen kann eine Scheinassoziation zwischen Nationalität und Lungenkrebs entstehen.

Der letzte zu nennende Variablentyp sind die Störgrößen, die unabhängig von der zu untersuchenden Einflußvariablen auf die Zielvariable wirken. Diese Variablen haben keinen störenden Einfluß auf die interessierende Beziehung zwischen Einflußvariable und Zielvariable. Dennoch kann durch eine Berücksichtigung dieser zusätzlichen Einflußgrößen unter Umständen eine erhebliche Reduktion des notwendigen Stichprobenumfangs erreicht werden. Im Radon-Beispiel könnte die Einnahme von Vitaminpräparaten eine solche zusätzliche Einflußgröße darstellen, falls diese sowohl einen (protektiven) Einfluß auf die Entstehung eines Lungenkarzinoms hat als auch deren Einnahme keine regionale Abhängigkeit aufweist.

Eine statistische Auswertung ist allenfalls in der Lage, eine Assoziation zwischen der Einfluß- und Zielgröße aufzuzeigen. Auf Kausalität kann mit Hilfe statistischer Methoden niemals geschlossen werden. Die geschickte biometrische Studienplanung ist eine Voraussetzung, um aus dem statistischen Nachweis einer Assoziation auf eine bestehende Kausalität folgern zu können.

5.3
Versuchspläne

Die Aussagekraft einer Studie steigt in dem Maße, mit dem die Anzahl der Störgrößen verringert werden kann. Studien mit randomisierter Zuteilung haben prinzipiell die höchste Aussagekraft. In Abhängigkeit von der Fragestellung müssen jedoch auch andere Ansätze verwendet werden. Abbildung 5.3 zeigt die wichtigsten für medizinische Fragestellungen eingesetzten Studiendesigns. In der Abbildung werden zwei Ordnungkriterien verwendet: Die zufällige Zuteilung und die Art der Kontrollgruppe.

5.3.1
Die Kasuistik

Der Fallbericht ist ein typischer Vertreter einer Beobachtungsstudie ohne explizite Kontrollgruppe. Er besteht aus einem sorgfältigen, detaillierten Bericht eines Arztes über einen einzelnen Patienten oder einer Gruppe von Patienten. So wurde z.B. 1961 ein Fallbericht über eine 40jährige prämenopausale Frau veröffentlicht, die 5 Wochen, nachdem sie mit der Einnahme oraler Kontrazeptiva begonnen hatte, eine Lungenembolie bekam. Da die Lungenembolie gewöhnlich erst bei älteren, postmenopausalen Frauen auftritt, vermutete der Untersucher, daß das Medikament verantwortlich für die Entwicklung der Lungenembolie war. Die Fragestellung lautet: „Haben Frauen, die orale Kontrazeptiva anwenden, eine höhere Wahrscheinlichkeit für die Entwicklung einer Lungenembolie als Frauen, die keine oralen Kontrazeptiva einnehmen?". Der Fallbericht taugt nicht dazu, diese Frage zu beantworten. Hierzu sind Studien mit einer Kontrollgruppe notwendig, die in der Folgezeit auch durchgeführt wurden. Fallberichte liefern jedoch häufig den ersten Hinweis auf eine bis zu diesem Zeitpunkt noch nicht bekannte kausale Beziehung.

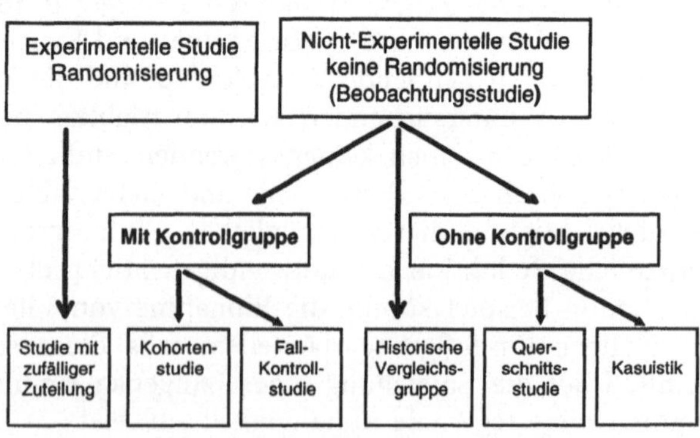

Abb. 5.3. Grobe Kategorisierung klinischer Studien

5.3.2
Querschnittstudien

In Querschnittstudien werden Merkmale eines Individuums zu einem festen Zeitpunkt erhoben. Beispiele von Querschnittstudien sind Wahlen oder Befragungen, wie etwa die Volkszählung. In der klinischen Forschung gibt es kaum Fragestellungen, die durch Querschnittstudien beantwortet werden. Oft werden Querschnittstudien jedoch dazu verwendet, um Gruppen nach Einflußgrößen zu bilden. Da in Querschnittstudien die Einfluß- und die Zielgröße zum selben Zeitpunkt erhoben werden, kann bei zeitabhängigen Merkmalen meist nicht entschieden werden, in welcher zeitlichen Reihenfolge eine Veränderung der Merkmale stattgefunden hat. So wurde z. B. in Querschnittstudien beobachtet, daß Patienten mit Krebs geringere Konzentrationen von Beta-Karotin im Serum hatten als gesunde Individuen. Mit einem solchen Design ist es nicht möglich, festzustellen, ob ein beobachteter niedriger Beta-Karotin-Wert bereits vor Entwicklung des Krebses vorhanden war, der einen möglichen ätiologischen Einfluß nahelegen könnte, oder ob der niedrige Beta-Karotin-Wert ein Effekt der Krankheit selbst, etwa durch veränderte Ernährungsgewohnheiten, ist.

In Querschnittstudien können nur bei Einflußgrößen, die über die Zeit unverändert bleiben, wie etwa Geschlecht oder Blutgruppe, gefundene Assoziationen Hinweise auf kausale Beziehungen bedeuten.

Alle Studientypen stellen – implizit oder explizit – immer Vergleiche zwischen Gruppen dar. So wird ein Kliniker beispielsweise in einer Fallbeschreibung implizit einen Vergleich zwischen der erwarteten oder gewöhnlichen Erfahrung und seinem Fall durchführen. In Studien mit einer Kontrollgruppe findet dieser Vergleich explizit statt: Der Untersucher wählt im Hinblick auf die Fragestellung die zu untersuchenden Gruppen aus.

5.3.3
Historischer Vergleich

Ein Versuch, eine Kontrollgruppe festzulegen, bildet die historische Kontrollgruppe. Hierzu wird eine Gruppe von Patienten mit einer „neuen" Behandlung verglichen mit einer anderen Gruppe von Patienten eines früheren Zeitpunktes, als diese Behandlung zum Beispiel noch nicht verfügbar war. Selbstverständlich hat sich während dieses Zeitraums nicht nur die Behandlung verändert. Auch die Confounder im Schema der Ursache-Wirkungs-Beziehung können sich verändert haben. Mit diesem Ansatz ist es ausgeschlossen, den Effekt der Confounder von dem der interessierenden Einflußgröße zu trennen. Der Zeiteffekt ist komplett mit dem Behandlungseffekt vermengt. Studien mit historischen Vergleichsgruppen verlieren zunehmend an Bedeutung.

Auch sogenannte Vorher-Nachher-Vergleiche, in denen eine Gruppe von Patienten zu zwei Zeitpunkten beobachtet wird, zum Beispiel vor und nach Gabe eines Medikamentes, sind Studien mit historischer Kontrolle. Obwohl der Zeitraum zwischen den beiden Behandlungen dann kurz ist, können die Confounder nicht kontrolliert werden. Bei nicht klinischen Studien, etwa im

Bereich physiologischer Untersuchungen an isolierten Präparaten, sind solche
Vorher-Nachher-Vergleiche häufig als Effekt der Veränderung der Einflußvariablen auf die Zielvariable anzusehen. Hier wird dann vorausgesetzt, daß
alle anderen Störgrößen sich in dem Zeitintervall nicht verändert haben.

5.3.4
Fall-Kontroll-Studie

Studien mit einer Kontrollgruppe können in zwei Gruppen eingeteilt werden:
Beobachtungsstudien und experimentelle Studien. Der Hauptunterschied zwischen diesen beiden liegt in der Rolle, die der Untersucher während Laufzeit
der Studien spielt. In Beobachtungsstudien registriert der Untersucher lediglich den natürlichen Verlauf der Ereignisse. Er beobachtet die Werte für Ein-
fluß- und Zielvariablen zu verschiedenen Zeitpunkten. In experimentellen
Studien legt der Untersucher selbst den Wert für die Einflußgröße (meist
eine Behandlung) fest und beobachtet dann die Entwicklung der Zielvariablen in der Zukunft.

Es gibt zwei grundsätzlich unterschiedliche Typen von Beobachtungsstudien: Die Fall-Kontroll- und die Kohortenstudien. Bei beiden Vorgehensweisen ist es durch eine sorgfältige Planung möglich, Confounding und Scheinassoziationen weitestgehend zu kontrollieren. Im allgemeinen hängt die Entscheidung zur Verwendung eines speziellen Designs von der Art der zu untersuchenden Einfluß- und Zielgröße, dem augenblicklichen Stand des Wissens und logistischen Überlegungen ab, etwa die zur Durchführung benötigte Zeit und andere Ressourcen.

Das prinzipielle Vorgehen bei einer Fall-Kontroll-Studie zeigt Abbildung
5.4. Bei diesem Studientyp ist die Zielvariable in der Regel ein Krankheitszu-
stand (Krankheit vorhanden oder nicht). In die Fallgruppe werden Patienten
einbezogen, die diese Krankheit entwickelt haben. In die Kontrollgruppe werden Personen ohne diese Krankheit selektiert. Die Einflußgröße ist häufig bi-

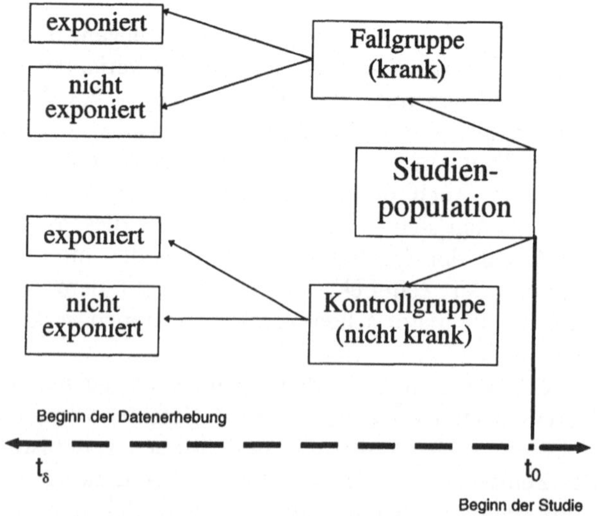

Abb. 5.4. Struktur einer Fall-
Kontroll-Studie

när, d.h. sie kann nur zwei Werte annehmen, die üblicherweise mit „exponiert" und „nicht exponiert" bezeichnet werden. Hauptsächlich werden Fall-Kontroll-Studien bei seltenen Erkrankungen für ätiologische Fragestellungen eingesetzt. Hierzu zählt auch der Bereich schwerer unerwünschter Arzneimittelwirkungen. Um beispielsweise bei Frauen das Thromboserisiko zu untersuchen, die orale Kontrazeptiva einnehmen, durchsuchten Spitzer und Mitarbeiter [12] die Krankenakten von Krankenhäusern in einer Region und einer Zeitperiode nach Patientinnen mit der Diagnose „Venöse Thrombose oder Lungenembolie". Zusätzlich identifizierten sie die Todesfälle durch Lungenembolien anhand der Todeszertifikate für diese Region und diesen Zeitraum. Insgesamt fanden sie 471 Frauen mit diesen Zielereignissen (Fälle). Für die Kontrollgruppe wählten sie zu jeder Patientin der Fallgruppe zwei Frauen aus deren Nachbarschaft über das Einwohnermeldeamt aus. Zusätzlich nahmen sie eine Patientin mit einer anderen Erkrankung aus demselben Krankenhaus wie die Patientin der Fallgruppe in die Kontrollgruppe auf. Alle Frauen – sowohl der Fall- als auch der Kontrollgruppe – befragten sie bezüglich der Einnahme oraler Kontrazeptiva. Das Ergebnis der Studie war, daß Frauen, die orale Kontrazeptiva der dritten Generation verwenden, ein um etwa 1.6-fach erhöhtes Thromboserisiko haben als Frauen, die orale Kontrazeptiva der zweiten Generation verwenden.

5.3.5
Kohortenstudien

Fall-Kontroll-Studien greifen immer ausschließlich auf Daten aus der Vergangenheit zurück. Sowohl die Entwicklung der Erkrankung als auch die Exposition mit der interessierenden Einflußgröße haben bei derartigen Studien bereits vor Beginn der Studie stattgefunden. Die Datenerhebung greift auf Informationen (z.B. aus Krankenakten oder Interviews) aus der Vergangenheit zurück. Derartige Studien können als rein retrospektive Studien bezeichnet werden. Meist ist die Bedeutung der Begriffe „retrospektiv" und „prospektiv" jedoch nicht so eindeutig. Üblicherweise werden sie im Hinblick auf den Zeitpunkt des Entstehens der Daten in Bezug zum Beginn der Studie verwendet. Im wesentlichen bedeutet dies, daß in prospektiven Studien die Dokumentation der Daten in eigens für diese Studie entwickelten Dokumentationsbögen stattfinden kann und in retrospektiven Untersuchungen auf Information zurückgegriffen werden muß. Allerdings werden nach dieser Festlegung auch in prospektiven Studien einige Daten (z.B. anamnestische) aus der Vergangenheit verwendet. Das wichtigste Unterscheidungsmerkmal ist jedoch, ob die zu interessierende Zielvariable, meist eine Krankheit, bereits in der Vergangenheit eingetreten ist. Dies trifft bei Fall-Kontroll-Studien immer zu. Hingegen wird bei prospektiven Studien auf das Eintreten des Ereignisses in der Zukunft gewartet. Jedoch können auch bei Kohortenstudien alle Daten in der Vergangenheit entstanden sein.

Für die eingangs gestellte Frage: „Ist der Behandlungserfolg der thrombolytischen Therapie beim akuten Myokardinfarkt vergleichbar mit dem einer primären koronaren Angioplastie?" wählten Every und Mitarbeiter [3] aus einem Herzinfarktregister in Seattle von 12 331 Patienten 1 050 mit einer pri-

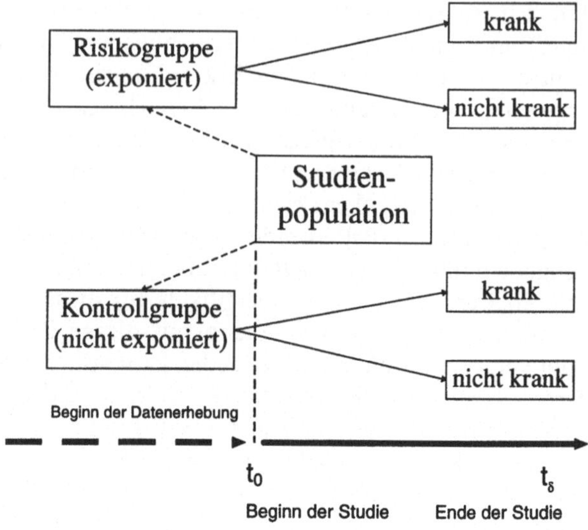

Abb. 5.5. Struktur einer Kohortenstudie. Je nach Lage des Zeitpunktes t_0 (Beginn der Studie) können Kohortenstudien sowohl komplett retrospektiv oder prospektiv als auch – wie in der Abbildung dargestellt – teilweise prospektiv sein

mären Angioplastie und 2095 Patienten mit einer thrombolytischen Therapie aus. Die Autoren fanden keinen Unterschied in der Krankenhausmortalität zwischen den beiden Gruppen. Dies ist eine Kohortenstudie, bei der sowohl die thrombolytische Therapie oder die Angioplastie als jeweilige Einflußgröße als auch die Zielgröße, der Überlebensstatus des Patienten am Ende der Krankenhausbehandlung, vollständig in der Vergangenheit liegt.

Abbildung 5.5 zeigt die allgemeine Struktur einer Kohortenstudie. Werden sowohl die Einfluß- als auch Zielgröße aus Krankenakten erhoben, so heißen diese „historische" oder „retrospektive" Kohortenstudie. Die soeben beschriebene Studie ist eine retrospektive Kohortenstudie.

Die anfangs gestellte Frage „Latrinen für Familien und kindliche Bakterienruhr bei der Landbevölkerung von Bangladesh: Bringt die Einrichtung einen Nutzen oder ein Risiko?" wurde von Amet und Mitarbeitern [1] mit Hilfe einer prospektiven Kohortenstudie angegangen: Sowohl die Aufteilung in die beiden Kohorten als auch das Erheben der Zielgröße geschah in der Gegenwart: Bei 1529 Kindern im Alter zwischen 1 und 59 Monaten, die Kontakt zu einem von 240 Patienten mit Shigella-Diarrhöe hatten, wurde untersucht, ob es im Verlauf einer 24-tägigen Follow-up-Periode ebenfalls zu einer Shigella-Diarrhöe (Zielgröße) kam. 493 dieser Kinder stammten aus einem Gebiet, in dem Latrinen (Einflußgröße) vorhanden waren, 1036 Kinder lebten in einem Gebiet ohne Latrinen. Die Autoren stellten fest, daß das Risiko der 493 Kinder aus dem Gebiet mit Latrinen an Shigella Diarrhöe zu erkranken, etwa 1,5-mal höher war als dasjenige der Kinder aus dem Gebiet ohne Latrinen.

Neben diesen reinen retrospektiven und prospektiven Kohortenstudien gibt es auch Mischformen, bei denen die Zielgröße in der Zukunft liegt, die Einflußgröße jedoch aus der Vergangenheit erhoben wird, z. B. Exposition gegenüber Noxen am Arbeitsplatz. Dieser Typ wird Kohortenstudie mit zurückverlegtem Anfangswert genannt.

Ein entscheidender Vorteil jeder Kohortenstudie gegenüber Fall-Kontroll-Studien liegt immer darin, daß Ein- und Ausschlußkriterien für die einzuschleusenden Patienten festgelegt werden können. Im Beispiel der Herzinfarkt-Studie wurde eine große Anzahl Patienten ausgeschlossen, z.B. solche, für die eine der beiden Behandlungen wegen einer Kontraindikation nicht durchgeführt werden konnte. Hierdurch können Störgrößen besser kontrolliert werden als bei Fall-Kontroll-Studien. Ein Confounder im Fall der Herzinfarkt-Studie könnte zum Beispiel ein Schlaganfall in der Anamnese des Patienten sein, wenn dieser sowohl einen Einfluß auf die Auswahl der Therapie (Zurückhaltung gegenüber Lysetherapie) als auch auf die Mortalität (schlechtere Prognose) hat.

5.3.6
Experimentelle Studien

Experimentelle Studien sind prospektive Kohortenstudien mit einer weiteren ganz wesentlichen Eigenschaft: Der Expositionsstatus, meist eine Behandlung, wird für jedes Individuum durch einen Zufallsprozeß festgelegt. Häufig werden derartige Studien als Interventionsstudien bezeichnet. Jedoch wird dieser Begriff auch für prospektive Kohortenstudien ohne zufällige, d.h. mit einer systematischen, Zuteilung der Behandlungen benutzt.

Zur Beantwortung der Frage: „Ist eine medikamentöse Behandlung von Patienten mit chronisch-venöser Insuffizienz einer Kompressionsbehandlung gleichwertig" führten Diehm und Mitarbeiter [2] eine experimentelle klinische Studie mit 3 Armen durch. Neben den Gruppen mit einer medikamentösen Therapie mit Roßkastaniensamenextrakt (RKSE, Handelsname Venostasin® retard) und der Standardtherapie, der Kompressionsbehandlung, wurde eine dritte Gruppe mit einer Plazebobehandlung mitgeführt. Zielgröße war die plethysmometrisch bestimmte Abnahme des Unterschenkelvolumens. Die Randomisierung erfolgte in 2 Stufen: 2 Wochen vor Behandlungsbeginn wurde eine zufällige Zuteilung zur Kompressions- und medikamentösen Behandlung (RKSE und Plazebo) vorgenommen, um Patienten mit voraussichtlich ungenügender Compliance aus der Kompressionsgruppe zu selektieren. Die Randomisierung zwischen RKSE und Plazebo erfolgte zum Zeitpunkt Null. Das Ergebnis der Studie war, daß zwar ein nur höchstens irrelevanter Unterschied zwischen Kompressions- und RKSE-Behandlung besteht, die Kompressionsbehandlung der Plazebobehandlung jedoch nicht relevant überlegen ist.

Auf die Frage der Bevorzugung einer Behandlung durch das Versuchsdesign wird weiter hinten bei der Planung von Äquivalenzstudien und bei dem Intent-to-treat Prinzip näher eingegangen.

Bei der soeben beschriebenen Studie werden Patienten der 3 Gruppen zeitlich parallel behandelt. Jeder Patient erhält nur eine Behandlung. Neben diesem Paralleldesign gibt es als experimentelles Design auch noch das Change-over-Design, bei dem jeder Patient jede Behandlung zu unterschiedlichen Zeitpunkten erhält. Die Reihenfolge der Behandlung wird für jeden Patienten zufällig gewählt. Obwohl dann – im Gegensatz zur historischen Kontrollgruppe – keine Vermengung von Zeit- und Behandlungseffekt vorhanden ist, sind Change-over-Designs für klinische Fragestellungen meist ungeeignet: es treten sogenannte Interaktionseffekte (Wechselwirkungen) auf, die einen kausalen Schluß ohne weitere Voraussetzungen (z.B. reversible Erkrankung) nicht zulassen.

5.4
Ziele der Versuchsplanung

5.4.1
Struktur- und Beobachtungsgleichheit

Grundlage jedes empirischen Erkenntnisgewinnes bildet der Vergleich. Die Aussagekraft einer Studie steigt dabei in dem Maße, in dem es gelingt, den Vergleich von Störgrößen (Confounder, Scheinassoziation, zusätzliche Einflüsse) freizuhalten. Diese Forderung wird häufig als Strukturgleichheit (der zu vergleichenden Gruppen) bezeichnet. Die beste Methode zum Erzielen von Strukturgleichheit – auch bezüglich der bei Studienbeginn nicht bekannten Störgrößen – ist die zufällige Zuteilung der Patienten zu den Therapiegruppen. Diese Randomisierung wird üblicherweise so vorgenommen, daß vor Beginn einer Studie eine Liste mit fortlaufender Numerierung und zufälliger Abfolge der Behandlungen erstellt wird. Die Patienten werden dann im Laufe der Studie entsprechend der Abfolge ihres Einschlusses mit der Therapie behandelt, die für die jeweilige Nummer vorgesehen ist. Es muß sichergestellt sein, daß der Randomisierungsplan von keinem an der Studie beteiligten Arzt eingesehen werden kann, da ansonsten bei Kenntnis der für einen Patienten vorgesehenen Therapie dieser durch unterschiedliche Interpretation der Ein- und Ausschlußkriterien durchbrochen werden kann. Bei einer doppelblinden Studienführung wird dies durch die vor der Studie erfolgte Verpackung der Medikamente erreicht. Die Medikamentenpackungen sind nur durch die Patientennummer gekennzeichnet. In allen anderen Fällen ist eine externe Randomisierung, zum Beispiel durch einen Telefonanruf bei einer zentralen Randomisierungsstelle, notwendig.

Die Randomisierung garantiert die gleichmäßige Verteilung aller Störgrößen nur „im Mittel". In einer einzelnen Studie kann es zu Confounding kommen. Dieses ist jedoch bei korrekter Anwendung statistischer Tests mit dem Signifikanzniveau α abgedeckt. Im Sinne der Kontrolle falsch positiver Entscheidungen spielt Confounding bei randomisierten Studien keine Rolle [4]. Bei Studien ohne zufällige Zuteilung kann hingegen Confounding nie vollständig kontrolliert werden.

Die Randomisierung ist die wichtigste Forderung an eine aussagekräftige Studie. Auf eine Randomisierung sollte möglichst nicht verzichtet werden.

Es gibt jedoch auch Fragestellungen, die eine Zufallszuteilung prinzipiell – etwa die Frage des Einflusses von Radon auf die Entstehung eines Lungenkarzinoms – oder aufgrund der Beschränkung von Ressourcen ausschließen, wie möglicherweise bei der Frage nach seltenen unerwünschten Arzneimittelwirkungen.

Die zweite wesentliche Komponente für die Vergleichbarkeit von Gruppen ist die Beobachtungsgleichheit. Diese kann am einfachsten durch eine doppelblinde Studienführung erreicht werden. Falls dies nicht möglich ist, zum Beispiel bei Zytostatikatherapie oder bei unterschiedlichen Behandlungsformen, wie etwa chirurgische gegen medikamentöse Maßnahmen, kann die Zielvariable häufig in Form von bewegten oder unbewegten Bildern dokumentiert werden und so die Beurteilung durch Ärzte, die blind bezüglich der Behandlung sind, durchgeführt werden.

Selbst wenn Strukturgleichheit der Gruppen zu Beginn der Studie, z. B. durch Randomisierung, erreicht wurde, so kann diese im Verlauf der Studie verlorengehen. Beispiele hierfür sind Studienabbrecher (withdrawals, drop outs), etwa wegen Mißerfolges der Behandlung oder unerwünschten Arzneimittelwirkungen.

Dieses Problem ist kein Auswertungsproblem. Es kann nur in der Planung der Studie behandelt werden. Es führt zurück auf die eindeutige Fragestellung.

5.4.2
Operationalisieren der Fragestellung

Der entscheidende Schritt zu einer klaren Fragestellung ist deren Operationalisierung. Dies bedeutet i. A., daß die Fragestellung in eine zu testende Hypothese inklusive des anzuwendenden statistischen Verfahrens transformiert werden muß. Ohne diese Festlegung kann kein notwendiger Stichprobenumfang berechnet werden, kein Erhebungsbogen konzipiert und keine Auswertung durchgeführt werden. Es mag Fragestellungen geben, bei denen diese Umsetzung leicht möglich ist. Das Beispiel der Prüfung im Bereich der chronisch-venösen Insuffizienz zeigt, daß hierzu oft vielfältige Überlegungen notwendig sind.

Diese Prüfung sollte die Frage beantworten: „Ist eine medikamentöse Behandlung von Patienten mit chronisch-venöser Insuffizienz einer Kompressionsbehandlung gleichwertig?." Häufig wird bei diesem Studientyp der Begriff „Äquivalenzstudie" verwendet. In diesem Beispiel geht es eindeutig – wie in der überwiegenden Anzahl von Studien im Bereich der therapeutischen Äquivalenz – um eine einseitige Fragestellung, nämlich zu zeigen, daß die medikamentöse Therapie der Kompressionsbehandlung höchstens irrelevant unterlegen ist. Die Kompressionsbehandlung mit medizinischen Kompressionsstrümpfen gilt als Standardtherapie. Diese Behandlung ist für die Patienten aufwendig und unangenehm. Die Verfügbarkeit einer einfacher anzuwendenden Alternative – zum Beispiel einer medikamentösen Therapie – mit „vergleichbarer" Wirksamkeit ähnlich dem Standard, wäre somit ein therapeutischer Fortschritt. Studien mit dem Ziel, die Gleichwertigkeit zweier Behandlungen zu zeigen, stellen an die Planung besonders hohe methodische Anforderungen [13]. Nicht akzeptabel ist die leider immer noch nicht vollständig der Vergangenheit angehörende Praxis, aus einem statistisch nicht signifikanten Ergebnis („Nullergebnis") auf die Gleichwertigkeit der beiden Therapien zu schließen.

Bei Überlegenheitsprüfungen können zweiarmige Studien ohne Probleme eingesetzt werden. Zweiarmige Äquivalenzprüfungen hingegen führen zu erheblichen methodischen Schwierigkeiten. Diese betreffen zum einen die externe Validität einer Studie, das heißt insbesondere die Wirksamkeit des Standards in der speziellen Prüfung. Gleichheit kann z. B. durch Auswahl einer für die Standardbehandlung nicht geeigneten Studienpopulation immer erreicht werden. Zum anderen treten Probleme bei der internen Validität auf,

da die Planungsinstrumente Randomisierung und Doppelblindheit nicht
mehr hinreichend vor Verzerrungsmöglichkeiten schützen können [11].

Eine Lösung bietet die Einbeziehung eines dritten Arms – einer Plazebo-
gruppe – in die Prüfung. Der damit verbundene Widerspruch, daß als Voraussetzung für eine Prüfung auf höchstens irrelevante Unterlegenheit gegenüber einem Standard eben eine solche allgemein akzeptierte Standardtherapie existieren muß und somit eine Plazeboanwendung unethisch sei, wird
häufig nur ein scheinbarer sein: Es gibt eine ganze Reihe von, insbesondere
chronischen, Erkrankungen, deren „Standardtherapie" tatsächlich nie oder
nicht nach den heutzutage gültigen Anforderungen geprüft worden ist. Dann
aber ist eine Plazebokontrolle nicht nur ethisch vertretbar, sondern sogar
notwendig.

Während für die Kompressionstherapie die Wirksamkeit hinsichtlich einer
beschleunigten Ulkus-Abheilung als unzweifelhaft belegt gilt, gibt es keinen,
den derzeitig akzeptierten Regeln genügenden Wirksamkeitsnachweis für das
therapeutische Ziel „Ödemminderung". Es gibt sogar nur vage Vorstellungen
darüber, in welchem Ausmaß und mit welcher Variabilität die Kompression
zu einem Rückgang des Ödems führt. Das Mitführen eines Plazeboarms ist
daher zu vertreten.

Die Prüfung war dazu angelegt, der Standardtherapie, der Gruppe mit
Kompressionsstrümpfen, möglichst gute Bedingungen zu verschaffen. Hierzu
diente erstens die zweistufige Randomisierung, die bereits beschrieben wurde. Zum zweiten erhielten die Patienten des Kompressionsarms eine siebentä-
gige Diuretikumbehandlung, um eine bestmögliche Anpassung der Kompres-
sionsstrümpfe zu gewährleisten.

Als Voraussetzung für das eigentliche Ziel der Prüfung, die höchstens irrelevante Unterlegenheit von RKSE gegenüber der Kompression zu zeigen,
mußte zunächst die „relevante Überlegenheit" der Kompressionstherapie gegenüber Plazebo gezeigt werden. Dies ist notwendig, um sicherzustellen, daß
der Nachweis der höchstens irrelevanten Unterlegenheit der medikamentösen
Behandlung den Schluß erlaubt, daß die medikamentöse Therapie besser ist
als eine Plazebobehandlung. Hierzu müssen bereits in der Planung die Grenzen für irrelevante und relevante Grenze festgelegt werden. Die Diskussion
bezüglich einer relevanten Überlegenheit eines Verums gegenüber Plazebo
wird bisher häufig erst nach Vorliegen der Daten im Falle eines signifikanten
Unterschiedes geführt. Jedoch ist es sinnvoll, auch diese bereits mit in die
Planung einzubeziehen. Die Deutsche Gesellschaft für Angiologie hat als erste Fachgesellschaft für das Indikationsgebiet „Periphere arterielle Verschlußkrankheit" Empfehlungen erarbeitet [5 und 6], in denen bei Prüfungen mit
Patienten im Fontaine-Stadium II für das Wirksamkeitskriterium „schmerzfreie Gehstrecke" ein Test auf relevante Überlegenheit gegenüber Plazebo mit
einem absoluten Quotienten der Gehstrecke (Verum/Plazebo) von 1.05 gefordert wird. Durch das Einbeziehen einer positiven Grenze in den statistischen
Test kann die Diskussion um die Frage der klinischen Relevanz im Anschluß
an eine Studie vermieden werden.

In der speziellen Situation des hier diskutierten Indikationsgebietes wurde
der relevante Unterschied mittels standardisierter Differenzen der Volumenreduktion zwischen Plazebo- und Kompressionsbehandlung festgelegt. Die

Kompressionsbehandlung mußte sich um mindestens eine halbe Standardabweichung der Volumendifferenzen gegenüber der Plazebobehandlung als überlegen erweisen. In analoger Weise wurde die irrelevante Differenz zwischen dem Standard, der Kompressionsbehandlung, und der medikamentösen Therapie festgelegt.

5.4.3
Pragmatische oder explanatorische Fragestellung?

Ein ebenfalls wesentlicher Punkt bei der Planung einer klinischen Studie betrifft die Art der Fragestellung. Hierauf haben als erste Schwarz und Lellouche [10] hingewiesen. Sie haben die Begriffe „erklärender" (explanatorischer) und „pragmatischer" Ansatz eingeführt. Die unterschiedlichen Ansätze sind gut an dem von den Autoren benutzten Beispiel zu sehen.

Zur Verbesserung einer Strahlentherapie soll ein neues Medikament geprüft werden, dessen möglicher Effekt in der Erhöhung der Strahlensensibilität eines Tumors bestehen soll. Zur Untersuchung dieser Therapie sind zwei Versuchsansätze denkbar (Abbildung 5.6): Im Vergleich zu der 30 Tage dauernden neuen Therapie wird vor einer Bestrahlung eine 30 Tage dauernde Plazebobehandlung durchgeführt. Hierdurch wird eine Trennung des Medikamenteneffektes vom Zeiteffekt gewährleistet (kein Confounding). Das Ergebnis einer solchen Studie kann eindeutig die Wirksamkeit des Medikamentes erklären. Allerdings ist diese Kenntnis ohne Bedeutung für das ärztliche Handeln, da ein 30-tägiges Abwarten in dieser Situation keine angemessene Kontrolle darstellt.

Die für die Entscheidung relevante Fragestellung beantwortet ein pragmatischer Studienansatz: In der Kontrollgruppe wird die Strahlentherapie sofort (parallel zur Arzneimitteltherapie der anderen Gruppe) begonnen. Mit diesem Ansatz ist es nicht möglich, den Effekt des Medikamentes zu beurteilen (voll-

Abb. 5.6. Erklärender und pragmatischer Ansatz am Beispiel einer hypothetischen Studie

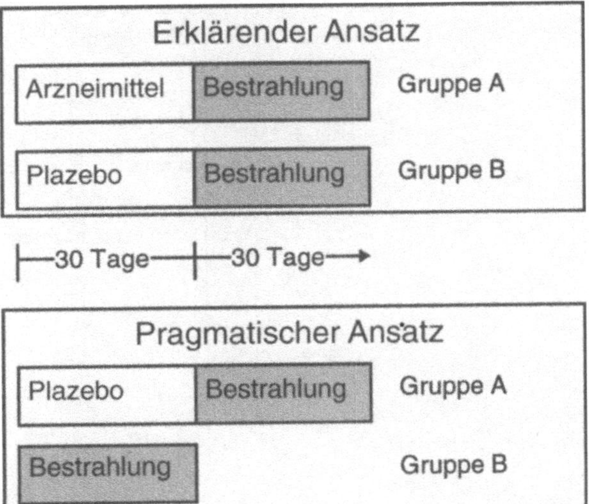

ständiges Confounding mit dem Zeiteffekt). Allerdings werden die für die Behandlungsalternativen sinnvollen Behandlungsstrategien gegenübergestellt.

Pragmatischer und explanatorischer Ansatz beantworten unterschiedliche Fragestellungen. Daher sind beide auch nicht miteinander zu vergleichen und zu bewerten. Wie das Beispiel zeigt, kann sich allerdings die Planung einer Studie mit explanatorischem Ansatz erheblich von der mit pragmatischem Ansatz unterscheiden. Für die Entscheidung im Hinblick auf die Wahl einer Therapie wird meist der pragmatische Ansatz der geeignete sein. Mit Sicherheit ist es jedoch auch wünschenswert – zum Beispiel für eine Zulassungsbehörde – erklärende Information über den Effekt eines Medikamentes zu erhalten. Für den therapeutischen Nutzen ist dieser jedoch vielfach nicht von entscheidender Bedeutung.

5.4.4
Intent-to-treat

Auch für das Problem fehlender Werte der Zielgröße, etwa bei vorzeitigem Ausscheiden von Patienten aus einer klinischen Studie, ergibt sich für die pragmatische Fragestellung ein sinnvolles Vorgehen. Peto und Mitarbeiter [9] haben als erste gefordert, daß vorzeitig aus der Prüfung ausscheidende Patienten in der Auswertung berücksichtigt werden müssen. Die Art der Berücksichtigung muß dabei ebenfalls bereits bei der Planung der Studie festliegen.

Abbildung 5.7 zeigt eine auf Peto und Mitarbeiter zurückgehende Einteilung der Ausscheider in zwei Klassen. Sogenannte „Losses" sind hiernach Patienten, für die am Ende der Prüfung die Zielgröße nicht erhoben werden

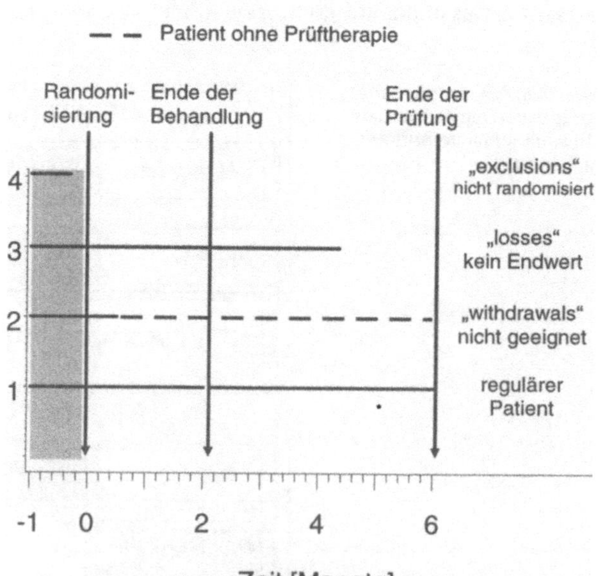

Abb. 5.7. Ausscheider bei klinischen Studien

kann, weil sie zum Beispiel nicht zur Nachuntersuchung erscheinen. Withdrawals sind Patienten, deren Wert der Zielgröße zwar bekannt ist, bei denen jedoch im Verlaufe der Studie „Verstöße" gegen den Prüfplan auftraten, zum Beispiel vorzeitiges Absetzen der Prüftherapie aufgrund von aufgetretenen Nebenwirkungen. Die Gründe für Prüfplanverletzungen sind vielseitig. Das Intent-to-treat Prinzip verlangt, daß alle einmal in die Studie eingeschlossenen Patienten in der Auswertung berücksichtigt werden müssen. Dies ist im Sinne der pragmatischen Fragestellung sinnvoll.

Tabelle 5.1 liefert die Begründung hierfür: Sowohl in der durch die Randomisierung erzeugten Verum- als auch der Plazebogruppe befinden sich Patienten, die für die Behandlung mit Verum nicht „geeignet" sind (Gruppe V_-). In der Verumgruppe werden diese Patienten „enttarnt", da sie zum Beispiel wegen unerwünschter Arzneimittelwirkungen die Behandlung vorzeitig abbrechen (withdrawals). In der Plazebogruppe gibt es jedoch keine Möglichkeit, diese Patienten zu erkennen. Bei einem erklärenden Ansatz müßten sowohl in der Verum- als auch der Plazebogruppe nur die für die Behandlung geeigneten (V_+) Patientengruppen verglichen werden. Tatsächlich werden aber in der Plazebogruppe auch die für die Verumbehandlung nicht geeigneten Patienten hinzugefügt, also unterschiedliche Patientenkollektive miteinander verglichen (Confounding mit „geeignet für Verumbehandlung"). Um gleichartige Patientenkollektive miteinander zu vergleichen, können nur die durch die Randomisierung erzeugten Gruppen, so wie für die Behandlung vorgesehen (intent-to-treat), miteinander verglichen werden. Dies entspricht der pragmatischen Fragestellung, die eine Entscheidung bezüglich einer Behandlungsstrategie inklusive der mit der Behandlungen verbundenen Unwegsamkeiten prüft.

Um alle Patienten in den Vergleich einbeziehen zu können, muß jedoch für diejenigen Patienten, bei denen die Zielgröße am Ende der Prüfungsdauer nicht erhoben werden kann (losses), ein „Ersatzwert" festgelegt sein. Das Vorgehen zum Ersetzen dieser fehlenden Werte muß bereits bei der Planung der Studie festliegen. Dieser Ersatzwert sollte sowohl den Krankheitsprozeß als auch eine konservative Beurteilung des zu prüfenden Verums berücksichtigen. So kann zum Beispiel im Indikationsgebiet „Periphere arterielle Verschlußkrankheit im Fontaine-Stadium II" bei einem Patienten nach erfolgter Amputation eines

Tabelle 5.1. Berücksichtigung von „withdrawals" und „losses" im erklärenden und pragmatischen Ansatz

	Randomisierung			
	Verum		Plazebo	
Patient für Aussage über Verum geeignet	ja (V_+)	nein (V_-)	ja (V_+)	nein (V_-)
Behandlung	Verum	Verum	Plazebo	Plazebo
ausgewertet bei erklärendem Ansatz	ja	nein	ja	ja
ausgewertet bei pragmatischem Ansatz	ja	ja	ja	ja

Beines der Wert der Zielgröße, die Gehstrecke, die dann nicht mehr erhoben werden kann, auf einen schlechten Wert festgesetzt werden.

In der CVI-Studie wurde eine „Last-observation-carried-forward (LOCF)-Strategie" für die Intent-to-treat-Auswertung gewählt: War der Endwert des Beinvolumens nicht erhoben, so ging der letzte erhobene Wert in die Auswertung ein. Dies entspricht einem konservativen Vorgehen bezüglich der zu prüfenden medikamentösen Therapie: Im Kompressionsarm wird aufgrund der initialen Diuretikumsgabe zu Beginn der Prüfung eine maximale Volumenreduktion zu erwarten sein, die durch die Kompression allenfalls gehalten werden konnte. Im RKSE Arm hingegen sollte die Volumenreduktion durch die Verbesserung der Permeabilität im Verlaufe der Studie größer werden.

5.4.5
Stichprobenumfang

Die fundamentale Frage bei der Planung einer Studie ist: „Wie groß muß der Stichprobenumfang sein?" Obwohl praktische und ethische Überlegungen in die Planung des Stichprobenumfangs eingehen müssen, wird die Festlegung des Stichprobenumfangs meist anhand von sogenannten Powerüberlegungen, die auf statistischen Tests beruhen, durchgeführt. Die wesentlichen Schritte werden im folgenden am Beispiel der Planung einer Studie im Indikationsgebiet „Arterielle Verschlußkrankheit" (AVK) dargelegt. Zur Planung des Stichprobenumfangs sind 5 Schlüsselfragen zu beantworten:

1. Was ist das Hauptziel der Studie?
   Diese Frage betrifft die Hauptzielgröße, das Wirksamkeitskriterium. Für das Indikationsgebiet AVK – Fontaine-Stadium II b – ist die schmerzfreie Gehstrecke ein akzeptiertes Wirksamkeitskriterium. Üblicherweise geht der Ausgangswert (Baseline) in dieses Kriterium ein, so daß der Quotient Q aus Gehstrecke am Ende der Studie (z. B. 3 Monate nach Behandlungsbeginn) zu Gehstrecke am Anfang der Studie gebildet wird.
2. Wie werden die Daten ausgewertet, um Behandlungsunterschiede festzustellen?
   Die einfachste Auswertung, um die Quotienten zweier Gruppen zu vergleichen, ist der t-Test (im Beispiel wegen der Bildung des Quotienten zu rechnen mit den Logarithmen der Rohdaten). Neben dem statistischen Test muß zusätzlich das Signifikanzniveau (a) festgelegt sein. Üblicherweise wird $a = 0.05$ gewählt.
3. Wie groß ist die Variabilität (Streuung) des Zielkriteriums?
   Diese Frage betrifft sowohl den Meßfehler zur Erhebung der Gehstrecke (z. B. die Meßgenauigkeit der Gehstrecke mit dem Laufband) als auch die Streuung des Zielkriteriums zwischen Patienten (biologische Variabilität). Zur Beantwortung dieser Frage werden Daten aus vorherigen Untersuchungen benötigt. Liegen solche Daten nicht vor, so kann auch im Verlaufe der Studie zunächst diese Streuung geschätzt und damit der endgültige Stichprobenumfang festgelegt werden (adaptives Design). Für den Quotienten der Gehstrecke kann auf die Daten vorangegangener Untersuchungen zurückgegriffen werden.

4. Wie klein darf der Behandlungsunterschied sein, der entdeckt werden soll, und mit welcher Sicherheit soll dieser entdeckt werden?

Die Logik ist, daß sehr große Behandlungsunterschiede, etwa das Doppelte der Standardabweichung, bereits mit einem kleinen Stichprobenumfang zu signifikanten Unterschieden führen, d.h. in der Studie auch entdeckt werden können. Was benötigt wird, ist die kleinste Behandlungsdifferenz δ, die von so großer klinischer Bedeutung ist, daß sie nicht übersehen werden sollte. Man mag argumentieren, daß jeder Behandlungserfolg wichtig ist und daß dieser entdeckt werden muß. Diese Forderung ist jedoch unrealistisch, da in einem solchen Fall der Stichprobenumfang unendlich groß sein müßte. Als relevanter Behandlungsunterschied kann in dem behandelten Beispiel ein Quotient von 1.3 (30%) mittlerer Verbesserung der Gehstrecke durch Verum gegenüber Plazebo angesehen werden.

5. Wie groß wird der mit dem Verum zu erzielende Behandlungseffekt sein?

Dieser projektierte Behandlungseffekt muß in jedem Fall mindestens genauso groß sein wie der relevante Behandlungseffekt. Häufig wird für die Planung anstelle des projektierten auch der relevante Behandlungsunterschied benutzt. Dies führt zu größeren Stichprobenumfängen als tatsächlich benötigt. Die Sicherheit (Power), mit der ein relevanter Behandlungsunterschied nicht übersehen werden sollte, wird meist zwischen 80% und 90% festgelegt.

Mit diesen Informationen ist es möglich, den notwendigen Stichprobenumfang zu berechnen. In der Abbildung 5.8 ist der gesamte Verlauf einer Powerfunktion für das AVK-Beispiel dargestellt.

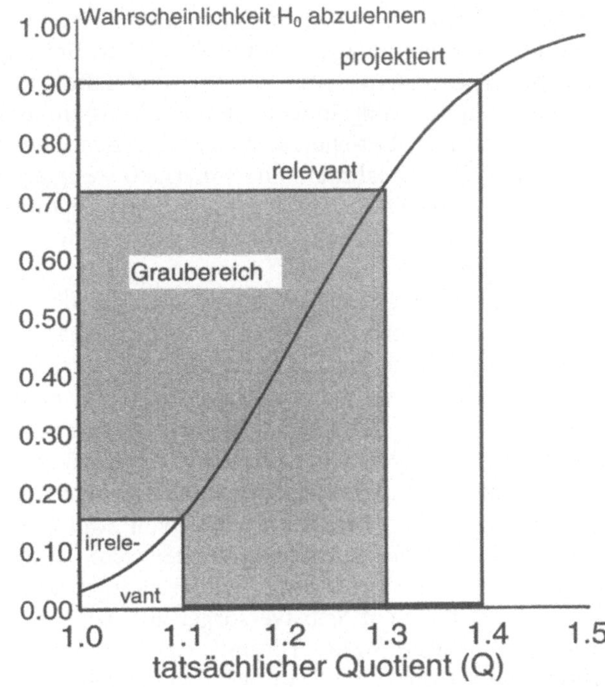

Abb. 5.8. Powerkurve (Operationscharakteristik) eines statistischen Tests. Für einen Stichprobenumfang von 75 Patienten pro Gruppe ist die Wahrscheinlichkeit für den t-Test dargestellt, die Nullhypothese (H_0: Q = 1, H_1: Q > 1) abzulehnen, in Abhängigkeit von dem tatsächlichen Quotienten der Gehstrecke Q (Standardabweichung des logarithmisch transformierten Quotienten 0.6)

Neben dem bereits erwähnten projektierten und relevanten Unterschied ist in dem Bild noch ein dritter Unterschied eingezeichnet, der die Grenze für derartig kleine (irrelevante) Behandlungseffekte angibt, die nicht entdeckt werden sollten. Aufgrund der verwendeten Methodik, dem statistischen Test, ist es leider unmöglich, den irrelevanten und den relevanten Unterschied als gleich zu wählen. Es bleibt ein Graubereich, innerhalb dessen die Unterschiede als zwar noch nicht relevant, aber dennoch nicht so klein sind, daß sie als zu vernachlässigen angesehen werden müssen.

Die bisherigen Betrachtungen können den Eindruck erwecken, daß sich die Power eines Tests nur durch Erhöhung des Stichprobenumfanges steuern läßt. Zwar liegt üblicherweise das Signifikanzniveau fest ($a = 0.05$), und die Größe des Unterschiedes δ kann höchstens indirekt durch die Wahl der Ein- und Ausschlußkriterien beeinflußt werden. Allerdings kann häufig neben dem Stichprobenumfang n auch noch die Variabilität σ beeinflußt werden. Deren Verkleinerung sind allerdings meist enge Grenzen gesetzt. In einigen Fällen kann jedoch durch geschickte Versuchsplanung eine Verringerung der Variabilität σ und dadurch eine erhebliche Reduktion des Stichprobenumfanges erreicht werden. Dies wird an dem folgenden Beispiel demonstriert.

5.4.6
Einbeziehung von Kovariaten

Aufgrund von Emissionsmessungen Ende 1993 an einer Sinteranlage eines Stahlwerkes in Dortmund wurde eine weiträumige Belastung der umgebenden Wohngebiete des Dortmunder Nordens durch Dioxine und Furane vermutet (Jahresbelastung: 270 g I-TE-PCDD/F). Durch Bestimmung der Dioxin- und Furankonzentrationen im Blut exponierter Probanden sollte geklärt werden, ob die Sinteranlage einen wesentlichen Beitrag an der Serumkonzentration hat. Die verschiedenen Dioxin- und Furan-Kongenere werden in einem sogenannten Toxizitätsäquivalenten (TE) zusammengefaßt. Nur auf dieses Toxizitätsäquivalent beziehen sich die folgenden Überlegungen.

Mit der Blutentnahme sollte innerhalb weniger Tage nach Bekanntwerden der Ergebnisse der Emmissionsmessungen begonnen werden. Zu klären war die Frage, wieviel Probanden untersucht und wie die Kontrollgruppe gebildet werden sollte.

Der Einfluß der Sinteranlage auf das Blut der Probanden kann zumindest über zwei Wege erfolgen: Durch direktes Einatmen der Luft sowie indirekt über die Aufnahme von Lebensmitteln, die ihrerseits eine hohe Konzentration an Dioxinen/Furanen aufweisen. Aufgrund meteorologischer Daten wurde eine Einteilung in einen Nah- und Fernbereich vorgenommen. Da sich in dieser Region viele Personen aus einem eigenen Garten ernähren, lag es nahe, die Probanden in „Selbstversorger aus eigenem Garten" und „nicht Selbstversorger" einzuteilen. Die Verwendung von zwei Einflußgrößen legt ein in epidemiologischen Untersuchungen bisher wenig eingesetztes faktorielles Design nahe, bei dem die Gruppe der Selbstversorger aus dem Nahbereich die höchste und die der nicht Selbstversorger aus dem Fernbereich die niedrigste Belastung aufweisen sollte. Hiermit sind dann bereits die zu verwendenden Vergleiche für die spätere Auswertung festgelegt.

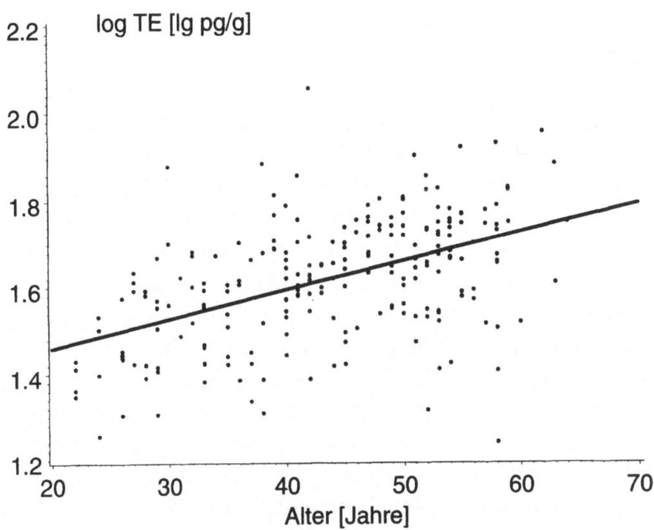

Abb. 5.9. Toxizitätsäquivalent (log(TE)) gegen Alter bei 240 Probanden der Feuerwehrstudie [8]

Um möglichst gute Vergleichbarkeit, ohne Randomisierung, zu erzielen und den benötigten Stichprobenumfang für einen zu entdeckenden Unterschied klein zu bekommen, ist es entscheidend, die Probanden der 4 Gruppen so auszuwählen, daß sie im Hinblick auf wesentliche Störgrößen vergleichbar sind und, falls dies nur beschränkt möglich ist, die Störgrößen mit in das statistische Modell einzubeziehen, was voraussetzt, daß sie auch erhoben werden. Um dies tun zu können, müssen die Störgrößen und deren Einfluß bekannt sein.

Für die Planung der Dortmunder Studie konnte auf Daten einer früheren Studie, der sogenannten Feuerwehrstudie [8], zurückgegriffen werden. In der Feuerwehrstudie waren vergleichbare Daten von 240 Probanden erhoben worden.

An den Daten der Feuerwehrstudie ist zu erkennen, daß die TE-Konzentration stark vom Alter abhängt (Abb. 5.9). Der erwartete Wert eines 60-Jährigen ist etwa um die Hälfte größer als der eines 20-Jährigen. Unter Einbeziehung des Alters kann die Variabilität der TE-Werte zwischen den Probanden so stark verkleinert werden, daß der benötigte Stichprobenumfang nur noch etwa 2/3 des ursprünglichen beträgt. Durch Matchen bezüglich des Alters konnte ein etwa gleicher Altersmittelwert der Probanden in jeder der vier Gruppen erreicht werden. Aber nicht nur das Alter beeinflußt die TE-Konzentration stark. In etwa gleichem Maße trägt hierzu auch die Ernährung bei, so daß ein Fragebogen zur Ernährung in die Planung der Studie mit einbezogen werden mußte. Bezüglich ihrer Ernährung können die Probanden allerdings nicht mehr gematcht werden, deren Einfluß wurde in das statistische Modell in Form von Kovariablen aufgenommen. Unter Berücksichtigung der betrachteten Störgrößen und unter Verwendung des faktoriellen Designs war es möglich, den benötigte Stichprobenumfang von ursprünglich insgesamt 320 auf 80 Probanden bei gleicher Aussagekraft hinsichtlich der Fragestellung der Studie zu senken.

5.5
Zusammenfassung

Nicht die Auswertung, sondern die Planung einer klinischen Studie ist der wesentliche Beitrag der medizinischen Biometrie zur Beantwortung klinischer Fragestellungen. Diese verlangt die Umsetzung der medizinischen Fragestellung in mit statistischen Methoden zu überprüfende Hypothesen. Ziel jeder klinischen Studie ist der Nachweis einer kausalen Beziehung einer Einflußgröße auf eine Zielgröße. Statistische Methoden sind jedoch nur in der Lage, Assoziationen aufzuzeigen. Mit der Studienplanung wird die Grundlage gelegt, um aus dem statistischen Nachweis einer Assoziation auf eine bestehende Kausalität folgern zu können. Bei gut geplanten Studien liegt die gesamte Auswertungsstrategie, vergleichbar mit dem Drehbuch für einen Film, bereits vor Beginn der Studie fest. Die Auswertung kann dann zwar noch aufwendig und mühsam sein, Kreativität ist jedoch kaum noch gefragt. Je mehr es gelingt, Vorwissen in den Versuchsplan einzubeziehen, desto besser können für möglicherweise auftretende Probleme während der Laufzeit der Studie bereits Vorgehensweisen im Versuchsplan festgelegt sein. Anhand mehrerer Beispiele wird auf die einzelnen Schritte der Planung, wie z.B. der Operationalisierung der Fragestellung, dem Intent-to-treat-Prinzip und der Wahl des Stichprobenumfanges eingegangen.

Literatur

1. Ahmed F, Clemens JD, Rao MR, Banik AK (1994) Family Latrines and Paediatric Shigellosis in Rural Bangladesh: Benefit or Risk? Int J Epidemiol: 23:856–862
2. Diehm C, Trampisch HJ, Lange S and Schmidt C (1996): Comparison of leg compression stocking and oral horse chestnut seed extract therapy in patients with chronic venous insufficiency. Lancet: 347:292–294
3. Every NR, Parsons LS, Hlatky M, Martin JS, Weaver WD (1996) A comparison of thrombolytik therapy with primary coronary angioplasty for acute myocardial infarction. N Eng J Med 335:1253–1260
4. Grennland S (1990) Randomization, Statistics, and Causal Inference. Epidemiology 1: 421–429
5. Heidrich H, Chachovan M, Creutzig A, Rieger H and Trampisch HJ (1995): Guidelines for therapeutic studies in Fontaine's stages II–IV peripheral arterial occlusive disease. VASA 24:114–119
6. Heidrich H, Trampisch HJ and Roehmel J (1996) Comments on Guidelines for therapeutic studies in Fontaine's stage II–IV peripheral arterial occlusive disease. VASA 25:74–75
7. Kreienbrock L, Schach S (1995): Epidemiologische Methoden. In: Lorenz, RJ, Vollmar, J (Hrsg) Biometrie. Gustav Fischer, Stuttgart
8. Ministerium für Arbeit, Gesundheit und Soziales des Landes Nordrhein-Westfalen (Hrsg) Umweltmedizinische Untersuchungen bei Feuerwehrleuten. 1992, Düsseldorf
9. Peto R, Pike MC, Armitage P, Breslow NE, Cox DR, Howard SV, Mantel N, McPherson K, Peto J, Smith PG (1976) Design and analysis of randomised clinical trials requiring prolonged observations of each patient. I. Introduction and design. Brit J Cancer 34: 585–612
10. Schwartz D, Lellouch J (1967) Explanatory and pragmatic attitudes in therapeutical trials. J Chronc Dis 20:637–648
11. Senn, S (1992) Falsificationism and Clinical Trials. Stat Med 10:1679–1692
12. Spitzer WO, Lewis MA, Heinemann LAJ, Thorogood M, MacRae KD (1996) Third generation oral contraceptives and risk of venous thromboembolic disorders: an international case-control study. Brit Med J 312:83–87
13. Windeler J, Trampisch HJ (1996) Recommendations concerning studies on therapeutic equivalence. Drug Inf J:30:195–200

KAPITEL 6

Randomisation in klinischen Studien – empirisch begründet oder nur ein Dogma?

Ulrich Abel · Armin Koch

6.1
Zusammenfassung

In vergleichenden Therapiestudien ist die Zufallszuteilung der Patienten zu den Behandlungsgruppen ein wichtiges methodisches Prinzip, auf das nicht grundlos verzichtet werden darf. Andererseits ist in Situationen, in denen die Zufallszuteilung der Patienten nicht möglich oder nicht sinnvoll ist, die bei Methodikern häufig anzutreffende extrem ablehnende Haltung gegenüber nichtrandomisierten Studien nicht nur kontraproduktiv, sondern auch schlecht begründet. Zum Teil beruht sie auf Fehlurteilen über die Eigenschaften und Implikationen der Randomisation, zum Teil ist sie geprägt von einer Reihe abschreckender Beispiele aus der medizinischen Literatur. Weder diese Beispiele noch die bisher durchgeführten Untersuchungen des Zusammenhangs von beobachteten Effekten und der Methodik des Vergleichs in klinischen Studien, noch die bisherigen synthetischen historischen Vergleiche beantworten jedoch die eigentlich interessierende Frage, ob sorgfältig geplante und analysierte nichtrandomisierte Studien nicht im Regelfall zum gleichen Ergebnis gelangt wären wie eine randomisierte Studie. Es wird dargelegt, wie aussagefähige empirische Untersuchungen dieser Frage vorgenommen werden könnten.

6.2
Notwendigkeit der Randomisation: Ein Glaubenskrieg?

Die Methode der Randomisation, also der Zufallszuweisung der Therapien zu den Patienten, hat seit ihrer Einführung in die Therapieforschung im Jahr 1948 eine beeindruckende Erfolgsgeschichte hinter sich. Ihre Attraktivität verdankt die Randomisation nach Ansicht vieler Autoren der Tatsache, daß mit ihr der Ansatz eines naturwissenschaftlichen Experiments in die klinische Medizin getragen wird.

Randomisierte Studien gelten heute als goldener Standard der Wirksamkeitsprüfung medizinischer Therapien und sind in der Regel die Voraussetzung für die Zulassung von Arzneimitteln. Es gibt Schätzungen, nach denen gegenwärtig rund 9000 randomisierte klinische Studien pro Jahr durchgeführt werden [19].

Dennoch haben sich an randomisierten Studien von jeher die Geister geschieden. Bis heute gibt es zum Teil erbitterte Kontroversen um ihre Durchführbarkeit, ihre Adäquatheit, ihre ethische Vertretbarkeit und ihre Aussagekraft. Die Fronten sind dabei, wenngleich nicht scharf umrissen, so doch zumindest grob abzustecken: Gegner der Randomisation finden sich gehäuft in den Bereichen der sogenannten „unkonventionellen Therapieverfahren" und in der Chirurgie, engagierte Befürworter (genauer gesagt: engagierte Kritiker der nichtrandomisierten Studien) bei den Internisten, den Biometrikern und den Zulassungsbehörden.

Es ist nicht übertrieben, zu behaupten, daß die Auseinandersetzung mitunter etwas von einem Glaubenskrieg an sich hat. Rimm und Bortin haben bereits 1978 festgestellt, daß die randomisierte Studie nicht nur ein Ritual ist, sondern gewissermaßen als Religion (TRIALSM) aufgefaßt werden kann, in der es Götter, Teufel und Gebote gibt, deren erstes lautet: „Du sollst randomisieren" [23]. Einen Mangel an nüchterner Betrachtung findet man auch bei Biometrikern, deren Eifer vom großen Methodiker Feinstein als „gläubige Ehrerbietung" verspottet wird [12].

Dies findet seinen Ausdruck in zwei Phänomenen: Erstens betrachten manche Wissenschaftler die Randomisation quasi als Gütesiegel, ohne dessen Adel Produkte der klinischen Forschung, d. h. die Studienergebnisse, von vornherein als minderwertig zu erachten sind. „Can we *ever* be confident that a treatment is efficacious in the absence of a randomized trial? Only when traditional therapy is invariably followed by death." „.... discard at once all articles on therapy that are not about randomized trials." [8]. „With some exceptions participation of any group of patients in a nonrandomized trial is wholly unjustified and unethical since nothing can be learned from it" (Cowan, 1981, zitiert nach [24]). „Biases ... make outcome research ... as inadequate a means for assessing the value of a specific form of treatment as the outdated technique of comparing the results in a current series of patients with those obtained on other patients in the past" [9]. „Daher können Studien mit historischer Kontrollgruppe letztlich nur dazu dienen, Hypothesen zu generieren, die der Überprüfung in randomisierten Studien bedürfen" [27].

Zweitens werden der Randomisation eine Reihe fast mystischer Eigenschaften zugeschrieben:

- Sie gewährleiste „Strukturgleichheit" (u.a. durch Ausschaltung der unterschiedlichen Formen von Selektionsverzerrung)
- Sie sei notwendig oder hinreichend dafür, einen beobachteten Effekt kausal zuordnen zu können
- Sie ermögliche die Verblindung
- Sie sei die „Basis für statistische Tests".

Alle diese Aussagen sind strenggenommen inkorrekt. So schafft die Randomisation z. B. ohne Zusatzvoraussetzungen, wie etwa die Beobachtungsgleichheit, keineswegs die Voraussetzungen statistischer Tests. Daß Randomisation auch nicht notwendig für die Anwendung von Tests ist, folgt nicht nur aus der mathematischen Struktur der Testtheorie, sondern ist auch mit etwas gesundem Menschenverstand sofort klar, weil man andernfalls, wie bereits Feinstein [13] ironisch bemerkt hat, die p-Werte aus dem größten Teil der bisher durchgeführten klinischen und epidemiologischen Forschung wieder entfernen müßte.

Nüchtern betrachtet führt die Randomisation auch nicht zu Strukturgleichheit (ein übrigens recht unglücklicher Begriff), sondern sie leistet eines, aber auch nur eines:

Randomisierte Studien gewährleisten eine Kontrolle der Unbalance in dem Sinne, daß Wahrscheinlichkeitsaussagen über die Unterschiede zwischen den Therapiegruppen in bezug auf sämtliche bei Randomisation festgestellten Meßgrößen der Patienten möglich sind.

Häufig wird übersehen, daß der Randomisation Vorzüge zugeschrieben werden, die die randomisierte Studien nicht aufgrund der Zufallszuteilung per se aufweisen, sondern vielmehr weil sie zu prospektiven Parallelgruppenstudien mit schriftlich im Protokoll festgelegten Ein- und Ausschlußkriterien und anderen Qualitätsmerkmalen zählen.

Daß randomisierte Studien ein so hohes Ansehen genießen, liegt darüber hinaus auch daran, daß die Randomisation mit einem gewissen Recht als Surrogatkriterium für das Bewußtsein des Prüfarztes um methodische Probleme und als Indikator für kritische Medizin aufgefaßt werden kann. Umgekehrt rechtfertigt der Verzicht auf Randomisation, dort wo sie möglich gewesen wäre, Skepsis auch in Hinsicht auf andere Aspekte der Studienplanung. Da aber Studien nicht nur den Zweck haben, Erkenntnisse zu gewinnen, sondern auch, andere zu überzeugen, muß der Verzicht auf Zufallszuteilung zumindest als taktisch oder wissenschaftspolitisch unklug bezeichnet werden.

6.3
Empirische Vergleiche randomisierter und nichtrandomisierter Studien: wozu?

Uns geht es im folgenden weniger um Gesichtspunkte der Akzeptanz von Studien und ihre Auswirkungen auf die medizinische Praxis, sondern um Vergleiche der Aussagekraft randomisierter und nichtrandomisierter Studien. Warum sind solche Vergleiche wichtig? Es gibt Situationen, in denen

- eine randomisierte Studie nicht durchführbar oder nicht angemessen ist,
- sie zwar möglich ist, aber bisher nicht existiert,
- neben randomisierten Vergleichen auch nichtrandomisierte Vergleiche zweier Behandlungsverfahren existieren.

Besonders problematisch scheint die Randomisation in der Chirurgie zu sein. Dies äußert sich darin, daß nach Untersuchungen von Miller et al. [18] nur eine Minderzahl von chirurgischer Innovationen in randomisierten Studien evaluiert wurde – Rudicel et al. [25] fanden bei einer Literaturrecherche im Zeitraum 1979–84 gar nur vier randomisierte Studien in der orthopädischen Chirurgie – und daß der Anteil randomisierter Studie an allen klinischen Studien in der Chirurgie, insbesondere auch den komparativen Studien, sogar in renommierten Zeitschriften zwischen 1980 und 1990 nicht zugenommen hat [29].

Daß eine randomisierte Studie häufig nicht möglich ist, dafür sprechen auch die Untersuchungen von Lavori et al. [16] von 47 im New England Journal of Medicine publizierten Parallelgruppenstudien. Zwölf dieser Studien waren nichtrandomisiert, und hiervon wäre nach dem Urteil von Lavori et al. nur in 2 Fällen eine Randomisation möglich gewesen.

Die Beispiele verdeutlichen, daß ein Bedarf besteht, Therapien in nichtrandomisierten Studien zu evaluieren. Die kategorische Ablehnung solcher Studien seitens der Biometriker und die daraus resultierende Vernachlässigung ihrer methodischen Weiterentwicklung hätte die unerwünschte Folge, daß in den genannten Situationen auch die tatsächlich durchgeführten Studien schlechter sind, als sie sein müßten.

Ein wichtiger Schritt in der Auseinandersetzung mit nichtrandomisierten Studien ist es, Anhaltspunkte dafür zu gewinnen, mit welchen Verzerrungen (Art und Ausmaß) man in nichtrandomisierten Studien rechnen muß und wie dies vom Design und vor allem von der Qualität der Studie abhängt.

Die möglichen Verzerrungsquellen in nichtrandomisierten Therapievergleichen werden in einer Fülle von Arbeiten diskutiert und an Beispielen belegt. Aufschlußreich mag in diesem Zusammenhang Tab. 6.1 sein, in der eine Reihe von Gründen für Therapiegruppenunterschiede in klinischen Studien aufgeführt sind.

Man beachte jedoch, daß durch die Zufallszuteilung *allein* nur die bei Aufnahme in die Studie vorhandenen Unterschiede in den prognostisch relevanten Patientencharakteristika – seien sie nun bekannt oder unbekannt –, nicht aber die übrigen in Tab. 6.1 genannten Verzerrungsquellen unter Kontrolle gehalten werden. Diese Gefahr der (möglicherweise unbemerkten) Unbalance in bezug auf prognostische Faktoren ist allerdings ein besonders bedeutender Punkt. Er rechtfertigt die Forderung der Methodiker, grundsätzlich zu randomisieren, wenn immer die Zufallszuteilung möglich und sinnvoll ist, und er wird in der Regel als Hauptargument gegen die Aussagekraft nichtrandomisierter Studien angeführt, weil in ihnen eine Balance bewußt ja allenfalls für erhobene, bekannte prognostische Faktoren angestrebt werden kann. Diese Balancierung ist mühevoll und wird doch meist nur unzulänglich erreicht. Zu Recht wiesen Byar et al. [3] darauf hin, daß die Randomisation dem Prüfarzt zuweilen geradezu detektivische Spürarbeit bei der Auswertung von Studien und der Interpretation der Ergebnisse ersparen kann: „Randomization relieves the investigator from the anxiety of considering and estimating the magnitude of the innumerable causes by which his data may be disturbed."

Tabelle 6.1. Ursachen für einen beobachteten „Effekt" (Unterschied zwischen zwei Behandlungsgruppen in der Zielvariablen) in einer vergleichenden Studie

1. Therapieeffekte (unterschiedliche Wirksamkeit)
2. Zufallseffekte
3. Unterschiede in den Patientencharakteristika bei Studienbeginn:
   - Definition der Krankheit (Nomenklatur)
   - Diagnostik (Stadienwanderung, zero-point-shift)
   - Ein- und Ausschlußkriterien (z.B.: Ausschluß prognostisch ungünstig gelagerter Fälle)
   - Selbstselektion durch die Patienten (z.B.: Präferenz gewisser Patientengruppen für eine der Therapien)
   - Herkunft und Zuweisung der Patienten zur Prüfinstitution
4. Qualität der Therapiedurchführung und Engagement der Ärzte
5. Unterschiede in der Patientenmotivation
6. Unterschiede in der allgemeinen Patientenversorgung und im Umfeld:
   - Begleitmedikation und supportive Maßnahmen
   - Lifestyle
   - Umfeld (familiäres und berufliches Umfeld, Umwelteinflüsse)
7. Beobachtungsungleichheit:
   - Definition des Therapieerfolges
   - Messung des Therapieerfolges
   - Qualität der Datenerhebung und der Follow-up (Vollständigkeit, Zuverlässigkeit)

Daß solche Versuche der post-hoc Balancierung scheitern können, dafür gibt es in der methodischen Literatur einige eindrucksvolle klinische Beispiele. Sie belegen, daß die bekannten prognostischen Faktoren die beobachteten Prognoseunterschiede zwischen Patientengruppen mitunter nicht annähernd erklären. Simon et al. [28] demonstrierten dies am Beispiel der randomisierten Studie des Coronary Drug Projects, in der der größte Effekt für den Faktor „positive Compliance in der Plazebo-Gruppe" beobachtet wurde, wobei dieser Effekt auch nach Adjustierung für über 40 bekannte Basisvariablen der Patienten hochsignifikant blieb. Die Autoren bemerkten, daß die unerklärten Quellen der Variabilität allgemein viel wichtiger sind als die bereits identifizierten Faktoren. Zu ähnlichen Schlußfolgerungen gelangten Green u. Byar [14]. Sie fanden in einer viel zitierten Arbeit anhand der Daten eines Schilddrüsenkarzinom-Registers einen – von den Radiologen als unglaubwürdig bezeichneten – lebensverkürzenden Effekt der Strahlentherapie. Dieser Effekt blieb selbst nach Adjustierung für sämtliche bekannten prognostischen Faktoren hochsignifikant. Ein weiteres Beispiel sind die schwer erklärlichen Unterschiede in den Überlebenszeiten weißer und schwarzer Brustkrebspatientinnen in den USA, die auch nach Adjustierung für bekannte prognostische Faktoren bestehen blieben [z.B. 11, 15].

6.4
Welche Art von Vergleichen gibt es?

Im folgenden wollen wir versuchen, dem Problem der möglichen Verzerrung von Therapieeffekten in Beobachtungsstudien durch Vergleich der Resultate von nichtrandomisierten und randomisierten Studien näherzukommen.

Das bis heute vorliegende empirische Material läßt sich im wesentlichen in drei Kategorien einteilen:

1. „Horror stories"
   Mit dem Begriff „horror story" lehnen wir uns an Weinstein [30] an. Gemeint sind anekdotische Beispiele für Therapien, von deren Wirksamkeit und Nutzen man aufgrund von Beobachtungsstudien überzeugt war, die sich jedoch bei Nachprüfung in randomisierten Studien als weit weniger wirksam, wirkungslos oder gar schädlich erwiesen haben.
2. Systematische Untersuchungen des Zusammenhangs zwischen dem Design vergleichender Therapiestudien und dem beobachteten Effekt (ohne Konstanthaltung der Indikation und Therapie).
3. Vergleiche von nach identischen Kriterien selektionierten, in gleicher Weise im selben Zentrum in aufeinanderfolgenden Zeiträumen behandelten Patienten („synthetische" historische Vergleiche)

6.4.1
„Horror stories"

„Horror stories" sind nicht nur bei Medizinern, sondern mehr noch bei Biometrikern außerordentlich beliebt. Das hat vor allem pädagogische Gründe, eignen sie sich doch wunderbar zur Disziplinierung unbotmäßiger Kliniker, die nicht randomisieren wollen, zur Warnung vor den Gefahren, die drohen, wenn man vom Pfad der Randomisations-Tugend abweicht. In Tab. 6.2 sind einige bekannte und weniger bekannte Beispiele aufgeführt. Wie man sieht, finden sich darunter auch Therapien, die heute noch verbreitet sind oder viel diskutiert werden.

Herausgreifen möchten wir hier das Beispiel der aktiv-spezifischen Immuntherapie (ASI) des Krebses. Eine kürzlich durchgeführte Literaturrecherche ergab u.a. 24 nichtrandomisierte vergleichende Studien und 16 randomisierte Studien zur ASI [1]. 13 der nichtrandomisierten Studien benutzten historische Kontrollen mit oder ohne Matching (davon 3 Literaturkontrollen), 6 Studien parallele nichtrandomisierte Vergleichsgruppen und zwei weitere Studien sowohl historische als auch parallele Kontrollgruppen. In der überwiegenden Zahl dieser Studien kamen die Autoren zu einem positiven Urteil über die lebensverlängernden Wirkungen der Therapie. Eine Arbeitsgruppe empfand die beobachteten Unterschiede – in diesem Fall beim malignen Melanom – als so deutlich und überzeugend, daß sie anschließend die Durchführung einer randomisierten Studie als unverantwortlich ablehnte. Im Gegensatz dazu ergab sich mit zwei Ausnahmen methodisch besonders insuffizienter Untersuchungen *in keiner randomisierten Studie ein statistisch signifikanter Unterschied zugunsten der ASI-Gruppe.* In den meisten Fällen waren die Überlebenskurven praktisch identisch.

Solche Beispiele scheinen die Gefahren des Verzichts auf Randomisation mehr als eindringlich zu verdeutlichen; so eindringlich, daß Publikationen von Erfolgsbehauptungen aufgrund nichtrandomisierter Vergleiche, die ja auch in neuerer Zeit sogar in der Arzneimitteltherapie noch gang und gäbe sind, geradezu als Versündigung wider die kritische Wissenschaft angesehen werden könnten.

Aber ist dies wirklich die ganze Wahrheit? Tatsächlich werden die publizierten abschreckenden Beispiele, so überzeugend und einprägsam sie sein mögen, dem gestellten Problem aus mehreren Gründen nicht gerecht.

Erstens liegt die Vermutung nahe, daß sie in bezug auf die Übereinstimmung der Befunde eine Negativselektion darstellen. Sollte es umgekehrt vor-

Tabelle 6.2. Einige Beispiele für „Horror Stories"*

1. Steroid-Therapie der schweren Virushepatitis
2. Magenvereisung bei Zwölffingerdarm-Geschwüren
3. Shunt-Operation bei Leberzirrhosen mit Ösophagusvarizen
4. Diäthylstilböstrol bei Neigung zu Fehlgeburten
5. Ligatur der Arteria mammaria interna bei Angina pectoris
6. Hyperalimentation bei Patienten mit kleinzelligem Bronchialkarzinom
7. Clofibrat bei erhöhtem Serum-Cholestrin-Spiegel
8. Thoraxbestrahlung bei Patienten mit lokal fortgeschrittenem nichtkleinzelligem Bronchialkarzinom
9. Extrakraniale/intrakraniale Bypass-Operationen zur Verhinderung von Schlaganfällen
10. Vitamin C bei fortgeschrittenen Krebserkrankungen
11. 5-Fu in der adjuvanten Therapie des Kolonkarzinoms
12. Östrogen-Therapie des Prostata-Karzinoms
13. Zytostatika (lebensverlängernde Intention) beim metastasierten Mammakarzinom
14. Aktiv-spezifische Immuntherapie des Krebses

* Literaturzitate bei den Verfassern erhältlich

kommen, daß eine randomisierte Studie das Ergebnis einer vorherigen Beobachtungsstudie *bestätigt*, so ist das nicht besonders spannend und dürfte kaum in die methodische Literatur Eingang finden.

Zweitens handelt es sich bei den einbezogenen nichtrandomisierten Studien zumeist um Studien mit historischen Kontrollen, wobei die Kontrollarme jeweils zeitlich weit vor den randomisierten Studien lagen: zum einen ist der zeitliche Abstand ein den historischen Kontrollen innewohnendes Merkmal, zum anderen markieren in Situationen, wo es sowohl randomisierte Studien als auch nichtrandomisierte Studien gibt, die nichtrandomisierten gewöhnlich einen früheren Abschnitt der Therapieevaluierung. Es ist nicht auszuschließen, daß die historischen Kontrollen infolge des großen zeitlichen Abstands (z. B. wegen der geringeren Qualität der Begleitbehandlung, bei chirurgischen Therapien auch wegen der geringeren Qualität der Therapie selbst) besonders schlecht abgeschnitten haben. Indizien hierfür liefert bemerkenswerterweise ausgerechnet die Untersuchung von Sacks et al. [26], die aufgrund von Gegenüberstellung von randomisierten mit nichtrandomisierten Studien bei 6 Therapien (jeweils Vergleiche mit unbehandelten Kontrollen) zu einem vernichtenden Urteil über historisch kontrollierte Studien (HCT) gelangte („... biases in patient selection may irretrievably weight the outcome of the HCT"... Und: „Can the accuracy of HCT's be increased? We fear there is little room for improvement in this area."). Eine genauere Analyse der angegebenen Daten lehrt nämlich, daß die Ergebnisse in den Therapiearmen der historisch kontrollierten Studien durchaus vergleichbar mit den Therapie-Armen der randomisierten Studien waren. Das heißt, es ist nicht auszuschließen, daß ein Parallelgruppen-Vergleich ein ähnliches Resultat wie die randomisierte Studie ergeben hätte. Verantwortlich für die „horror story" war das besonders schlechte Abschneiden des zeitlich davor liegenden Kontrollarms.

Drittens könnte Publikationsbias eine Rolle spielen: Schlecht geplante Studien mit Nullergebnis werden möglicherweise eher von der Publikation zurückgehalten als randomisierte Studien mit Nullergebnis.

Viertens handelt es sich bei den publizierten Beispielen durchweg um Vergleiche randomisierter Studien mit *mangelhaft konzipierten* Beobachtungsstudien. (Wie bereits gesagt, ist ja häufig schon der Verzicht auf Randomisation selbst ein Indiz für allgemeine methodische Defizite). Kaum Auskunft geben sie über die eigentlich interessierende Frage, mit welcher Verzerrung man in *gut geplanten* nichtrandomisierten Studien zu rechnen hätte, in Studien also, auf die man vergleichbare methodische Phantasie und Sorgfalt verwendet hätte wie im Fall der randomisierten Studien.

Als positives Beispiel für eine gut geplante nichtrandomisierte Studie, die ein recht überzeugendes Ergebnis gezeitigt hat, sei die prospektive Parallelgruppenstudie mit Matching zum Vergleich einer unkonventionellen mit einer konventionellen Therapie fortgeschrittener Krebserkrankungen von Cassileth et al. [4] genannt.

Besonders gute Erfahrungen haben wir persönlich mit Untersuchungen des Gesamtimpakts (Interventionseffekts) einer neuen Therapie, in die alle Patienten mit einem bestimmten Krankheitsbild – ohne Berücksichtigung eventueller Ausschlußkriterien und unabhängig von der tatsächlichen Verabreichung der Therapie – in einer Institution einbezogen werden. Diese Studienform, für die Baker u. Lindeman [2] den Begriff „paired availability design" geprägt haben, ist anwendbar, wenn eine neue Therapie nicht allmählich, sondern zu einem gut bestimmbaren Zeitpunkt eingeführt wird und wenn die Therapie auf einen relativ großen Teil der Patienten angewandt wird, so daß der Gesamtimpakt der Therapie nicht von vornherein zu vernachlässigen ist. Sie zeichnet sich durch Elimination der meisten (auch unbekannten!) Quellen von Selektionsbias aus. Bei zusätzlicher Untersuchung temporaler Effekte, insbesondere des Auftretens sprunghafter Prognoseänderungen zum Zeitpunkt der Einführung der Therapie, kann sie durchaus überzeugende Evidenz für oder gegen die Wirksamkeit der neuen Therapie liefern.

Nicht zuletzt deshalb sprechen „horror stories" nur bedingt gegen nichtrandomisierte Studien, weil sie in ähnlicher Form auch im Bereich der randomisierten Studien vorkommen können. Betrachten wir zum Beispiel die Magnesium-Infusionstherapie bei Verdacht auf akuten Herzinfarkt. Hier war es so, daß in einer Meta-Analyse mit immerhin 7 randomisierten Studien (insgesamt über 1300 Patienten) die Magnesium-Gruppe bezüglich der Mortalität hochsignifikant besser abschnitt als die Kontrollgruppe. Dieses Resultat wurde durch ein Megatrial (ISIS-4) mit rund 58 000 Patienten in Frage gestellt, in dem sich ein Nullresultat mit nichtsignifikanter *Unter*legenheit des Magnesium-Arms ergab [21]. Zwar wurde im Nachhinein die Vergleichbarkeit der Studie ISIS-4 mit den Vorgängerstudien hinsichtlich der Patientenauswahl und Therapieanwendung in Zweifel gezogen, doch ist dies bei kontrastierenden Ergebnissen immer der Fall, und im übrigen stellen sich die Probleme der Vergleichbarkeit nicht weniger bei den in Tabelle 6.2 aufgeführten Beispielen.

Bedenkt man, daß überdimensionale Studien wie ISIS-4 nur in Ausnahmefällen durchgeführt werden können, dann erscheint zumindest die Sorge begründet, daß auch randomisierte Studien wenig Schutz gegen falsch-positive Ergebnisse bieten.

6.4.2
Systematische Untersuchungen

Systematische Untersuchungen des unter Punkt 2 genannten Typs wurden in den letzten 15 Jahren von mehreren Arbeitsgruppen durchgeführt [5, 7, 18, 20].

Chalmers et al. [5] untersuchten den beobachteten Therapieeffekts und die strukturelle Unbalance in 145 zwischen 1946 und 1981 publizierten Parallelgruppen-Studien der Behandlung des akuten Herzinfarkts. Eine signifikante Unbalance in mindestens einer prognostischen Variablen wurde in 14% der 57 Studien mit verdeckter Randomisation (z. B. Telefonrandomisation), in 26.7% der 45 Studien mit unverblindeter Randomisation und in 58.1% der nichtrandomisierten Studien gefunden. Die Anteile der Studien mit signifikanter Überlegenheit der Behandlung über die Kontrollgruppe bezüglich der Kurzzeit-Mortalität betrugen für die drei Studientypen 8.8%, 24.4% bzw. 58.1%. Nach Auffassung von Chalmers et al. sprechen die Ergebnisse dafür, daß ein Bias bei der Zuweisung der Behandlung eine stärkere Auswirkung auf das Ergebnis haben könnte als die Behandlung selbst.

Die beiden Untersuchungen von Colditz et al. [7] und Miller et al. [18] bilden methodisch eine Einheit. Colditz et al. untersuchten anhand von 113 im

Jahr 1980 in 20 Zeitschriften publizierten, vergleichenden Studien einer neuen mit einer gebräuchlichen medikamentösen Therapie den Zusammenhang zwischen einem fallzahlunabhängigen Effektmaß (der geschätzten Wahrscheinlichkeit W dafür, daß ein Patient in der Therapiegruppe hinsichtlich der Zielgröße besser abschneidet als ein zufällig gewählter Patient der Kontrollgruppe) und dem Design der Studien. Insgesamt war der mittlere Effekt relativ konstant über die verschiedenen Typen von Studien; am geringsten war er für nichtrandomisierte Parallelgruppenstudien (=0.56), von denen allerdings nur drei in der Auswahl vorkamen, sowie für n=9 Vergleiche anhand von Registern, ohne prospektiv geplante Therapiegruppe (=0.56). Für Studien mit externen Kontrollen (n=5), zu denen historische Kontrollgruppen und Literaturkontrollen zählten, betrug er 0.65, für randomisierte Parallelgruppen-Studien (n=36) gerade 0.61. Insgesamt war tendenziell der Effekt um so kleiner, je größer die Studie war.

Der Untersuchung von Miller et al. [18] lagen 221 Vergleiche von Innovationen mit einer Standardtherapie in der Chirurgie zugrunde, die im Jahr 1983 in sechs führenden Zeitschriften publiziert wurden. Der niedrigste mittlere Effekt wurde für randomisierte Studien (n=20) sowie für Vergleiche anhand von Registern (n=73) gefunden (je =0.56), gefolgt von nichtrandomisierten Parallelgruppenstudien (n=4, =0.62) und Studien mit externen Kontrollen (n=19, =0.63).

Ottenbacher [20] gründete seine Analysen auf je 30 im Jahr 1989 oder früher in JAMA oder NEJM publizierte randomisierte bzw. nichtrandomisierte Vergleiche einer Therapiegruppe mit einer parallelen Kontrollgruppe. Für jede der untersuchten Hauptfragestellungen wurde ein von Fallzahleinflüssen unabhängiges Effektmaß (=geschätzte Gruppendifferenz, dividiert durch die Standardabweichung der Differenz) berechnet. Für nichtrandomisierte Studien ergab sich ein mittleres Effektmaß von 0.21 (SD=0.9), für randomisierte Studien betrug der Mittelwert 0.21 (SD=0.08).

Zwar geben Untersuchungen dieses Typs Anhaltspunkte für die Größenordnung von Verzerrungen in tatsächlich publizierten nichtrandomisierten Studien, jedoch sagen sie aus drei Gründen nichts darüber aus, welche Verzerrungen *aufgrund* des Verzichts auf Randomisation zu erwarten sind. Erstens war die Therapie selbst bei den betrachteten randomisierten und nichtrandomisierten Studien systematisch unterschiedlich, und es kann nicht ausgeschlossen werden, daß der wahre Therapieeffekt auch von der Art der Therapie abhängt. (Die Therapie ist gewissermaßen ein nichtberücksichtigter Störfaktor in diesen Untersuchungen). Zweitens ist die Argumentation von Ciampi u. Till [6] nicht ganz von der Hand zu weisen, daß möglicherweise in randomisierten Studien allein deshalb selten Therapieunterschiede zu erwarten seien, weil sich Ärzte nur dann zur Zufallszuteilung bereit fänden, wenn nach ihrer doch meist zutreffenden Voreinschätzung die zu vergleichenden Therapien allenfalls geringe Wirksamkeitsunterschiede aufweisen.

Und drittens ist wiederum mit Publikationsbias zu rechnen, von dem bereits im Zusammenhang mit den „horror stories" die Rede war.

Aussagekräftiger können Untersuchungen des unter Punkt 3 genannten Typs sein, da sie eine Vorstellung davon zu geben vermögen, mit welchen Unterschieden zwischen Therapiegruppen bei historischen Vergleichen man allein aufgrund von unerkannten Änderungen in den für das Studienergebnis wichtigen Größen rechnen muß. Besonders gilt dies für Untersuchungen, in denen identische Therapiearme von aufeinanderfolgenden randomisierten Studien einer Studiengruppe miteinander verglichen werden.

Pocock et al. [22] berichtet in einem Leserbrief von einer Auswertung von 19 Paarvergleichen dieser Art, zumeist Studien beim fortgeschrittenen Lungenkrebs mit über 100 Patienten pro Gruppe. Die Unterschiede zwischen den Studienpaaren in den jährlichen (exponentiellen) Sterberaten schwankten von −46% bis +24%. In vier Vergleichen war der Unterschied signifikant auf dem 2%-Niveau (der niedrigste p-Wert betrug $p = 0.0001$!).

Abgesehen von der Untersuchung von Pocock scheinen jedoch nur anekdotische Vergleiche dieses Typs veröffentlicht worden zu sein [z. B. 10, 17].

Zwar lassen die Befunde von Pocock Studien mit historischen Kontrollen problematisch und dubios erscheinen. Man beachte aber, daß die oben angeführten Kritikpunkte auch hier zum Teil zutreffen: Nicht nur ist mit einem Auswahlbias zu rechnen (nicht zu verwechseln mit Publikationsbias bei den *Einzelstudien*), weil Fälle, in denen historische Kontrollen nicht anders abschneiden als prospektive, kaum Anlaß für eine Veröffentlichung bieten. Und zweitens werden ja nur historische Vergleiche betrachtet, und überdies solche, bei denen keine Adjustierung für temporale Effekte vorgenommen wird.

6.5
Inwiefern ist die bisherige Erforschung der Aussagekraft nichtrandomisierter Studien insuffizient?

Wo liegen nun die Versäumnisse der bisherigen empirischen Studien zur gestellten Frage? Wünschen würde man sich Untersuchungen, die Auskunft geben, wie es sich auf die Ergebnisse von Therapievergleichen ausgewirkt hätte, *wenn von einer Studiengruppe statt einer randomisierten Studie eine ebenso umfangreiche, sorgfältig geplante und ausgewertete nichtrandomisierte Studie durchgeführt worden wäre.* Diese Frage ist einer systematischen empirischen Überprüfung durchaus zugänglich. Mehrere Formen von Untersuchungen bieten sich hierfür an:

1. Systematische Untersuchungen im Rahmen randomisierter Evaluationen von Innovationen im Vergleich zu einer Standardtherapie: In jeder Studie wird der Therapieeffekt verglichen mit dem Effekt, der sich bei einem sorgfältigen historischen Vergleich der Innovation mit der Standardtherapie ergibt. Der historische Vergleich muß im selben Zentrum nach einem Protokoll durchgeführt werden. Er muß entweder den Gesamtimpakt der Innovation untersuchen oder sich auf Patienten beziehen, die nach identischen Ein- und Ausschlußkriterien in einem unmittelbar vorangegangenen Zeitintervall ausgewählt wurden. Für erkennbare Unbalance ist zu adjustieren. In jedem Fall sind temporale Effekte zu evaluieren; insbesondere ist zu klären, ob die Innovation zu einer sprunghaften Prognoseverbesserung geführt hat.
2. Systematische Untersuchungen an multizentrischen randomisierten Studien: In jede Studie sind synthetische nichtrandomisierte Parallelgruppen-

studien durchzuführen, die durch Inter-Zentrums-Vergleiche der Arme entstehen. Auch hier ist jeweils für erkennbare Unbalance zu adjustieren. Die Ergebnisse der nichtrandomisierten Studien sind denen der randomisierten Vergleiche gegenüberzustellen.

3. Analog zu 2: Synthetische historisch kontrollierte Studien (mit oder ohne Matching) auf Basis der Daten von randomisierten Studien. Dies kann dadurch erfolgen, daß man die Patientenaufnahme in randomisierten Studien in mehrere Intervalle aufgeteilt. Je zwei Intervalle ermöglichen einen Therapievergleich. Von Interesse sind z. B. die Fragen, welchen Einfluß der zeitliche Abstand oder das Matching auf das Ergebnis haben und wie sich der Verzicht auf Randomisation in der Studiensituation ausgewirkt hätte.

Darüber hinaus ist es von Interesse, dem Einfluß des historischen Effekts unter Konstanthaltung der Therapie nachzugehen. Für die Untersuchung dieser Frage – das Design entspräche dem unter 3. beschriebenen – können Register-Daten herangezogen werden.

Untersuchungen solcher Art sollten unternommen werden, bevor dezidierte allgemeine Urteile über den Wert nichtrandomisierter Studien abgegeben werden.

Literatur

1. Abel U, Windeler J (1996) Fehlurteile und unfundierte Schlüsse in klinischen Therapieprüfungen – Fallstudie ASI. Zur Veröff. angen. In: Internist. Praxis
2. Baker S, Lindeman KS (1994) The paired availability design: a proposal for evaluating epidural analgesia during labor. Statist Med 13:2269–78
3. Byar DP, Simon RM, Freidewald WT, Schlesselman JJ, DeMets DL, Ellenberg JH, Gail MH, Ware JH (1976) Randomized clinical trials. Perspectives on some recent ideas. New Engl J Med 295:74–80
4. Cassileth BR, Lusk EJ, Guerry D, Blake AD, Walsh WP, Kascius L, Schultz DJ (1991) Survival and quality of life among patients receiving unproven as compared with conventional cancer therapy. N Engl J Med 324:1180–85
5. Chalmers T, Celano P, Sacks HS, Smith H (1983) Bias in treatment assignment in controlled clinical trials. N Engl J Med 309:1358–61
6. Ciampi A, Till JE (1980) Null results in clinical trials: The need for a decision-theoretic approach. Br J Cancer 41:618–29
7. Colditz GA, Miller JN, Mosteller F (1989) How study design affects outcomes in comparison of therapy. I: Medical. Statist Med 8:441–54
8. Department of Clinical Epidemiology and Biostatistics, McMaster Univ. Health Science Centre (1981) How to read clinical journals. V: To distinguish useful from useless or even harmful therapy. Can Med Assoc J 124:1156–62
9. Doll R (1994) Summation of the conference. N Y Acad Sci 703:310–13
10. Dupont WD (1985) Randomized vs. historical clinical trials. Am J Epidemiol 122:940–46
11. Eley J, Hill HA, Chen VW (1994) Racial differences in survival from breast cancer. J Am Med Assoc 272:947–54
12. Feinstein AR (1983) Clinical biostatistics. XXIV. the role of randomization in sampling, testing, allocation, and credulous idolatry (conclusion). Clin Pharmacol Therapeutics 14:1035–51
13. Feinstein AR (1983) An additional basic science for clinical medicine: III. The limiations of randomized trials. Ann Intern Med 99:544–50
14. Green SB, Byar DP (1984) Using observational data from registries to compare treatments: the fallacy of omnimetrics. Statist Med 3:361–70
15. Kimmick G, Muss HB, Case LD, Stanley V (1991): A comparison of treatment outcomes for black and white patients with metastatic breast cancer. The Piemont Concology Association experience. Cancer 67:2850–54
16. Lavori PW, Louis TA, Bailar III JC, Polansky M (1983) Designs for experiments – parallel comparisons of treatment. N Engl J Med 309:1291–98

17. Micciolo R, Valagussa P, Marubini E (1985) The use of historical controls in breast cancer. Controlled Clin Trials 6:259–70
18. Miller, JN, Colditz GA, Mosteller F (1989) How study design affects outcomes in comparisons of therapy. II: Surgical Statist Med 8:455–66
19. Olkin I (1995) Statistical and theoretical consideration in meta-analysis. J Clin Epidemiol 48:133–46
20. Ottenbacher K (1991) Impact of random assignment on study outcome: An empirical examination. Controlled Clin Trials 13:50–61
21. Peto R, Collins R, Gray R (1995) Large-scale randomized evidence: large simple trials and overviews of trials. J Clin Epidemiol 48:23–40
22. Pocock SJ (1977) Randomized clinical trials. Letter to the Editor. Br Med J i:1661
23. Rimm AA, Bortin M (1978) TRIALISM: the belief in the Holy Trinity clinician – patient – biostatistician. Biomedicine Special Issue 28:60–63
24. Royall RM (1991) Ethics and statistics in randomized clinical trials. Statist Science 6:52–88
25. Rudicel S, Esdaile J (1985) The randomized clinical trial in orthodpaedics: obligation or option? J Bone Joint Surg 67A:1284–1293
26. Sacks H, Chalmers TC, Smith H (1982) Randomized versus historical controls for clinical trials. Am J Med 72:233–40
27. Sauerbrei W, Graf E, Schumacher M (1996) Randomisation und Patientenaufklärung. Onkologie 19:184–90
28. Simon R (1982) Randomized clinical trials and research strategy. Cancer Treatm Rep 66:1083–87
29. Solomon MJ, Leod RS (1993) Clinical studies in surgical journals – have we improved? Dis Colon Rectum 36:43–48
30. Weinstein MC (1974) Allocation of subjects in medical experiments. N Engl J Med 291:1278–85

Der Wert von Surrogatparametern für die Beurteilung der therapeutischen Wirksamkeit

Thomas R. Weihrauch · Pierre Demol

7.1
Zusammenfassung

Beweiskräftige Studien zur Morbidität und Mortalität (z. B. bei koronarer Herzkrankheit, AIDS, Krebs) sind zur endgültigen Absicherung neuer Therapien nicht nur wünschenswert, sondern auch notwendig. Da der immense Aufwand und die lange Dauer solcher Studien jedoch das Abwarten der Resultate als Entscheidungspunkt für die Zulassung neuer, innovativer Therapieprinzipien häufig nicht zuläßt, sind auch Studiendesigns wissenschaftlich anerkannt, bei denen der Surrogat-Endpunkt den definitiven klinischen Endpunkt als Zielgröße ersetzt. Die Problematik dieser auf Surrogat-Endpunkten beruhenden therapeutischen Studien wird anhand positiver und negativer Beispiele diskutiert, wobei Beispiele für Arzneimittelentwicklungen gegeben werden, bei denen auf der Basis von Surrogat-Endpunkten Zulassungen für neue Medikamente oder Indikationen erteilt wurden. Allerdings gibt es auch Beispiele für positiv-negative Beziehungen von Surrogat-Endpunkten und klinischen Endpunkten. Es wird versucht, die Begrenzungen und die adäquate Rolle für Surrogat-Endpunkte zu beschreiben.

7.2
Einleitung

Surrogatparameter als Meßgröße der Effektivität einer Behandlung können *definiert* werden als Laborwerte (z. B. HDL/LDL), Symptome (z. B. Schmerz) oder klinische Parameter (z. B. Blutdruck), die als Substitute für einen klinischen Endpunkt benutzt werden (Morbidität, Mortalität). Es wird dabei angenommen, daß sich die Veränderungen am Surrogatparameter direkt übersetzen lassen in die Veränderungen am definitiven, klinischen Endpunkt. Beispiele hierfür sind in Tabelle 7.1 aufgeführt.

7.3
Forderungen für Surrogat-Endpunkte

Verschiedene Autoren haben Kriterien und ausgefeilte statistische Methoden entwickelt, um Surrogat-Endpunkte in Phase-III-Studien zu validieren [1, 7]. Nach Prentice besagen diese Kriterien, daß der Surrogat-Endpunkt mit dem klinischen Endpunkt korrelieren muß und den Netto-Effekt der Behandlung auf das klinische „outcome" voll erfaßt. Wittes et al. betonen, daß ein überzeugender Surrogat-Endpunkt sowohl biologisch relevant als auch epidemiologisch kohärent sein muß, eine statistische Beziehung allein ist nicht ausreichend [10].

Tabelle 7.1. Beispiele für Surrogat-Endpunkte

ERKRANKUNG	Biochemischer/ physiologischer SURROGAT-END-PUNKT*	INTERMEDIATE-ENDPUNKT	KLINISCHER ENDPUNKT Klinisches Endergebnis
1. MI-Thrombolyse	*90 Min. angiographische Durchgängigkeitsrate Linksventrikuläre Austreibungszeit.*	Zusammengesetzte klinische Indizes	Überleben
2. Hypertonie	**Blutdruck** • **beliebige Messung** • **24-Std.-Messung** ("Drucklast")	Linksventrikuläre Hypertrophie?	Prävention von Schlaganfall oder MI Überleben
3. Restenose nach Angioplastie	**Restenoserate (Lumenverringerung > 50%)**		Zusammengesetzte Endpunkte (Tod, MI, erneute Angioplastie, Bypass)
4. Hyperlipoproteinämie	**Cholesterinblutspiegel/ Lipoproteinblutspiegel**	Atherosklerotische Veränderungen (nachgewiesen z.B. durch Angiographie oder Sonographie?)	Prävention von Herz-Kreislauf-Ereignissen Überleben
5. Herzrhythmusstörungen/ plötzlicher Herztod	*Ventrikuläre Extrasystolen (VES)*	Symptome in Verbindung mit VES	Überleben
6. Chronische Herzinsuffizienz	Hämodynamik	Lebensqualität funktionale Fähigkeiten	Überleben
7. Diabetes mellitus	**Blutzucker/HbA1c**	Durch Hyperglykämie verursachte Symptome Krankenhauseinlieferung erforderlich	Verringerung von Herz-Kreislauf-Komplikationen Überleben
8. Osteoporose	*Knochendichte*		Knochenfrakturen
9. Krebs	Tumorantwort Spezifisches Tumorantigen *CEA*	Schmerzen im krankheitsfreien Intervall	Überleben und/oder Lebensqualität
10. HIV (AIDS)	*Anzahl der CD-4-Zellen* Verringerte Viruskonzentration (HIV-RNA und DNA)?	Opportunistische Infektionen?	Überleben
11. Rheumatische Erkrankungen	Biochemische Marker? C-reaktives Protein	Gelenkschmerzen	Prävention der Krankheitsprogredienz
12. Asthma	Lungenfunktion	Zusätzliche Arzneimittel erforderlich (z.B. Steroide)	Verringerung der Morbidität

* Die von den Gesundheitsbehörden für die Zulassung von neuen Arzneimitteln anerkannten Ersatzparameter sind **fett gedruckt**. Die nicht validierten Ersatzparameter sind *kursiv gedruckt*.
? Noch nicht akzeptierte Surrogat- oder Intermediate-Endpunkte.

Boissel und Mitarbeiter [1] integrierten drei Bedingungen, die ein Surrogat-Endpunkt erfüllen sollte, um als valider Ersatz für einen zuverlässigen klinischen Endpunkt in Betracht gezogen zu werden:

Erste Bedingung: *„Convenience"* (Bequemlichkeit, Verfügbarkeit).
Der Surrogat-Endpunkt sollte einfach zu bewerten sein. Er sollte häufiger sein und früher in Erscheinung treten als der entsprechende klinische Endpunkt. Dies sind die Hauptgründe, warum Surrogat-Endpunkte verwendet werden.
Zweite Bedingung: *Beziehung.*
Die Beziehung zwischen dem Surrogat-Endpunkt und dem klinischen Endpunkt sollte gut etabliert sein und zwar sowohl qualitativ wie auch quantitativ durch pathophysiologische und epidemiologische Studien.
Dritte Bedingung: *Abschätzung des klinischen Nutzen.*
Eine Abschätzung des erwarteten klinischen Nutzens sollte ableitbar sein von der Veränderung des Surrogat-Endpunktes, der in randomisierten, klinischen Studien beobachtet wird.

Surrogat-Endpunkte sollten im Idealfall diese drei Bedingungen erfüllen, um als validierte Surrogate für echte klinische Endpunkte angewandt werden zu können. Dies bedeutet, daß sie eine valide pathophysiologische und epidemiologische Grundlage haben und durch randomisierte, klinische Studien bestätigt sein müssen.

Bei der *Wahl des Surrogat-Endpunktes* sind zwei Dinge zu beachten: Die *Sensitivität,* einen Behandlungseffekt anzuzeigen, und die klinische *Relevanz* des Endpunktes [5]. Diese Aspekte sind deshalb entscheidend, weil der Surrogatparameter *anstelle* des klinischen Endpunktes eingesetzt wird, um

(a) *schneller* eine therapeutische Hypothese zu belegen,
(b) eine vielversprechende *neue Therapie dem Patienten früher zugänglich zu machen* und
(c) die wissenschaftliche Beweisführung in einem *überschaubaren Kostenrahmen* zu halten. Der Grund hierfür liegt darin, daß durch den Gebrauch des Surrogat-Endpunkts Studien mit erheblich niedrigeren Fallzahlen und erheblich kürzerer Behandlungsdauer durchgeführt werden können als bei der Anwendung eines definitiven Endpunktes [10].

7.4
Planung von Therapiestudien

Bei der *Planung* von aussagekräftigen großen *Therapiestudien* ist die Wahl der klinischen Zielgröße entscheidend. Diese kann auf eine „Surrogat-Zielgröße" fallen, wie CD_4-Zahlen/viral-load bei AIDS, LDL/HD-Werte bei der koronaren Herzkrankheit, HbA_{1C} bei Diabetes, Normalisierung des EKGs durch Antiarrhythmika oder auf eine definitive klinische Zielgröße („hard endpoint"/„primary endpoint") wie der Einfluß der neuen Therapie auf Morbidität und Mortalität. Ein „Surrogatparameter" als Meßgröße der Effektivität einer Behandlung ist demnach ein Symptom oder ein Labor-klinischer Parameter (HbA_{1C}/Blutdruck). Der Druck auf klinische Forscher in staatlichen Institutionen (Universitäten, NIH, MRC) Fortschritte rasch zu erzielen, ist hierbei ebenso groß wie auf die forschende pharmazeutische Industrie und die internationalen Zulassungsbehörden. Surrogat-Endpunkte erlauben ohne Frage eine raschere, kostengünstigere und für die Grundlagenforschung befriedigende rasche Antwort auf die Wertigkeit einer vielversprechenden therapeutischen Intervention. Allerdings kann die Verläßlichkeit einer auf Surrogat-Endpunkten beruhenden Bewertung ernsthaft in Frage gezogen werden. D.h., daß die angenommene Korrelation zwischen Surrogat-Endpunkt und dem klinischen Endpunkt Morbidität/Mortalität nicht valide ist. Ergebnisse von Surrogat-Endpunkt-Studien sollten daher immer als präliminär angesehen werden [6]. Einige geradezu tragisch zu nennende Irrtümer hierbei haben zu der „Outcomes-Research-Bewegung" geführt [8].

7.5
Intermediate Endpoints

Am Rande seien noch sogenannte *„intermediate endpoints"* erwähnt, wie z.B. Verbesserung der Belastungstoleranz oder Reduktion von Angina pectoris-Attacken bei Koronarpatienten, Rückbildung der linksventrikulären Hypertrophie bei Hypertonie, oder Gewichts- und Appetitzunahme bei Krebs- bzw. Aidspatienten. Diese Art von Endpunkten ist zwar unstrittig in ihrer klinischen Bedeutung für den Patienten, werfen aber dieselben Probleme auf wie diejenigen bei den Surrogatparametern.

7.6
„Composite unsatisfactory outcome endpoint"

Wegen der Schwierigkeit, einen positiven Einfluß auf die Mortalität bei Myokardinfarkt nachzuweisen, schlugen Braunwald et al. das Konzept des „composite unsatisfactory outcome endpoint" vor, um die erforderliche Fallzahl und die enormen Studienkosten zu reduzieren [2]. Dieses Konzept, das für Studien zur Thrombolyse bei akuten Myokardinfarkt vorgeschlagen wurde, inkorporiert zusätzlich zur Erfassung der Mortalität andere intermediäre Endpunkte, die alle mit den Langzeitüberlebensraten korrelieren. Es zeigte sich, daß die Inzidenz jedes dieser Parameter durch die thrombolytische Therapie verbessert werden konnte. Die Ereignisse, die die unzureichenden Endpunkte ausgleichen, schließen Mortalität und andere wichtige intermediäre Endpunkte ein (wie z.B. linksventrikuläres Pumpversagen, die Entwicklung eines großen Infarktes oder eine signifikant erniedrigte Ejektionsfraktion). Schwere Nebenwirkungen wie hämorrhagischer Schlaganfall und das Auftreten anderer schwerer Blutungen, von denen bekannt ist, daß sie in einem geringen Prozentsatz der behandelten Patienten auftreten, müssen auch in Betracht gezogen werden. Nach den Autoren zufolge ist es günstig, die Wirksamkeits- und Sicherheitsendpunkte zusammenzufassen, um den „klinischen Netto-Effekt" zu ermitteln. Der Vorteil des „composite unsatisfactory outcome endpoint" liegt darin, daß er es erlaubt, eine Studie mit einer wesentlich geringeren Fallzahl durchführen zu können.

Ein Beispiel ist in Abbildung 7.1 dargestellt: Um das neue Therapieschema zu bestätigen, konnte eine zusätzliche „relative risk reduction" (RRR) von 15% (d.h. von 6,3% auf 5,4%, wie unter tPA in der GUSTO-Studie) beobachtet werden. Eine Studie würde dagegen eine Rekrutierung von mehr als

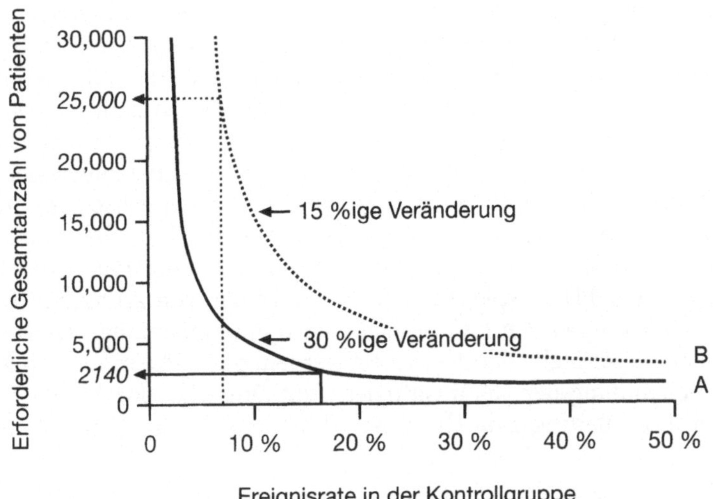

Abb. 7.1. Verhältnis von Ereignisrate und Anzahl der untersuchten Personen (modifiziert nach Braunwald et al. [2]).

Um eine Reduktion von 30 % des Composite-Endpoints zu zeigen, die hier mit 16 % in der Kontrollgruppe angenommen wurde, würde man 2.140 Patienten rekrutieren müssen (s. A-Kurve). Andererseits müßte man für den Nachweis einer 15 %igen Reduktion der Mortalitätsrate in der selben Studie, die hier mit 6,4 % in der Kontrollgruppe geschätzt wurde, mindestens 25000 Patienten rekrutieren (s. B-Kurve).

25000 Patienten erfordern! Der Nachweis eines RRR mit dem „composite unsatisfactory outcome endpoint" um 25% würde „nur" 780 Patienten erfordern. Dieser Typ kleinerer Studien erlaubt es, die Wirksamkeit einer neuen Substanz in Phase-II-Studien zu prüfen, bevor dieser Nachweis – wie bisher üblich – in Großstudien durchgeführt wird.

7.7
Implikationen für Therapiestudien

Surrogat-Endpunkte werden verwendet, um Behandlungseffekte mit geringerem Aufwand und zeitlich rascher zu erfassen. Das ist unter verschiedenen Aspekten und aus der Sicht verschiedener Interessensvertreter bedeutsam:

Pharmazeutische Unternehmen wollen und müssen „Proof of Principle" frühzeitig, d.h., möglichst schon in der Phase II dokumentieren. Dies ist für die Planung und Durchführung der Phase-III-Studien entscheidend (neben dem Beweis des Wirkprinzipes auch die Wahl der richtigen Dosis für die Phase III des Dosis-Schemas der Anwendungsweise (oral, i.v.) und/oder von freien Kombinationen).

7.8
Regulatorische Aspekte

Für die Anwendungen oder Nichtanwendungen von Surrogat-Endpunkten bei der Planung von großen Studien bzw. bei der Planung von innovativen Arzneimittelentwicklungen gibt es keine Patentrezepte. Weder ist die Anwendung von Surrogat-Endpunkten immer falsch, noch immer richtig. Die FDA hat ebenso wie andere europäische und die japanische Behörde Arzneimittel auf der Basis von Surrogat-Endpunkten zugelassen und tut dies noch heute. So werden Lipidsenker, Antihypertensiva, Anti-HIV/AIDS, antiosteoporotische Therapien und Antidiabetika auf der Basis von Surrogat-Endpunkten zugelassen.

Allerdings zeichnet sich auch hier ein Paradigmawechsel ab: Im Zulassungsverfahren des Kalzium-Kanal-Blockers Mibefradil für die Indikation Hypertonie und chronische stabile Angina pectoris Anfang 1997 gab es im Advisory Board der FDA Experten, die auf das Fehlen von klinischen Endpunkten (Mortalität) hinwiesen und deshalb gegen eine Zulassung votierten.

Es soll an dieser Stelle daran erinnert werden, daß „Säulen" der Therapie wie z. B. die Behandlung der Herzinsuffizienz mit Diuretika durch keine Studie in bezug auf ihren Beitrag zum Überleben des Patienten überprüft wurden.

7.9
Ungeeignete Anwendung von Surrogat-Endpunkten

Surrogat-Endpunkte können klinisch harte Endpunkte (primary/ultimate endpoints) in beweiskräftigen (pivotal) Studien nicht ersetzen. Vorschnelle Therapieempfehlungen aufgrund klinisch plausibler Hypothesen sind problematisch (s. u.).

Der Gebrauch von Surrogat-Endpunkten kann in dreierlei Hinsicht zu Irrtümern führen:

1. *Die Beziehung* zwischen dem Surrogat-Endpunkt und dem klinischen Ereignis (hard endpoint) *ist* möglicherweise *nicht kausal verknüpft* wie angenommen, sondern kann zufällig sein oder korreliert mit einem dritten Faktor. So haben Postinfarktpatienten mit einer hohen Rate an ventrikulären Extrasystolen ein erhöhtes Mortalitätsrisiko. Die VES könnten die Ursache sein für eine erhöhte Inzidenz von plötzlichem Herztod [8].
2. *Die Risiko-/Nutzen-Bewertung* des Arzneimittels *kann falsch sein*, weil der klinische Nutzen, der von der Wirkung auf ein Surrogatparameter abgeleitet wird, kleiner ist als erwartet. Auch wenn er nachweisbar ist, kompensiert er nicht die Risiken des Medikamentes im allgemeinen oder in speziellen Untergruppen von Patienten.
3. *Mit einem Surrogatparameter wird nur eine* Arzneimittelwirkung effektiv erfaßt, die für die Arzneimittelwirkung entscheidend ist. Medikamente können aber auch andere Wirkungen haben, die nicht so ausgeprägt oder nicht so häufig sind und die negativ sein können. Wir neigen dazu, uns auf die positiven Eigenschaften von Arzneimitteln zu konzentrieren, die den Grund darstellen, warum sie eingesetzt werden und vergessen oft die Möglichkeit negativer Wirkungen. Z. B.
   • Diuretika, die den Blutdruck senken aber auch negative Wirkungen auf Serum-Kalium, Blutfette, Glukosetoleranz etc. haben.
   • Antiarrhythmika, die die Anzahl von VES reduzieren aber andere ernste Arrhythmien verschlimmern und erhöhte Todesfälle verursachen (z. B. CAST-Studie).

- Chinidin, das die Anzahl von VES reduziert aber das QT-Intervall verlängert.
- Azetylsalizylsäure, die Thrombosen reduziert aber Blutungen induzieren kann.
- Thrombolytika, die Thromben auflösen aber intrakranielle Blutungen auslösen können.
- Inotrop wirksame Substanzen, die das Herzauswurfvolumen steigern aber Arrhythmien induzieren können (PDE-Hemmer).

In diesen Situationen ist zu bedenken, daß auch eine relativ niedrige Rate von ernsten Nebenwirkungen in der Nutzen-/Risiko-Abwägung den Nutzen einer Therapie in Frage stellen kann. Aus diesem Grund darf man sich nicht zu sehr auf einen Surrogatparameter verlassen, sondern muß die Korrelation zum klinischen Nutzen in randomisierten, klinischen Studien beweisen. Von dieser Regel gibt es nur wenige Ausnahmen (z.B. in der Frühphase der Forschung zu HIV/AIDS und der Mehrzahl der Krebserkrankungen, für die bisher keine überzeugenden Therapieansätze gefunden wurden).

7.10
Richtige Anwendungen für Surrogat-Endpunkt-Studien

Im Rahmen von Phase-II-Studien, um in einem überschaubaren Zeitraum (im Gegensatz zu den 5–10 Jahre dauernden Outcomes-Research-Studien), werden die Plausibilität eines innovativen Therapieprinzipes oder die neue Indikation für eine Behandlung etabliert. Dies heißt, den Beweis des Wirkprinzipes zu erbringen („Proof of Principle") und Daten zu gewinnen für die therapeutische Dosis, die Dosis-Wirkungs-Beziehung, das Dosisschema, die Applikationsweise (oral vs. i.v.) und Kombinationen verschiedener Wirkprinzipien. Diese Erkenntnisse sind für die Planung und Durchführung der Phase-II- und jeder Art von beweiskräftiger Pivotal-Studien entscheidend und unverzichtbar.

In diesen definitiven Studien, in denen der greifbare Nutzen für den Patienten gezeigt werden soll, können Surrogat-Endpunkte in außerordentlich nützlicher Weise als sekundäre Endpunkte mit in die Studienziele einbezogen werden, so z.B. bei HIV/AIDS, als Sekundärinformation die Messung des Therapieeffektes auf CD_4 oder Viruslast, wobei der primäre Endpunkt die therapeutische Wirksamkeit auf die Mortalität ist.

7.11
Konsequenzen für die Arzneimittelsicherheit

Ein Arzneimittel, das nicht die gewünschte Wirkung erbringt, z.B. in der antianginösen Therapie, ist nicht sicher. Auch die positive Wirkung auf einen Surrogatparameter aber negativer Wirkung auf die definitive Zielgröße (positiv/negative Beziehung, s. Tab. 7.1) stellt ein Arzneimittelrisiko dar, das erkannt und eingegrenzt oder ganz beseitigt werden muß. Aus diesem Grund wurde z.B. in England vom „West Midlands Center of Adverse Drug Reaction Reporting" die Forderung formuliert, daß alle Arzneimittel, die auf der Basis von Surrogatparametern zugelassen wurden, solange auf ihre Sicherheit reevaluiert werden, bis ihr endgültiger klinischer Nutzen nach harten Kriterien erwiesen ist [4]. Nicht selten werden von Zulassungsbehörden daher weitere klinische Studien nach der Zulassung verlangt, um die Korrelation zwischen Surrogatparametern und klinischem Nutzen zu belegen.

7.12
Schlußfolgerung

Surrogat-Endpunkte werden auch weiterhin Grundlage für Arzneimittelzulasssungen sein und zwar sowohl die etablierten Surrogatparameter, wie Blutdruck- und Serum-Lipidsenkung, als auch neue Surrogatparameter und intermediäre Endpunkte.

Beweiskräftige Studien zur Morbidität und Mortalität („hard endpoint trials") sind zur endgültigen Absicherung der Therapien nicht nur wünschenswert, sondern auch notwendig. Da der immense Aufwand und die lange Dauer solcher Studien jedoch das Abwarten ihrer Resultate als Entscheidungspunkt für die Zulassung neuer Therapieprinzipien häufig – nicht zuletzt auch aus ethischen Gründen (Verfügbarkeit der Arzneimittel für Patienten, für deren Krankheit keine wirksame alternative Therapie existiert) – nicht zulassen, sind Surrogat-Endpunkt-Studien weiterhin unverzichtbar. Dies ist auch die heutige Zulassungspraxis, die letzlich auf der Abwägung basiert, daß die Nutzen-Risiko-Relation positiv sein muß. Die Zulassung für ein neues Arzneimittel wird erteilt, wenn verläßliche Daten zu einem Surrogat-Parameter vorliegen, der mit großer Wahrscheinlichkeit einen klinischen Nutzen erwarten läßt [3]. Nach dieser Richtlinie zur Behandlung von ernsten Erkrankungen sollen neue, innovative Medikamente beschleunigt zugelassen werden die einen wesentlichen Fortschritt gegenüber existierender Therapie erwarten lassen („medical need"). Surrogat-Endpunkte erlauben ohne Frage eine schnellere wissenschaftliche Evaluation vielversprechender und innovativer therapeutischer Ansätze. Allerdings muß die Validität der so gewonnenen Ergebnisse immer kritisch hinterfragt werden. Wenn der Surrogatparameter nicht verläßlich ist, ist die Nutzen-Risiko-Abwägung zwangsläufig falsch und die Anwendung des Medikamentes nicht mehr zu vertreten.

Literatur

1. Boissel J-P, Collet J-P, Moleur P, Haugh M (1992) Surrogate endpoints: a basis for a rational approach. Eur J Clin Pharmacol 43:235–24
2. Braunwald E, Cannon CP, McCabe CH (1993) Use of composite endpoints in thrombolysis trials of acute myocardial infarction. Am J Cardiology 72:3G–12G
3. FDA. Department of Health and Human Services (1992) New Drug, Antibiotic, and Biological Drug Product Regulations; Accelerated Approval, Final Rule. Federal Register 57 (239): 58942–58960
4. Ferner RE (1996) Newly licensed drugs. Editorial, BMJ 313:1157–1158
5. Fleming TR (1996) Surrogate endpoints in clinical trials. Drug Inf J 30:545–551
6. Götzsche PC, Liberati A, Torri V, Rossetti L (1996) Beware of surrogate outcome measures. Int. J. Technology Assessment in Health Care 12 (2):238–246
7. Prentice RL (1989) Surrogate endpoints in clinical trials: definition and operational criteria. Statistics in Medicine 8 (4):431–440
8. Temple R (1993) Trends in pharmaceutical development. Drug Inf J 27:355–366
9. Temple RJ (1995) A regulatory authority's opinion about surrogate endpoints. In: Nimmo WS and Tucker GT (Eds.): Clinical Measurements in Drug Evaluation 3–22
10. Wittes J, Lakatos E, Probstfield J (1989) Surrogate endpoints in clinical trials. Statistics in Medicine 8 (4):415–425

KAPITEL 8

„Evidence-based medicine" – eine Medizin auf rationaler Grundlage

MICHAEL BERGER · BERND RICHTER · INGRID MÜHLHAUSER

„... quand, en médecine, on vient fonder ses opinions sur le tact médical, sur l'inspiration ou sur intuition ..., on est dehors de la science et ... peut offrir les plus grand périls en livrant la santé et la vie des malades ..." Claude Bernard, 1865 [7]

„Wagner: Welch ein Gefühl mußt du, o großer Mann, bei der Verehrung dieser Menge haben. O glücklich, wer von seinen Gaben solch einen Vorteil ziehen kann"... Faust: „... hier war die Arznei, die Patienten starben, und niemand fragte, wer genas. So haben wir mit höllischen Latwergen in diesen Tälern, diesen Höhen weit schlimmer als die Pest getobt. Ich habe selbst den Gift an Tausende gegeben: Sie welkten hin, ich muß erleben, daß man die frechen Mörder lobt." J. W. von Goethe, 1808 [24]

Die Welle der Publikationen, die seit einigen Jahren mithilfe der *„evidence based medicine"* die klinische Medizin endlich zur Wissenschaftlichkeit aufzurufen trachtet [15, 16, 20, 37, 41], impliziert, daß ein erheblicher Teil dessen, was bisher im Namen der Schulmedizin praktiziert und gelehrt worden ist, nicht auf (wissenschaftlich) gesicherter Erkenntnis beruhte. Der Anteil der lediglich auf unsystematischen Erfahrungen beruhenden diagnostischen und therapeutischen Verfahren am Methoden-Spektrum unseres Gesundheitswesen (in Deutschland im Rahmen der RVO verfügbar) wird als hoch eingeschätzt [4] und von einigen Autoren sogar mit 70–90% angegeben [19, 46, 47]. Demzufolge wäre der wesentliche Teil der derzeit unserer Gesellschaft angebotenen und von ihr finanzierten Medizin eben nicht *„evidence-based"*, d. h. nicht wissenschaftlich in ihrem Nutzen für den betroffenen Patienten gesichert. Diese radikal-provokante These und das sich daraus ergebende Postulat zu einer grundsätzlichen Neu-Orientierung der klinischen Medizin [20, 37, 41] haben allerdings in Deutschland bislang nur wenig Aufmerksamkeit auf sich ziehen können.

Die Forderungen, die Medizin in Lehre und Praxis von der unreproduzierbaren Erfahrungs-Medizin – als einem integralen Bestandteil der personalisierten Klinik- und Meinungsbildner-Hierarchie – zu säubern, sind von vereinzelten Individuen (von Claude Bernard, 1865 [8] über Eugen Bleuler [10] bis Petr Škrabanek und James McCormick, 1989 [45]) seit eh und je – mit wenig Erfolg – erhoben worden und stellen wahrlich kein Novum dar. Es mag allerdings sein, daß sich die Elemente der Erfahrungsmedizin professoraler Meinungsbildner im Rahmen der ärztlichen Fortbildung mit den Interessen der diese in Deutschland zum überwiegenden Teil finanzierenden pharmazeutischen Industrie in den letzten Jahren in einer besonders einflußreichen Weise kombiniert haben und daß auf diese Weise zunehmend der Blick auf die für das ärztliche Handeln verfügbare *„evidence"* verstellt wird [38]. In diesem Licht erscheint eine Analyse der Forderungen nach einem Paradigmenwechsel in Richtung auf eine *„evidence-based medicine"* für das deutsche Gesundheitswesen von besonderer Bedeutung.

8.1
„Non-Evidenced-based medicine" in Beispielen

Nach dem tradierten Muster beruhte das Wissen zur Durchführung ärztlichen Handelns im wesentlichen auf unsystematischen Beobachtungen, die als klinische Erfahrung des Einzelnen zusammengefasst die Leitlinien für die Einschätzung der Prognose eines Patienten, des Wertes eines diagnostischen Verfahrens und der Wirksamkeit einer therapeutischen Intervention ergaben. Großer Wert für die praktische Medizin wurde den Kenntnissen der Pathophysiologie und Pathogenese beigemessen, die demenstprechend einen Hauptanteil an der Ärzteausbildung ausmachten. Theoretisches Grundlagenwissen und klinische Erfahrung stellten die Basis für die Leitlinien ärztlichen Handelns dar. Die laufende Fortbildung erfolgte im wesentlichen durch die Konsultation von Lehrbüchern, Übersichtsarbeiten und von Meinungsbildnern und deren Konsensus-Konferenzen. Die detail-kritische Bewertung der Originalarbeiten wurde den meinungsbildenden Experten überlassen und ihre Ansicht der Dinge wurde nach dem Motto *„was ist gesichert ...?"* abgefragt und publiziert. Bei diesem Vorgehen kommt der traditionellen medizinischen Hierachie, der professoralen Autorität des lokalen Experten oder Vorgesetzten und dem ritualisierten Vorgehen einer Klinik oder einer „Schule" große Bedeutung und dem Verdikt einer Konsensus-Konferenz von (selbst-ernannten) Experten oder von Fachgesellschaften entscheidender Einfluß zu. In der Publikation von Leitlinien der Arbeitsgemeinschaft der Wissenschaftlichen Medizinischen Fachgesellschaften, die auf einem Experten Konsensus beruhen, der teilweise wie ein Orakel auf der Anwendung des Delphi-Verfahrens basiert, wird diese Tradition fortgeführt (AWMF Leitlinien; awmf@uni-duesseldorf.de [1])

Diese paradigmatische Konstellation hat zu dem „Autoritäts-Trugschluß und tausenderlei anderen Trugschlüssen" geführt [45] und mag zu einer Reihe der im folgenden beispielhaft aufgeführten Fehlleistungen der *„non-evidence-based medicine"* beigetragen haben.

Zu Beginn meiner eigenen (M.B.) Ausbildung in einer führenden deutschen Universitätsklinik für Innere Medizin habe ich immer wieder erlebt, daß Fragen nach den Beweisen für den Nutzen eines bestimmten diagnostischen oder therapeutischen Vorgehens von professoralen Vorgesetzten nicht mit dem Zitat einer adaequaten wissenschaftlichen Untersuchung beantwortet wurden, sondern daß ersatzweise auf die eigene klinische Erfahrung oder die Tradition der Klinik verwiesen wurde. Später habe ich erkennen müssen, daß auf diese Weise Vorgehensmuster ritualisiert wurden, welche für die Patienten nicht nur nutzlos, sondern schädlich gewesen sind.

Dazu gehörten etwa die routinemäßige Durchführung von i.v. Pyelogrammen bei allen Patienten mit Diabetes mellitus; die Therapie der überwiegenden Mehrzahl der Typ-II-Diabetiker mit den Biguaniden Phenformin oder Buformin, nicht selten in Kombination mit Clofibrat; die routinemäßige Digitalisierung von Patienten im Alter >65 Jahren; das Ritual der Gabe von Euphyllin®-Ozothin®-Bisolvon®-Kombinations-Injektionen bei allen Patienten mit akuter Atemnot; und die gleichfalls wissenschaftlich niemals abgesicherte traditionelle Diabetes-Diät, mit der alle Typ-I-Diabetiker mal-traitiert wurden [5].

Aber auch in der Gegenwart geht die Ärzteschaft bei dem Einsatz von Medikamenten in der Behandlung chronischer Erkrankungen ohne Not immer wieder Wege, für deren Nutzen keine (natur-)wissenschaftlichen Beweise (*external evidence*) reklamiert werden können. In der Diabetologie gibt es dafür hinlängliche Beispiele: für den Einsatz von oralen Antidiabetika kann im Sinne von „*evidence-based medicine*" bis zum heutigen Tag keine Berechtigung aufgrund von endpunktausgerichteten randomisiert-kontrollierten Studien vorgelegt werden [5, 6]. In der aktuellen Diskussion um den Einsatz des kürzlich zugelassenen Humaninsulin-Analogons Insulin-Lispro ergibt sich eindeutig, daß im Sinne von „*evidence-based medicine*" keine Beweise für einen Nutzen dieses Präparates im Hinblick auf die Erreichung der primären Therapieziele des Typ-I-Diabetes mellitus (Nahezu-Normalisierung des HbAIc; Vermeidung von schweren Hypoglykämien; möglichst geringfügige diabetesbedingte Einschränkung der Lebensqualität) vorgelegt werden konnten, während ein letztlich nicht ausschließbares Nebenwirkungsrestrisiko und der erhöhte Preis gegen die Verwendung des Präparates sprechen [7]. Trotzdem entscheiden sich Ärzte und ihre Patienten für dieses Präparat, wofür – angesichts fehlender „*external evidence*" – pathophysiologische Argumentationen oder unbestimmte Hoffnungen und Erwartungshaltungen geltend gemacht werden.

Allseits bekannte Beispiele für derzeit routinemäßig durchgeführte „*non-evidence-based-medicine*" finden sich in der Verordnung von Medikamenten mit nicht gesicherter Wirkung, die in Deutschland einen jährlichen DM-Umsatz in vielfacher Milliarden-Höhe ausmachen [28, 44]. Bezeichnenderweise wird gerade hier von den Protagonisten derartiger, wissenschaftlich nicht gesicherter Therapie-Ansätze mit der guten klinischen Erfahrung und mit der Aufzählung von Anekdoten argumentiert. Abgesehen von dem Schaden, der durch die Verordnung unwirksamer Medikamente entsteht, ist das Unheil zu berücksichtigen, das durch Therapien entstanden ist, die in ihrer Wirkung nicht durch adaequate, auf ihre Endpunkte ausgerichtete Studien abgesichert waren [33]. Die Schäden, die allein auf diesem Sektor durch „*non-evidence-based medicine*" in den letzten Jahrzehnten für den einzelnen Betroffenen wie für unser Gesundheitswesen entstanden sind, erscheinen unermeßlich.

„*Non-evidence-based medicine*" lässt sich in Deutschland aber auch in offiziellen/offiziösen Verlautbarungen von Fachgesellschaften und Fortbildungs-Dokumenten nachweisen. Dazu sei ein Beispiel aus dem 1995 „im Auftrag der Bundesärztekammer" herausgegebenen Standardwerk „Notfallmedizin nach Leitsymptomen" zitiert [34]:

In dem Kapitel „Hörsturz" wird eine „sofortige tägliche Infusionstherapie mit Dextran 40 mit Sorbit und steigenden Zusätzen von Procain, Complamin, Pentoxifyllin, Naftidrofyryl o.ä." über 10–12 Tage verordnet; bei Einsetzen der Behandlung innert der ersten 8 Tage „haben über 80% der Patienten eine Chance auf Verbesserung oder Normalisierung des Gehörs, nach 14 Tagen nur noch 50%, nach drei Wochen nur noch 33%". Diese Angaben von Neveling und Loch stehen in diametralem Gegensatz zu der medline-gestützten Literatur-Recherche, die wir Mitte 1996 gemeinsam mit unseren PJ-Studenten angesichts eines derartigen Hörsturzes bei einer 30jährigen Patientin mit Typ-I-Diabetes

mellitus auf unserer Station durchgeführt haben; danach gibt es für eine The-
rapie des (essentiellen?) Hörsturzes keine Therapie, die in ihren Erfolgsaussich-
ten derjenigen der Spontan-Remission überlegen wäre.

In diesem Zusammenhang muß es irritieren, daß die AWMF-Leitlinien für
Diagnostik und Therapie der Deutschen Gesellschaft für Hals-Nasen-Ohren-
heilkunde, Kopf- und Halschirurgie (aufgrund eines Delphi-Verfahrens mit
Präsidiumsbeschluß der Fachgesellschaft vom 16.5.1996) primär unter
„Leitlinie Hörsturz" neben „Streßabbau, Kreislaufstabilisierung" folgende
Therapieempfehlungen auflisten [1]: „Infusionstherapie z.B. mit Rheologika
oder physiologischer Kochsalzlösung mit Zusatz von Vasodilatativa, Lidocain;
Glukokortikoide in absteigender Dosierung. Orale Therapie mit z.B. durch-
blutungsfördernden Substanzen". An diesem Beispiel wird auch die Berechtigung der Kritik an der auf Experten-Konsensus basierenden Formulierung
von Leitlinien [22] offenbar. In der Praxis der HNO-Heilkunde läuft das therapeutische Vorgehen *in praxi* – entsprechend der offziösen AWMF-Leitlinie
– auf eine ungezielte Polypragmasie „in der Hoffnung daß eine Komponente
wirkt" [29] hinaus. Gerade auch die Formulierung von Empfehlungen für das
ärztliche Vorgehen in Form von Leitlinien (Guidelines) ist einer rigiden Methodik unter Beachtung der Prinzipien von *„evidence-based medicine"* zu unterziehen [18], um sich im Sinne einer wissenschaftlich begründbaren Schulmedizin eindeutig von Orakelverfahren, wie des ominösen Experten-Konsensus zur Bestimmung der Länge der Nase des chinesischen Kaisers [21], abzu-
setzen.

Zum Gravamen werden Experten-Empfehlungen, wenn sie – wie z.B. kürzlich von Hanefeld, der bei diabetischer Nephropathie und Hypertonie auf der
ersten Therapie-Stufe ACE-Hemmer und Kalziumantagonisten als „bewährte
Substanzen, auch zur Nephroprotektion" propagiert [27] – in diametralem
Gegensatz zu der in diesem Bereich *de facto* vorliegenden Evidenz hinsichtlich der Behandlungs-Endpunkte stehen [43].

8.2
„Evidence-based medicine":
Vorgehensweise am Beispiel von zwei Kasuistiken

Die Beispiele, die von den Protagonisten der *„evidence-based medicine"* vorgebracht werden, um die Notwendigkeit des erwähnten Paradigmenwechsels
zu erläutern, sind subtilerer Natur.

1. So wählte die *„Evidence-based Medicine Working Group"* [20] folgende Kasuistik, um ihr Anliegen zu verdeutlichen: ein ansonsten gesunder
   43jähriger Mann wird nach einem ersten epileptischen grand-mal Anfall
   stationär aufgenommen und eine Phenytoin-Dauerbehandlung wird eingeleitet. Sämtliche angiologischen, neurologischen, bildgebenden Untersuchungsverfahren ergeben keinen klinischen Befund. Der Patient ist veräng-
   stigt hinsichtlich des Rezidiv-Risikos. Die zuständige Assistenzärztin befragt ihre Vorgesetzten, die ihr erklären, daß das Rezidiv-Risiko „hoch" sei
   und daß dies dem Patienten mitzuteilen sei. Der Patient wird mit dieser
   vagen Information und den üblichen Anweisungen, nicht Autozufahren,

seine Phenytoin-Medikation fortzusetzen und sich bei seinem Hausarzt wieder vorzustellen, entlassen.

Für die Zukunft, nach der Einführung der Prinzipien von *„evidence-based medicine"*, wird folgender Ablauf dargestellt: Die Assistenzärztin realisiert, daß ihr die Antwort auf die wichtige Frage nach der Prognose eines ersten grand-mal Anfalls nicht bekannt ist. Sie führt eine computer-gestützte Literatur-Recherche durch, findet unter den Stichwörtern *Epilepsie, Prognose, Rezidiv* 25 Arbeiten und sucht sich die aufgrund Titel/Zusammenfassung für ihre Fragestellung offenbar relevanteste Studie heraus. Sie liest die Arbeit und stellt fest, daß sie den Kriterien, die ihr als essentiell für eine valide Studie zur Prognose bekannt sind, genügt und stellt fest, daß die Studie und deren Ergebnisse relevant für den Fall ihres Patienten sind. Der Zeitaufwand für diese Prozedur betrug 30 Minuten. Aufgrund dieses Aufwands kann die Assistenzärztin ihrem Patienten nun folgendes mitteilen: das Ein-Jahres Risiko für ein Rezidiv beträgt zwischen 43 und 51% und das Drei-Jahres-Risiko zwischen 51 und 60%; sollte innerhalb der ersten 18 Monate kein Rezidiv auftreten, beträgt das weitere Risiko nur noch < 20%. Neben den sonstigen Maßnahmen empfiehlt sie ihm nun, bei Rezidiv-Freiheit nach 18 Monaten mit seinem Hausarzt die Indikation für die Fortsetzung der Phenytoin-Therapie zu überprüfen. Bei diesem Vorgehen verläßt der Patient mit einer klaren Vorstellung hinsichtlich seiner Prognose, seines Risikos und des weiteren Vorgehens die Klinik.

2. Rosenberg und Donald beschreiben folgenden beispielhaften *casus* [37]: Eine allein lebende 77jährige Patientin in gutem Allgemeinzustand wird aufgenommen wegen erstmaliger Symptomatik einer Linksherzinsuffizienz bei Vorhofflimmern und gut eingestelltem arteriellem Hypertonus. Die Symptome der Herzinsuffizienz bilden sich unter Digoxin und Diuretika rasch zurück; echokardiographisch zeigt sich eine mäßig eingeschränkte linksventrikuläre Funktion. Bei der Visite ergibt sich eine Diskussion darüber, ob man der Frau eine orale Antikoagulations-Therapie empfehlen soll. Im Gegensatz zu der früher üblichen Weitergabe dieser Frage an den professoralen Vorgesetzten oder ein Konsensus-Komittee, präzisieren die Mitglieder des Behandlungsteams das Problem in eine konkrete Fragestellung: wie stellt sich das Risiko der Patientin, ohne orale Antikoagulations-Therapie einen embolischen apoplektischen Insult zu erleiden, im Vergleich zu dem Risiko einer ernstlichen Blutung und eines haemorrhagischen apoplektischen Insultes unter oraler Antikoagulation dar? Daraus werden für die systematische computer-gestützte Literatur-Recherche nach den Prinzipien von *„evidence-based medicine"* zwei für den *casus* möglichst spezifische Fragen formuliert: (a) Wie groß ist das jährliche Risiko eines embolischen Schlaganfalls für eine 77 Jahre alte Frau mit nicht-rheumatischem Vorhofflimmern, Bluthochdruck, mäßiggradiger Linksherzhypertrophie ohne orale Antikoagulation? (b) Wie weit kann das Risiko eines embolischen Schlaganfalls durch eine orale Antikoagulation bei einem derartigen Patienten reduziert werden und wie groß ist die Gefahr der oralen Antikoagulation? Im nächsten Schritt gilt es, die für diese Fragen relevante *„evidence"* durch eine systematische Literatur-Recherche mithilfe von computer-gestützten Systemen, wie *medline/Embase* etc, zu identifizieren: für die Stichworte „atrial

fibrillation" und „cerebrovascular disorders" unter den Publikationstypen „randomized controlled trial", „review" und „meta-analysis" in Zielrichtung auf „therapy" und „prognosis" wird für den Zeitraum der letzten fünf Jahre eine Suchvorgang durchgeführt. Solange die entsprechenden Cochrane Reviews [11] noch nicht zur Verfügung stehen, sind diese Einzel-Publikationen herauszusuchen; im vorliegenden Fall waren es knapp zehn Arbeiten. Die nächste Aufgabe ist es, die herausgesuchte Literatur im Hinblick auf ihre Relevanz für das anstehende klinische Problem zu beurteilen; zu diesem Zweck ist ein einfaches, strukturiertes Vorgehen beschrieben worden [3, 38]. Aus den verbleibenden Materialien für eine in diesem Falle relevante „*evidence*" ergaben sich für die 77jährigen Patientin ohne orale Antikoagulation ein jährliches Risiko von 18%, einen embolischen apoplektischen Insult zu erleiden, und eine 70%ige Risikoreduktion durch eine orale Antikoagulation. Daraus wurde die „*absolute risk reduction*" *(ARR)* für die Antikoagulations-Prävention des Insults in Höhe von 0,13 und schließlich die wichtige Zahl NNT (*number needed to treat* = 1/*ARR*), d.h. diejenige Anzahl vergleichbarer Patienten, die mit oralen Antikoagulantien behandelt werden müssen, um einen Schlaganfall pro Jahr zu vermeiden, berechnet. Verglichen mit dem jährlichen Risiko von 1% unter Markumar®-Therapie eine massive Blutung zu erleiden, ergibt sich daraus, daß mit einer Markumarisierung in dieser klinischen Situation 13 Fälle von embolischen Insulten für jede massive Markumar-assoziierte Blutung verhindert werden können. Auf der Basis dieser „*evidence*" wurde die Patientin im Rahmen der klinischen Visite informiert und nach entsprechender Diskussion entschied sie sich für dieorale Antikoagulation; der Hausarzt erhielt mit dem Arztbrief eine Kopie der „*evidence*" und erklärte sich bereit, die weitere Markumar®-Therapie zu überwachen.

Zusammengefasst geht es also darum, vor einer medizinischen Intervention (diagnostisch oder therapeutisch) die für den jeweiligen Patienten relevante in der internationalen Literatur verfügbare „*external evidence*" zu erfassen, sie hinsichtlich ihrer allgemeinen und speziellen Validität zu überprüfen und in der Vorbereitung des ärztlichen Entscheidungsprozesses in angemessener Weise zu berücksichtigen. Das klingt trivial. Und doch ist ein derartig rationales Verfahren in der Medizin erst in den letzten zwei Jahrzehnten aufgrund von zwei Entwicklungen möglich geworden, die eine effektive Nutzung der medizinischen Literatur für die ärztliche Praxis erlauben:
Ohne die Verfügbarkeit reproduzierbar-gesicherter Erkenntnisse stellte die Literatur für das ärztliche Handeln ein nur in sehr begrenztem Umfang hilfreiches Instrumentarium dar. Randomisiert-kontrollierte klinische Studien wurden jedoch erst in jüngerer Zeit zum Standard der Evaluation medizinischen Vorgehens, zunächst für die Durchführung von medikamentösen Behandlungen, später auch für chirurgische und andere Therapieverfahren und für das diagnostische Vorgehen, durchgeführt. Wiewohl es nicht möglich ist, für jegliche valide ärztliche Argumentation auf dem Beweis durch eine randomisierte klinische Studie zu bestehen (wie z.B. für den Nachweis des Nutzens der Nikotin-Abstinenz oder der körperlichen Aktivität), wird man – insbesondere bei medikamentösen Behandlungen – im Regelfall jedoch als Be-

rechtigung für die medizinische Intervention eine derartigen Evidenz einzufordern haben. Legt man dieses Selektionsprinzip zugrunde, entfällt die übergroße Mehrzahl aller Publikationen als irreführend oder bestenfalls wertlos. In den letzten zwanzig Jahren wurden Methoden entwickelt, valide klinisch-wissenschaftliche Studien durchzuführen und bereits vorhandene Publikationen hinsichtlich ihrer Validität zu bewerten. Zudem können randomisierte klinischen Studien nach einem bestimmten Verfahren in Form von Meta-Analysen zusammengefasst werden, um ihre Aussagekraft zu erhöhen. Es werden Zeitschriften (*Evidenced Based Medicine; ACP Journal Club*) herausgegeben, in denen diejenigen Publikationen referiert werden, die methodologisch valide und relevant sind [15, 16]. In der Cochrane Gruppe hat sich eine Bewegung zusammengeschlossen, die für bestimmte Themen unter rigoroser Auswahl-Methodik Studien auswertet und in *Reviews* zusammenfasst [11].

Die Unmasse der etwa 25000 derzeit publizierten medizinischen Zeitschriften stellt eine Informationsflut dar, die man lediglich mit einer computer-gestützten Literatur-Recherche für das ärztliche Handeln nutzbar machen kann. Zu diesem Zweck sollte das *Medline*-System oder eine seiner verschiedenen Variationen mittlerweile in jedem Akademischen Krankenhaus verfügbar sein; nur mithilfe dieser Systeme kann eine konventionelle medizinische Bibliothek für die Zwecke der praktischen Medizin genutzt werden.

8.3
Die Anwendung von „*Evidence-based medicine*" in der Praxis

Diese beiden Entwicklungen haben den Paradigmen-Wechsel, den die Protagonisten von „*evidence-based medicine*" fordern, erst möglich gemacht. In der Praxis stellt sich das neue Vorgehen grundsätzlich in folgenden Schritten dar, die wir kürzlich auch für den deutschen Sprachraum im Detail dargestellt haben [38].

Zunächst wird man für jeden individuellen Patienten aufgrund einer Problem-Liste die diagnostischen und therapeutischen Zielsetzungen zu formulieren, zugewichten und zu dokumentieren haben. Dieses Vorgehen entspricht einem leider so selten erfüllten Trivial-Postulat, dessen Erfüllung von der klinischen Kompetenz des behandelnden Arztes abhängig ist. Auf dieser Basis sind zunächst eine (oder mehrere) praktisch-klinische Fragestellungen zu präzisieren. Dazu gehören die Präzisierung der Therapieziele nach Heilung, Prävention, Palliation und deren Ordnung nach Prioritäten und Einbeziehung der Sicht des Patienten.

Danach gilt es die Literatur, nach für diese Fragestellungen relevanten klinischen Artikeln zu durchsuchen. Dazu sind von der Klinik-Leitung eine Reihe von technischen Voraussetzungen (*Medline* System o. ä.) sowie eine leistungsfähige medizinische Bibliothek (oder eine Anbindung über Online-Systeme) zur Verfügung zu stellen. Weiters sind alle klinisch tätigen Ärzte darin zu unterweisen und zu trainieren, unter Nutzung dieser technischen Einrichtungen innerhalb eines akzeptablen Zeitrahmens selbstständig eine gezielte Literatur-Recherche durchzuführen. Dazu bedarf es strukturierter Kurse insbesondere der jüngeren ärztlichen Mitarbeiter und der Studenten, die in den klinischen Einheiten tätig sind. (Es ist zu erwarten, daß in absehbarer Zukunft im Rahmen des ACP Journal Clubs oder der Cochrane Reviews zu gängigen klinischen Problemen nach bestimmten Prinzipien in ausgewählte Übersichten die Originalliteratur und die relevanten Meta-Analysen zusammengefasst und somit die Literatursuche erleichtert wird.)

Der nächste Schritt ist aufwendig und erfordert eine gewisse Ausbildung. Hier geht es um eine kritische Bewertung der herausgesuchten Publikationen hinsichtlich ihrer Validität und ihrer Relevanz für den zur Rede stehenden individuellen Patienten. Dazu wird ein systematisches Vorgehen vorgeschlagen, bei dem zu jedem vorliegenden Artikel eine Reihe von Fragen im Sinne des *„critical appraisal"* zu beantworten sind [3, 38]. (a) Zunächst geht es um die Beurteilung der Validität des Studienprotokolls, wobei man Primär-Fragen (z.B. nach dem Randomisierungs-Prozeß und der Vollständigkeit der Nachverfolgung aller randomiserten Patienten) von Sekundär-Fragen (z.B. nach der Vollständigkeit der „Blindung", der Vergleichbarkeit der gebildeten Gruppen hinsichtlich initialer Daten und Betreuung während der Studie außerhalb der experimentellen Intervention) unterscheidet. (b) Weiterhin gilt es das Ausmaß des Interventions-Effektes (z.B. über die Begriffe *absolute/relative risk reduction ARR/RRR* oder *number needed to treat NNT)* und die Präzision seiner Abschätzung (z.B. über den Abgleich der Konfidenz-Intervalle) zu evaluieren. (c) Und schließlich muß man sich der entscheidenden Frage zuwenden, ob die als valide akzeptierten Untersuchungsergebnisse tatsächlich in der Betreuung des bestimmten Patienten weiterhelfen. Dazu ist zunächst zu klären, ob die Ergebnisse der ausgewählten Publikationen auf die Behandlungssituation des Patienten übertragen werden können. Voraussetzung dafür ist u.a. eine detaillierte Beschreibung der klinischen und soziodemographischen Ausgangsdaten der Patienten in den Publikationen; auf die Problematik der Validität von Subgruppen-Auswertungen und deren Relevanz für eine gegebene Behandlungssituation wurde in diesem Zusammenhang wiederholt hingewiesen [38]. Entscheidend ist die Frage danach, ob in der vorliegenden Publikation alle klinisch wichtigen Interventionsergebnisse (*outcomes*) berücksichtigt worden sind; hier ist ein Abgleich mit den in diesem Fall festgelegten Therapiezielen erforderlich. Fatale Trugschlüsse sind beschrieben worden, wenn Studien bei der therapeutischen Entscheidung berücksichtigt werden, die zwar auf properen randomisert-kontrollierten Studien beruhen, aber als Ergebnisse lediglich Surrogatparameter anstatt der klinisch relevanten Endpunkte präsentiert werden [33]. Und schließlich wird man die Nutzen-Risiko-Relation für die avisierte therapeutische Intervention zu berücksichtigen haben; hier kann ein Vergleich der NNT – Werte für eine erwünschte Wirkung mit dem Risiko der Komplikation hilfreich sein.

Die Grundlage für dieses neue Paradigma der *„evidence-based medicine"* als ein strukturiertes Vorgehen in der Ausbildung und der Durchführung ärztlichen Handelns, welches in den achtziger Jahren von einer Arbeitsgruppe der McMasters Medical School in Canada unter Leitung von David L. Sackett entwickelt worden ist, stellt das Werk „Clinical Epidemiology. A basic science for clinical medicine" von Sackett et al. dar [40]. In diesem Werk und dem kürzlich erschienen Vademecum [42] wird die im Sinne von Sackett beschriebene Klinische Epidemiologie als unverzichtbare *Grundlagenwissenschaft* für den Kliniker und praktisch tätigen Arzt dargestellt.

8.4
Kritische Annotationen und Kommentare zur „*Evidence-based medicine*"

Die Entwicklung von „*evidence-based medicine*" als einer neuen paradigmatischen Grundlage ärztlichen Handelns ist auf viel Zustimmung und Begeisterung, aber auch auf Kritik und Ablehnung gestoßen; und hat vor allem in England zu vehementen Diskussionen geführt [25, 41]. Wie es bei der Propagierung eines einschneidenden Paradigmen-Wechsels zu erwarten ist, werden diese Diskussionen zuweilen durch Emotionen und Mißverständnisse belastet. Abgesehen von dem notorischen „*das haben wir doch immer schon so gemacht*" zu dem „*das ist in der Praxis/Klinik grundsätzlich nicht machbar*" sind dabei auch eine Reihe von Limitationen der „*evidence-based*" medicine deutlich geworden.

Von Kritikern werden immer wieder Ängste dahingehend geäußert, daß die Überprüfung (*audit*) der Medizin nach den Grundsätzen von „*evidence-based medicine*" durch die Gesundheitsökonomie dazu mißbraucht werden könne, Kosten im Gesundheitswesen einzusparen und Budget-Beschränkungen durchzusetzen. In der Tat sind eindrucksvolle Beispiele für die Kosten-Nutzen-Steigerung durch „*evidence-based medicine*" geschildert [14] und dementsprechend propagiert worden [12]. Gerade in Deutschland würde die Durchsetzung der Prinzipien von „*evidence-based medicine*" auf dem Sektor der Pharmakotherapie aber auch im Bereich der Diagnostik zu enormen Einsparungen führen. So mag gerade hier die Verführung groß sein, „*evidence-based medicine*" mit Zielsetzungen der Gesundheitsökonomie zu kombinieren und als Paket zu propagieren [35]. Sollte sich eine derartige Entwicklung durchsetzen, wäre den Zielsetzungen der „*evidence-based medicine*" ein schlechter Dienst erwiesen. Denn sehr wohl kann die *external evidence* nach diagnostischen und therapeutischen Interventionen verlangen, die in der gegebenen Situation nicht üblich waren, und daher zu zusätzlichen Kosten führen. „*Evidence based medicine*" ist jedoch ausschließlich auf den Nutzen des individuellen Patienten ausgerichtet und keinen gesundheitsökonomischen Zielsetzungen verpflichtet.

Übereinstimmung besteht darüber, daß die „*evidence based medicine*" nicht zu einem Kochbuch-Automatismus für das ärztliche Vorgehen führen darf. Der behandelnde Arzt hat vielmehr [1] die verfügbare „*external evidence*" (primär in Form von randomisiert kontrollierten Studien, aber durchaus auch in anderen Formen der Nachweisführung) zu sichten und [2] mit seiner klinischen Untersuchung und Beurteilung des individuellen Falles sowie [3] den Präferenzen des Patienten zu einem Vorgehensplan zu integrieren [41]. Für alle drei Elemente der Entscheidungsfindung ist das *caveat* vor der Überschätzung ihrer jeweiligen Bedeutung angebracht.

Naturgemäß ist die verfügbare wissenschaftliche Grundlage (*external evidence*) im Sinne von „*evidence-based medicine*" begrenzt. Das mag daran liegen, daß entsprechende harten Daten aus validen Studien (noch) nicht vorliegen; daran, daß bestimmte Formen der Evidenz (Beobachtungen, Kasuistiken) keinen Eingang in die verfügbaren Daten-Basen, wie Medline, finden; daran, daß *negative Befunde* wegen des Publikations-Bias nicht veröffentlicht werden mögen [6]; oder daran, daß in der vorliegenden Literatur bestimmte Innovationen noch nicht berücksichtigt worden sind.

So sind in der og. Kasuistik in die *external evidence*, die zu der Markumarisierung der 77jährigen Patientin geführt hat, zwei aktuelle und potentiell relevante Gesichtspunkte nicht eingegangen. Das Verhältnis zwischen Effektivität (Prävention zerebraler Embolien) und Nebenwirkungen (Haemorrhagien) mag sich durchaus verschieben, wenn der Quickwert höher eingestellt wird, als dies bisher mit 20% üblich war. Die Möglichkeit der Patientin, den INR (Quick-) Wert (mithilfe des neuartigen CoaguCheck® Systems) selber zu bestimmen [9] und die Dosis der Antikoagulation anzupassen, mag die Sicherheit der Therapie in Zukunft subjektiv und objektiv steigern. Dies mag insbesondere auch in bezug auf die – in der og. Darstellung des Beispieles ohnehin etwas kurz gekommene – Patienten-Präferenz von Bedeutung sein.

Auch sollen die Bedenken hinsichtlich der Übertragbarkeit randomisiert-kontrollierter Untersuchungen mit präzise definierten Selektions- und Studienbedigungen auf die Situation der praktische Medizin mit ihren vielfältigen Heterogenitäten nicht außer Acht gelassen werden [36]. Auch aufgrund randomisiert-kontrollierter Studien ist es schließlich zuweilen zu Trugschlüssen gekommen [45].

Die klinische Untersuchung und Beurteilung des behandelnden Arztes (ärztliche Kompetenz) bildet die Grundlage für die Formulierung der klinischen Fragestellung und Therapie-Ziel-Definition auf der Basis einer für und mit dem individuellen Patienten abgestimmten Prioritäten-Liste. Im System der „*evidence-based medicine*" gibt die „*external evidence*" für die anstehenden Entscheidungsprozesse einen wesentlichen, aber keinesfalls den einzigen Ausschlag. Die ärztliche Kompetenz ist gefordert, um festzustellen, ob die identifizierte „*external evidence*" für den Fall des individuellen Patienten relevant ist. Die ärztliche Entscheidungsfindung darf sich nicht (im Sinne der viel-beschworenen Kochbuch-Medizin) auf die automatische Umsetzung von Leitlinien- und Consensus-Empfehlungen reduzieren.

Das mag an einem Beispiel aus der Hypertensiologie deutlich werden [39] – ein Bereich der Inneren Medizin, der durch eine Vielzahl von sich teilweise widersprechenden Leitlinien (*Guidelines*) nationaler und internationaler Fachgesellschaften hervorgetreten ist [31].

In einer Analyse von kontrolliert randomisierten Studien bei Patienten mit mittelschwerer bis schwerer Hypertonie (diastolischer Blutdruck$\geq$110 mmHg) fanden sich im Zeitraum von fünf Jahren 157 Schlaganfälle bei den 3249 antihypertensiv behandelten Personen (4.8%), während es bei 8.0% der placebobehandelten Gruppe zu einem Schlaganfall kam [13]. Häufig wird eine derartig signifikanter Therapie-Nutzen als *relative Risikominderung* angegeben; sie beträgt in diesem Falle 40%. Eine andere Darstellung des Therapieeffektes ist die *absolute Risikominderung*, die in diesem Beispiel 3.2% beträgt. Das impliziert im Sinne des og. genannten NNT-Konzeptes, daß 33 Hypertoniker über fünf Jahre konsequent medikamentös behandelt werden müßten, um 1 Schlaganfall zu verhindern. Die Konsequenzen dieser Darstellung nach NNT (anstelle der üblichen Darstellung der relativen Risikominderung) werden besonders deutlich, wenn man die Ergebnisse bei Patienten mit milder Hypertonie (diastolischer Blutdruck < 110 mmHg) analysiert: hier wird das Schlaganfallrisiko durch die medikamentöse Therapie von 1,5% auf 0,9% reduziert (*relative Risikominderung* unverändert 40%; *absolute Risikominderung* 0,6%).

In diesem Falle hätte man aber 167 Personen über 5 Jahre therapieren müssen, um 1 Schlaganfall zu vermeiden. Schließlich kann man die *„external evidence"* danach interpretieren, wieviele Hypertoniker innert von fünf Jahren von einem Schlaganfall-Ereignis verschont geblieben sind: Im Falle der milden Hypertonie wären das ohne medikamentöse Behandlung 98,5% und mit Behandlung 99,1% der Patienten gewesen. Es liegt auf der Hand, daß die Bereitschaft zu einer Therapie-Intervention seitens des Arztes und seitens des Patienten durch diese unterschiedlichen Darstellungsweisen von Nutzen und Risiken beeinflußt wird. Auch Aufwand und Nebenwirkungen der medikamentösen Blutdruck-Behandlung gewinnen unter dieser Betrachtungsweise eine besondere Bedeutung.

In dieser Situation wird es von der Kompetenz des behandelnden Arztes abhängen, in welcher Weise die *„external evidence"* für den individuellen Patienten anzuwenden ist. Dabei werden unter anderem die generelle Risiko-, Morbiditäts- und Lebenssituation des Patienten, die Behandlungsziele (z. B. Primär- oder Sekundär-Prävention) nach einer Prioritäten-Liste zu werten sein. Schließlich müssen die Präferenzen, Kenntnisse und Überzeugungen des Patienten berücksichtigt werden; dies ist gerade bei der Therapie chronischer symptomarmer Erkrankungen vorrangig, da gegen den Willen des Betroffenen oder ohne sein ausdrückliches und informiertes Einverständnis für die von ihm selber durchzuführende Behandlung – unabhängig von der *„external evidence"* für ihren Nutzen – keine Erfolgschance besteht.

Andererseits stellen die klinische Beurteilung und Kompetenz des behandelnden Arztes und die Präferenzen des Patienten im Rahmen des Entscheidungsprozesses vor einer medizinischen Intervention wesentliche Elemente dar, die sich – im Gegensatz zu der *„external evidence"* – der Quantifizierung entziehen mögen. Zum Schutz gegen eine Überbewertung und auch gegen eine Vernachlässigung dieser beiden Elemente gilt es, sie im Rahmen des systematischen Dokumentationssystems (z. B. nach dem *„problem-oriented record system"* PORS [2]) im einzelnen schriftlich in ihrer Relevanz für den Entscheidungsprozess festzuhalten. Überwertige Bedeutung gewinnen die klinische Beurteilung des Arztes und die Präferenz des Patienten in einer Situation, in der eine *„external evidence"* nicht verfügbar gemacht werden kann. Das mag bei seltenen Erkrankungen und in der Akut-/Notfall-Medizin besonders häufig der Fall sein.–

Im Gegensatz dazu kommt den Prinzipien der *„evidence-based medicine"* gerade für die nicht-akuten Entscheidungen zur Diagnostik und Therapie von chronischen Erkrankungen ein besonders hoher Stellenwert zu. Dies wirft die grundsätzliche Frage auf, ob das Gesundheitswesen ohne Not aufgrund einer (ggf. pathophysiologisch plausiblen) Erwartungshaltung oder Pressionen seitens der Patienten oder der Pharmaindustrie das häufig praktizierte Recht hat, kostspielige und nebenwirkungsbehaftete medikamentöse Therapien in großem Umfang bei chronisch Kranken langfristig einzusetzen, ohne daß dafür eine (natur-)wissenschaftliche Rechtfertigung im Sinne einer *„external evidence"* vorliegt.

Im Sinne von *„evidence-based medicine"* sind für die ärztliche Entscheidungsfindung drei entscheidende Elemente zu berücksichtigen, d. h. die *„external evidence"* als die verfügbare (natur-)wissenschaftliche Grundlage klinischer Epidemiologie; die klinischen Beurteilung des behandelnden Arztes; und die Präferenz des Patienten. Die Gewichtung dieser drei unverzichtbaren, aber im Einzelfalle unterschiedlich relevanten Elemente der Entscheidungsfindung fällt in die ärztliche Kompetenz und bedarf der schriftlichen Dokumentation.

8.5
Ist die „evidence-based medicine" praktikabel und erfolgreich?

Aus Nordamerika und Großbritannien sind Ansätze zur Durchsetzung von *„evidence-based medicine"* aus vielen Bereichen der Medizin bekannt geworden [26, 41]. Dabei ist immer wieder die Frage erhoben worden, ob *in praxi* in der Klinik oder auch in der Praxis des Primärarztes die entsprechenden Forderungen nach systematischer Berücksichtigung wissenschaftlicher Grundlagen für die ärztliche Entscheidungsfindung überhaupt verwirklicht werden können.

So hat man zunächst retrospektive Analysen dazu durchgeführt, wieviele primäre Behandlungsentscheidungen in einer Abteilung für Allgemeine Innere Medizin eines Akademischen Krankenhauses in Oxford [19] oder in einer Allgemeinarzt-Praxis [23] den Ansprüchen von *„evidence-based medicine"* genügten. Der Anteil der derartig qualifizierten ärztlichen Entscheidungen war mit ca. 3/4; sehr hoch und wirft – neben der Problematik der Repräsentativität der geprüften Einrichtungen – eine Reihe von Fragen auf, die in einer Vielzahl von Leserbriefen im Brit Med J [13. 7. 1996) und Lancet (23. 9. 1995) zur Sprache gebracht worden sind. Unabhängig von dem Überwiegen von Zustimmung und Erwartungshaltung gegenüber den Versprechungen von *„evidence-based medicine"*, erscheint es fraglich, ob man *in praxi* tatsächlich einen Nachweis zur Verbesserung der Struktur- und Prozeßqualität medizinischen Handelns durch die formale Einführung der Prinzipien von *„evidence-based medicine"* in medizinischen Einrichtungen durchsetzen kann. Was die ärztliche Tätigkeit (*performance*) anbetrifft, scheinen erste Evaluationsstudien eine Verbesserung durch die Lehre der *„evidence-based medicine"* erbracht zu haben [20].

Entscheidend ist aber letztlich, ob *„evidence-based medicine"* eine Verbesserung der Ergebnisqualität medizinischer Interventionen bewirkt. Führt man sich an den einleitend aufgeführten Beispielen vor Augen, wie viel an unnützen und potentiell gefährlichen Interventionen in Diagnostik und (Pharmako-) Therapie entfallen, sofern eine wissenschaftlich begründbare Medizin im Sinne von *„evidence-based medicine"* durchgesetzt wird, so ist der Nutzen für Lebensdauer und -Qualität der uns anvertrauten Patienten und für die Bevölkerung derartig offensichtlich, daß es dafür keiner formalen Beweisführung mehr bedarf. In anderen Bereichen der Medizin mag das anders sein und die systematische Berücksichtigung der verfügbaren *„external evidence"* mag nicht notwendigerweise oder nachweisbar zu einer Verbesserung des Therapieergebnisses (*outcome*) führen. Hierzu seien wiederum einige Beispiele genannt. Sie beziehen sich darauf, daß die systematische Berücksichtigung der *„external evidence"* im Sinne von *„evidence-based medicine"* eine wesentliche aber nicht die alleinige Voraussetzung für die Erzielung eines optimalen Interventions-Erfolges ist.

So ist die Auswahl der intensivierten Insulintherapie für Patienten mit Typ-I-Diabetes mellitus als die effektivste verfügbare Behandlungsmethode aufgrund der „*external evidence*" eindeutig begründet. Die Erfolge, die mit dieser – nach den Grundsätzen von „*evidence-based medicine*" ausgewählten – Methode erreicht werden, differieren aber in erschreckender Weise von einem Behandlungszentrum zum anderen. Diese „*inter-center differences in performance*" konnten sogar unter den stringenten Bedingungen einer Multi-Zenter-Studie dokumentiert werden: unter intensivierter Insulintherapie mit vergleichbaren mittleren HbAIc-Werten (6,6–7,4%) variierte die Inzidenz der schweren Hypoglykämien zwischen den 29 Behandlungseinrichtungen zwischen 0 und 1,5 Fällen pro Patient und Jahr [17].

Neben dieser *Inter*-Center-Variabilität für ein und die selbe Therapiemethode ergibt sich aber auch eine *Intra*-Center-Variabilität des Therapieergebnisses in Abhängigkeit von den Fähigkeiten des einzelnen Arztes. Diese – auch im Hinblick auf „*evidence-based medicine*" – enorm beunruhigenden Befunde sind bisher in der Chirurgie für das Ergebnis nach Eingriffen bei kolorektalen Tumoren dokumentiert worden: sowohl hinsichtlich der akuten postoperativen Komplikationsrate wie auch hinsichtlich der Rezidiv-Inzidenz und der Überlebensrate fanden sich erhebliche Unterschiede in Abhängigkeit von dem die Operation durchführenden Chirurgen [30, 32].

Für die Endpunkt Erfolgs-Analyse (*final outcome*) einer therapeutischen Intervention spielen demnach über den Einsatz einer „*evidence-based*" Behandlungsmethode hinaus Kompetenz und Fähigkeiten eines Behandlungszentrums und dessen Teams aber auch des einzelnen Arztes eine gewichtige Rolle. In diesem Zusammenhang müssen auch die Fähigkeiten des Arztes zur klinischen Diagnostik und Bewertung der Situation des Patienten und seine Fähigkeit, dessen individuelle (situationsbedingte) Präferenzen und Wünsche in die ärztliche Entscheidung vor einer Intervention einzubringen, berücksichtigt werden. Schließlich kommen dem Einfluß von Arzt und Behandlungsteam auf die „*compliance*" des Patienten, den „*health beliefs*" von Arzt/Behandlungsteam und Patient und der jeweiligen psychosozialen Situation des Patienten erhebliche Einflüsse auf den Behandlungserfolg zu, die unabhängig von der Einbeziehung der „*external evidence*" im Sinne von „*evidence-based medicine*" sind. Es wird also schwer sein, für die Implementierung der „*evidence-based medicine*" in allen Bereichen der Medizin eine Verbesserung der Ergebnisqualität ärztlichen Handelns nachzuweisen. Es steht aber zu erwarten, daß durch die Verwirklichung der Prinzipien von „*evidence-based medicine*" das ärztliche Handeln in Klinik und Praxis transparenter, reproduzierbarer und sicherer wird.

Zusammenfassung

„Evidence-based medicine" ist das Plädoyer für eine Medizin, die sich so gut wie möglich an den wissenschaftlichen Erkenntnissen sowie den Erfolgs- und Risikoabschätzungen der klinischen Epidemiologie orientiert. Dieses Wissen – vorzugsweise, aber nicht ausschließlich auf den Ergebnissen von randomisert-kontrollierten Studien basierend – ist systematisch zu erruieren und in den Entscheidungsprozeß ärztlichen Handelns einzubringen. Es stellt neben der ärztlicher Kompetenz in Diagnostik und klinischer Beurteilung sowie der Einbeziehung der Präferenzen des Patienten die entscheidende und unverzichtbare Grundlage ärztlichen Handelns dar. Die *„evidence-based medicine"* macht mit ihrer *„external evidence"* ein naturwissenschaftlich rationales Handwerkszeug für die handelnde Medizin verfügbar und steht damit im Kontrast zu der als ärztliche Kunst verniedlichten, an der traditionellen Medizin-Hierarchie ausgerichteten Irrationalität vergangener Epochen. *„Evidence-based medicine"* stellt in diesem Sinne eine Vorgehensweise dar. Sie garantiert nicht den optimalen Erfolg ärztlichen Handelns; sondern sie stellt die verfügbare wissenschaftliche Evidenz zur Effektivität und Sicherheit von diagnostischen und therapeutischen Interventionen für den verantwortlichen Arzt als ein unverzichtbares Element in den Kontext seiner Entscheidungsprozesse. Wesentlich erscheint, die Denkweise der *„evidence-based medicine"* langfristig in die *curricula* unserer Medizinischen Fakultäten und der Facharzt-Ausbildungen zu integrieren und damit zu einer (selbst-) kritischeren, wissenschaftlich ausgerichteteren Medizin beizutragen.

Literatur

1. Arbeitsgemeinschaft der Wissenschaftlichen Medizinischen Fachgesellschaften, AWMF online (1996): Index Leitlinien HNO-Heilkunde: Leitlinie HNO: Hörsturz. Quelle: http://www.uni-duesseldorf.de/WWW/AWMF/ll/hno_11 10.htm; HNO-Mitteilungen 46:7
2. Bates B, Berger M, Mühlhauser I (1991) Die klinische Untersuchung des Patienten. 2. Auflage. Schattauer Verlag, Stuttgart, 1991
3. Bennett KJ, Sackett DL, Haynes RB, Neufeld VR, Rugwell P, Robers R (1987) A controlled trial of teaching critical appraisal of the clinical literature to medical students. J Am Med Ass 257:2451–2454
4. Berger M (1995) Wissenschaftliche Grundlegung der Alternativ- und Schulmedizin. Das Magazin 6 (2):10–11. [Berger M (1995) Dr. med. Dogma. DIE ZEIT vom 25.8.1995, p. 33]
5. Berger M (1996) To bridge science and patient care in diabetes. Diabetologia 39:749–757
6. Berger M, Köbberling J, Windeler J (1996) Wirksamkeit und Wertigkeit der Acarbose. Dt. Ärztebl. 93:A547–A548
7. Berger M, Heinemann L (1997): Are presently available insulin analogues clinically beneficial? Diabetologia 40:S 91–S 96
8. Bernard C (1865) Introduction á l'étude de le médicine expérimentale. J.B. Baillère et fils, Paris
9. Bernardo A, Schüpphaus S, Taborski U, Wittstamm FJ (1995) Die Selbstkontrolle oraler Antikoagulation. Erste Erfahrungen. Dt. Ärztebl. 92:B329–B331
10. Bleuler E (1927) Das autistisch-undisziplinierte Denken in der Medizin und seine Überwindung. 4. Aufl Springer, Berlin Heidelberg New York Tokyo
11. Chalmers I (1993) Combining evidence: reviews, overviews and metaanalyses. The Cochrane Collaboration: preparing, maintaining and disseminating systematic reviews of the effects on health care. Ann NY Acad Sc 703:156–165
12. Clancy CM, Kamerow DB (1996) Evidence-based medicine meets cost-effectiveness analysis. J Am Med Ass 276:329–330
13. Collins R, Peto R, MacMahon S, Hebert P, Fiebach NH, Eberlein KA, Godwin J, Qizilbash N, Taylor JO, Hennkens CH (1990) Blood pressure, stroke, and coronary heart disease. Lancet 335:827–838
14. Danese MD, Powe RN, Sawin CT, Ladenson PW (1996) Screening for milt thyroid failure at the periodic health examination. A decision and cost-effectiveness analysis. J Am Med Ass 276:285–192
15. Davidoff F, Case K, Fried PW (1995) Evidence-based medicine. Why all the fuss? Ann Intern Med 122:727
16. Davidoff F, Haynes B, Sackett DL, Smith R (1995) Evidence based medicine. A new journal to help doctors identify the information they need. Brit Med J 310:1085–1086.

17. Diabetes Control and Complications Trial Research Group (1995) Implementation of treatment protocols in the diabetes control and complicartions trial. Diabetes Care 18:361–376
18. Eccles M, Clapp Z, Grimshaw J, Adams PC, Higgins B, Purves I, Russel I (1996) North of England evidence based guidelines development project: methods of guideline development. Brit Med J 312:760–762
19. Ellis J, Mulligan I, Rowe J, Sackett DL (1995) Inpatient general medicine is evidence based. Lancet 346:407–410
20. Evidence-based medicine working Group (1992) Evidence-based medicine. A new approach to teaching the practice of medicine. J Am Med Ass 268:2420–2425
21. Feynman RP (1986) Surely, you're joking, Mr. Feynman. Adventures of a curious character. Unwin Paperbacks, London, pp. 294–295
22. Gerlach F (1997) Das Leid mit den Leitlinien. Deutsches Ärztebl 94:B–1157
23. Gill P, Dowell AC, Neal RD, Smith N, Heywood P, Wilson AK (1996) Evidence based general practice: a retrospective study of interventions in one training practice. Brit med J 312:819–821
24. Goethe JW v: Faust (1808) Der Tragödie Erster Teil. Vor dem Tor (Der Osterspaziergang). Goethes Werke Band 8, Verlag Cotta, Tübingen
25. Graham-Smith D (1995) Evidence based medicine: Socratic dissent. Brit Med J 310:1126–1127
26. Greenhalgh T (1996) Is my practice evidence-based? Brit Med J 313:957–958
27. Hanefeld M (1997) Hypertonie bei Diabetes. Seminar Hausarztpraxis Von Kollegen für Kollegen (ISSN 1430–4023) 2:14–17
28. Heise T, Heinemann L, Bucher E, Richter B, Berger M, Sawicki PT (1995) Kosten von Medikamenten ohne gesicherte Wirkung in der Diabetestherapie. Dtsch Ärztebl 92:A-3549–3554
29. Herberhold C (1997) Jahrestagung der HNO-Ärzte: Hörsturz. „Siebsystem in der Diagnostik erforderlich". Dtsch Ärztebl 94:B-1237–1238
30. Hermanek P jr, Wiebelt H, Riedl S, Staimmer D, Hermanek P sen (1994) Langzeitergebnisse der chirurgischen Therapie des Coloncarcinoms. Chirurg 65:287–295
31. Jackson RT, Sackett DL (1996) Guidelines for managing raised blood pressure. Evidence based or evidence burdened? Brit Med J 313:64–65
32. McArdle CS, Hole D (1991) Impact of variability among surgeons on postoperative morbidity and mortality and ultimate survival. Brit Med J 302:1501–1505
33. Mühlhauser I, Berger M (1996) Surrogat-Marker Trugschlüsse. Dtsch Ärztebl 93:A-3280–A-3283
34. Neveling R, Loch FC (1995) Hörsturz. In: Loch FC, Knuth R (Hrsg.): Notfallmedizin nach Leitsymptomen. Im Auftrag der Bundesärztekammer. Deutscher Ärzteverlag, 3. Auflage, pp. 202–204
35. Pientka L (1996) Die Bedeutung evidenzbasierter Entscheidungen für die Gesundheitspolitik. Med Klinik 91:541–546
36. Pringle M, Churchill R (1995) Randomized controlled trials in general practice. Brit Med J 311:382–383
37. Rosenberg W, Donald A (1995) Evidence-based medicine: an approach to clinical problem solving. Brit Med J 310:1122–1126
38. Richter B (1995) Kritische Bewertung von Therapieverfahren. In: Berger M: Diabetes mellitus. Urban und Schwarzenberg, München-Wien-Baltimore, pp. 195–202
39. Sackett DL, Cook RJ (1994) Understanding clinical trials. What measures of efficacy should journals provide busy clinicians. Brit Med J 309:755–756
40. Sackett DL, Haynes RB, Guyatt GH, Tugwell P (1991): Clinical Epidemiology. A basic science for clinical medicine. 2nd Ed. Little, Brown, Boston, Mass., USA
41. Sackett DL, Rosenberg WMC, Gray JAM, Haynes RB, Richardson WS (1996) Evidence based medicine: what it is and what it isn't. Brit Med J 312:71–72
42. Sackett DL, Scott Richardson W, Rosenberg W, Haynes RB (1997) Evidence-based medicine. Churchill Livingstone, London
43. Sawicki PT (1996): Sind ACE-Hemmer nephroprotektiv? Wiener Klin Wochenschr 108:372–377
44. Schwabe U, Paffrath D (1996) Arzneiverordnungsreport '96. Georg Fischer Verlag, Stuttgart, Jena.
45. Škrabanek P, McCormick J (1989) Follies and fallacies in medicine. The Tarragon Press, Glasgow; (1995) Torheiten und Trugschlüsse in der Medizin. 4. Auflage, Kirchheim Verlag, Mainz

46. Smith R (1991) Where is wisdom ..? The poverty of medical evidence. Brit med J 303:798–799
47. White KL (1995) Evidence based medicine (letter) Lancet 346:837–838

KAPITEL 9

Ist Verzicht immer Nihilismus?
Über das Handeln aufgrund rationaler Erkenntnisse

JOHANNES G. SCHMIDT

Die Beurteilung der wissenschaftlichen Evidenz medizinischer Behandlungen durchläuft einen markanten historischen Wandel. Galt bisher eine physiologisch günstige Veränderung als Evidenz für Wirksamkeit, so hat sich inzwischen aufgrund wissenschaftlich-methodischer Fortschritte die Erkenntnis fest etabliert, daß Evidenz für einen therapeutischen Nutzen erst dann besteht, wenn die vom Patienten direkt erlittene Mortalität und Morbidität nachweislich verringert werden und die Lebensqualität insgesamt verbessert wird. Praktisch relevant und nützlich ist eine medizinische Intervention zudem erst dann, wenn sie eine klinisch signifikante Wirkgröße aufweist, oft etwa in Form der „number needed to treat" ausgedrückt.

Eine derart rationale und kritische Beurteilung medizinischer Behandlungen sieht sich vor allem bei der Prävention und Behandlung von Krebserkrankungen, aber auch im Umgang mit „Risiken" oder „Risikofaktoren", nicht selten mit dem emotionalen Vorwurf des Nihilismus konfrontiert. Sich methodisch-wissenschaftlich aufgeklärt ärztlicher Machtlosigkeit zu stellen und im gegebenen Fall auf medizinischen Aktivismus zu verzichten, könnte sich indessen als die wichtigste Entwicklung für die Medizin in den nächsten Jahrzehnten herausstellen. Dies wäre nicht Nichts, denn bereits heute wissen wir aus Untersuchungen, daß etwa eine Brustkrebs-Erkrankung trotz körperlicher Beeinträchtigung zu einem Gewinn an Lebensqualität führen kann, indem zum Beispiel spirituelles Wachsen und eine Vertiefung von Beziehungen zu anderen Menschen ausgelöst werden.

Wenn ich nur die kurze Zeitspanne von meinem Medizinstudium bis heute betrachte – es sind gerade 15 Jahre –, so zeigt sich in der wissenschaftlichen Beurteilung der Wirksamkeit und Nützlichkeit von Medizin ein Wandel, der markant ist. In jüngster Zeit wird die geänderte Sicht der Dinge nun am Schlagwort „Evidence-Based Medicine" festgemacht. Die entsprechenden Methoden der klinischen Epidemiologie sind indessen schon längere Zeit formuliert worden. Die rasche Verbreitung des Begriffs „Evidence-Based Medicine" scheint aber zu zeigen, daß heute in breiten Medizinerkreisen die Auffassung an Boden gewonnen hat, daß auch die orthodoxe Hochschulmedizin sich in vielen Bereichen auf Glauben und Meinungen statt auf wissenschaftliche Evidenz stützt.

9.1
Erkenntnisse und ihre Art der Evidenz

Natürlich ist es nicht so, daß die Medizin sich früher nicht auch auf die jeweils vorhandene wissenschaftliche Evidenz abgestützt hätte. Durch die methodischen Fortschritte der klinischen Epidemiologie geändert haben sich indessen die Kriterien dafür, was gültige Evidenz ausmacht. „Galt bisher eine therapeutische Maßnahme als *wirksam*, wenn im Labor oder mit Untersuchungsgeräten eine physiologisch günstige Veränderung gemessen werden konnte, so hat sich aufgrund wissenschaftlich-methodischer Fortschritte auf dem Gebiet der *Klinischen Epidemiologie* die Erkenntnis inzwischen fest etabliert, daß Evidenz für einen therapeutischen Nutzen dann besteht, wenn die vom Patienten direkt erlittene Mortalität und Morbidität nachweislich verringert werden und die Lebensqualität insgesamt verbessert wird. *Gültige Evidenzkriterien* für eine therapeutische Wirkung sehen eine vergleichend-empirische Dokumentation einer faßbare Leidensverminderung vor, die zudem eine praktisch bedeutsame Wirkgröße aufweist (große absolute Risikodifferenz bzw. geringe „Number needed to treat"). Wirkungstheorien und das Verständnis physiologischer Wirkungsmechanismen sind gut als Spekulationen und als Hypothesen für mögliche Therapie-Verbesserungen, in der Hierarchie der Evidenz befinden sie sich indessen in untergeordneter Stellung" [1].

Wenn ich heute vor Internisten rede, so ist wahrscheinlich die CAST-Studie [2] bekannt, die drastisch gezeigt hat, wie sehr pathophysiologische Überlegungen, die durch mangelhafte Studien gestützt werden, in die Irre führen können. Aufgrund von Kohortenstudien war früher beobachtet worden, daß Patienten mit ventrikulären Arrhythmien eine weit bessere Prognose hatten, wenn ihre Arrhythmie medikamentös kontrolliert wurde. Solche Studien leiden an einem sogenannten Selection-Bias, man darf also nicht übersehen, daß verschiedenartige Patienten miteinander verglichen worden sind und nicht der Einfluß der medikamentösen Therapie. Im kontrollierten Experiment der CAST-Studie wurde dann klar, daß die medikamentöse Arrhythmie-Kontrolle zwar die EKGs verschönerte, aber zu einer Verdreifachung der Todesfälle führte. Die CAST-Studie ist vielleicht der Klassiker, welcher den sogenannten Surrogat-Trugschluß breiteren Medizinerkreisen bewußt gemacht hat, daß nämlich die erfolgreiche Behandlung eines pathologischen EKGs nicht einer erfolgreichen Behandlung des Patienten gleichgesetzt werden kann. Ich brauche Ihnen wahrscheinlich nicht zu sagen, daß viele heute übliche Therapien noch auf solchen möglichen Trugschlüssen aufbauen und den Patienten womöglich schaden, ich nenne als Beispiel nur gerade die Behandlung mit oralen Antidiabetika.

Was für Handlungsmöglichkeiten ergeben sich in einer solchen Situation des methodischen Wandels? Meines Erachtens entsteht heute ein beruflich sehr interessantes Spannungsfeld. Sie können sich der institutionellen Sicherheit von Noch-Mehrheitsmeinungen anschließen – nur birgt dies wiederum das Risiko, daß Sie dann plötzlich auf einem Dampfer von gestern sitzen –, oder Sie lernen unterscheiden zwischen Evidenz, die solide gesichert ist, von solcher, die auch falsch sein könnte; Sie lernen zu unterscheiden zwischen quantitativ wichtigen Wirkungen und Interventionen, die gerade in einem von hundert oder tausend Fällen Ihrem Patienten einen Nutzen bringen und damit fakultativ oder irrelevant werden (siehe beispielsweise [3]).

9.2
Trugschlüsse bei „Krebs"

Sie gestatten, daß ich nun in onkologische Themen einsteige, um die bisherigen Aussagen zu illustrieren. Ich habe Krebs gewählt, weil dieser nicht unbeteiligt läßt und mit Angst und Emotionen verknüpft ist und oft auch der Grund ausgedehnter Ausschluß-Diagnostik. Und hier führt ein Verzicht, alles zu tun, was man kann, sehr schnell zum emotionalen Vorwurf des **Nihilismus.** Lassen Sie mich die provokative These aussprechen, daß der medizinische Umgang mit Krebs – und ich beziehe mich hier insbesondere auf das Beispiel Brustkrebs – weit mehr einem kulturellen Reflex entspricht, der seine Wurzel in der kirchlichen Ausgrenzung des Teufels hat (der ja auch Teil der Schöpfung ist), als dem Ergebnis sorgfältiger biologischer Beobachtung oder – wie wir heute sagen würden – dem Ergebnis methodisch zuverlässiger Evidenz. Vieles, was nur schon eine Vermutung begründete, die bösartige Erkrankung könnte sich besiegen lassen, wurde und wird zum Teil noch als „Evidenz" für eine Handlungsnotwendigkeit betrachtet. Diese Antithese ist natürlich etwas schwarz-weiß gezeichnet, und ich möchte mich nicht strikt darauf behaften lassen. Ich benutze sie aus didaktischen Gründen.

Es ist seit jeher beobachtet worden, daß „frühe" Krebsformen eine weit bessere Prognose aufweisen als Krebse in „fortgeschrittenem" Stadium. Dem geschulten Beurteiler stellt sich aber die Frage, was uns diese Beobachtung sagen kann. Im Studium hatte ich noch gelernt, daß dies bedeute, daß medizinische Möglichkeiten der Früherkennung einen „späten" Krebs zu einem „frühen" Krebs werden lassen, der dann viel besser heilbar sei. Dieser immer noch gängige Kurzschluß enthält aber hauptsächlich zwei fundamentale Fehler.

Erstens wird übersehen, daß „spätentdeckte" Krebse nicht eigentlich spät entdeckt werden, sondern eine Variante mit einem schnellen Wachstum darstellen, welches gar keine Gelegenheit zur Entdeckung in einem histologisch frühen Stadium zuläßt. „Frühentdeckte" Krebse sind demgegenüber solche mit einem langsamen Wachstum, welches eine lange Zeit zur Entdeckung im präklinischen Stadium zuläßt (aus diesem Grund werden „frühentdeckte Karzinome" in Wirklichkeit zeitlich später entdeckt als die schnellwachsenden, sogenannten „spätentdeckten", die schon nach kurzer Zeit klinisch nicht mehr zu übersehen sind). Die klinische Epidemiologie bezeichnet dies als „Length Effect", oder als „Length Bias", wenn er für falsche Schlußfolgerungen benutzt wird (siehe Abbildung 9.1). Dieser „*Length Bias*" erklärt den Zusammenhang zwischen Stadium und Prognose natürlich auch nicht vollständig, zusammen mit dem „*Leadtime Bias*" (Diagnose-Vorverlegung) und „*Healthy Screenee Bias*" (frühe Inanspruchnahme von Diagnostik durch überdurchschnittlich Gesunde) läßt er aber erkennen, daß die präventive Wirksamkeit von Früherkennung nicht aus diesem Zusammenhang allein abgeleitet und erst in kontrollierten Studien gesichert werden kann.

Zweitens wird übersehen, daß sich die heutige Diagnose „Krebs" von der historischen Erfahrung einer sichtbaren, unheilbaren und tödlichen Krank-

Abb. 9.1. Im Gegensatz zu
prognostisch günstigen,
langsam wachsenden Karzi-
nomen ⟶ werden schnell
wachsende Tumoren → mit
schlechter Prognose durch
die Vorsorgeuntersuchung
oft nicht erfaßt, weil sie bereits im Intervall zwischen
zwei Screening-Untersuchun-
gen zu klinisch erfaßbaren
Tumoren wachsen können

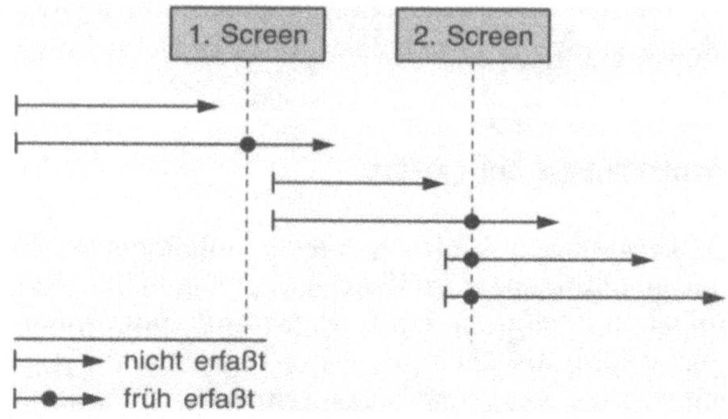

heit deutlich unterscheidet, weil nicht mehr dieses klinische Bild, sondern
das paraklinische Ergebnis einer histologischen Untersuchung uns zur Diagnose führt. Der histologische „Krebs" umfaßt aber mehrheitlich klinisch
gutartige Verläufe und hat deshalb im Durchschnitt eine weit bessere Prognose als der frühere klinische Krebs. Das recht gutartige Bild des histologischen Brustkrebses zeigt sich in Autopsie-Studien: Etwa bei einem Viertel aller Frauen zeigen sich *post mortem* histologisch maligne Brustdrüsenverän-
derungen, die aber nur bei einem Bruchteil von knapp einem Drittel als
Brustkrebs vor dem Tod klinisch manifest geworden waren. Nur in einem
Siebtel der Fälle mit maligner Brustdrüsenveränderung war der Brustkrebs
die Todesursache, das heißt in 85% hatte die krebsartige Veränderung der
Brust nicht zum Tode geführt [4]. In den USA nahm die Brustkrebs-Inzidenz
bei Frauen über 50 zwischen 1973 und 1988 im Gefolge der damals Mode gewordenen Früherkennung um 40% zu [5]. Auch die Inzidenz des malignen
Melanoms hat sich an Orten mit Früherkennungskampagnen verdoppelt ohne
nachfolgende Wirkung auf die Melanom-Mortalität [6]. Heute wird deshalb
eine nicht-metastasierende, gutartige Form des Melanoms postuliert, welches
nun in den Kampagnen hauptsächlich entdeckt wird [7]. Nur gerade beim
Prostatakrebs ist bisher dieses Phänomen der Überdiagnose klinisch gutarti-
ger „Krebse" allgemein anerkannt worden, wenn etwa die *U.S. Task Force*
festhält, „daß die Entdeckung der vielen Krebse mit langsamem Verlauf nur
unangenehme Eingriffe und iatrogene Komplikationen ohne sichtbaren Nutzen nach sich zögen" [8]. Verbesserungen der (relativen) Krebs-Prognose –
ohne Auswirkungen auf die (absolute) Mortalität – sind also nicht eine echte
Prognose-Verbesserung, sondern das Ergebnis von „*Überdiagnose*". Deshalb
spricht die klinische Epidemiologie von einem *Overdiagnosis Bias*.

Sie sehen also, daß die vermeintlich wissenschaftliche Untermauerung des
jahrzehntelangen Früherkennungs- und „Krebs-ja-nicht-verpassen"-Credos
aufgrund unser Kenntnisse über die prognostische Bedetung der TNM-Sta-
dien sehr wenig durchdacht war. Die Verschönerung von Stadienverteilungs-
Statistiken ist eine Evidenz, die täuscht, und muß deshalb – allein gestellt –
heute als wissenschaftlich belanglos betrachtet werden.

9.3
Handeln gegen die Krankheit oder für den Wirt?

Ist Krebs denn überhaupt eine lokalisiert entstehende und sich ausbreitende Erkrankung? Erst heute, in den Neunzigerjahren dieses Jahrhunderts, liegen die Ergebnisse wissenschaftlicher Untersuchungen zu dieser Frage in einer komfortablen Fülle vor (siehe Tabelle 9.1–3). Sie widerlegen bzw. relativieren das Bild des „Brustkrebses" als lokalisierte Krankheit der Brust.

Diese Ergebnisse können folgendermaßen zusammengefaßt werden (siehe Abbildung 9.2): Eine Wirkung der lokalen Brustkrebs-Eradikation auf die Mortalität ist nich vorhanden bzw. konnte bisher nicht gezeigt werden. Weder die radikale chirurgische Entfernung noch die adjuvante lokale Bestrahlung bewirken eine Verzögerung des Krebstodes, auch wenn sie Lokalrezidive vermindern. Ob der Verzicht auf eine Operation die Prognose verschlechtern würde, ist nicht bekannt. Es ist somit bis heute unsicher, ob die als obligatorisch betrachtete lokale Krebsentfernung – sagen wir über eine vielleicht sinnvolle palliative Intention hinaus – überhaupt wirksam ist. Die orthodoxe Medizin hat bisher offenbar selektiv die – meist fehlerhafte – Evidenz zusammengetragen, welche ihr Handeln unterstützt hat.

Tabelle 9.1. Radikale Mastektomie versus Brusterhaltung

	Follow-Up (Jahre)	Überlebensrate	
		Brustamputation	Brusterhaltung*
NSABP	8	71%	71%
Gustave-Roussy	10	80%	79%
Milano	13	69%	71%
Danish Group	6	82%	79%
NCI	10	75%	77%

* *plus* Bestrahlung.
[Jacobson JA et al. N Engl J Med 1995; 332:907–911].

Tabelle 9.2. Mastektomie *plus Bestrahlung* versus Mastektomie *allein*

	Follow-Up (Jahre)	Mastektomie allein	Mastektomie plus Bestrahlung
Manchester*	34	43% höhere Mortalität durch Bestrahlung	
NSABP*	5	kein Unterschied	
CRC*	10	kein Unterschied	
Oslo*	10	kein Unterschied	
Stockholm*	13,5	kein Unterschied	
Denmark prämen.*	5	14% geringere Mortalität unter Bestrahlung	
Denmark postmen.*	5	kein Unterschied	
Meta-Analyse**	16 000 Patientenjahre	652 Gesamtmortalität	675

* [Sacks NPM, Baum M. Lancet 1993; 342:1402–1408].
** [Cuzick J et al. J Clin Oncol 1994; 12:447–453].

Tabelle 9.3. Brusterhaltende Operation *plus Bestrahlung* versus brusterhaltende Operation *allein*

	Follow-Up (Jahre)	Lokalrezidiv		Überlebensrate	
		Rad+	Rad−	Rad+	Rad−
NSABP	9	12%	43%	69%	68%
Uppsala-Örebro	3	2%	8%	94%	91%
Ontario	3,6	6%	26%	92%	91%
Milano	3,3	0.3%	8.8%	−	−

[Price A et al. Lancet 1994; 343:427]

Abb. 9.2. Lokale Therapien und Mortalität

Radikale Operation Minimale Operation	→ kein Unterschied
Lokale Bestrahlung Keine Bestrahlung	→ kein Unterschied
(Minimale) Operation Keine Operation	→ nicht bekannt

Ist Brustkreb denn eine systemische Erkrankung? Tatsächlich scheint es, daß die Biologie des Brustkrebses weit mehr systemisch als lokal ist. Die ebenfalls erst seit den Neunzigerjahren vorliegenden Ergebnisse zeigen nämlich, daß eine systemische antiöstrogenen Therapie die Brustkrebs-Sterblichkeit reduzieren kann, wobei diese Wirkung interessanterweise weniger bei „Frühformen", d.h. Tumoren ohne Lymphknotenbefall, als bei „späteren" Formen mit Lymphknotenmetastasen vorhanden ist (siehe Abbildung 9.3). Das gleiche gilt, wie Sie vielleicht wissen, für die Polychemotherapie [9]. (Die weniger ausgeprägte Wirkung bei früherem Krebs könnte dadurch bedingt sein, daß der große Anteil mitbehandelter, klinisch eigentlich gesunder Frauen in der Gruppe ohne Lymphknotenbefall die Wirkung verwässert hat.)

Wir kennen seit wenigen Jahren aber auch die systemische Wirkung von seelischer Arbeit, die möglicherweise über eine Immunstimulation vor sich geht. Unterstützungsgruppen, in welchen neben meditativen Techniken und verstärkten sozialen Beziehungen die Auseinandersetzung mit dem Sinn der Krankheit eine Rolle spielen, haben mindestens beim fortgeschrittenen Mammakarzinom eine derartige Wirkung, daß sich die durchschnittliche Überlebenszeit verdoppelt. Die Ergebnisse einer 1989 publizierten randomisiert kontrollierten Studie zeigten eine durchschnittliche Überlebenszeit von 3 Jahren bei Krankheitsverarbeitung durch Unterstützungsgruppen, aber nur eine 18-monatige Überlebenszeit mit üblicher onkologischer Behandlung allein [10].

Wenn wir nun diese Evidenz zur therapeutischen Beeinflußbarkeit des Brustkrebses in einem Modell ordnen, eignet sich der Vergleich mit anderen

Abb. 9.3. Adjuvante systemische Therapie: Antiöstrogen [Early Breast Cancer Trialists' Collaborative Group. Lancet 1992; 339:1–15, 71–85]

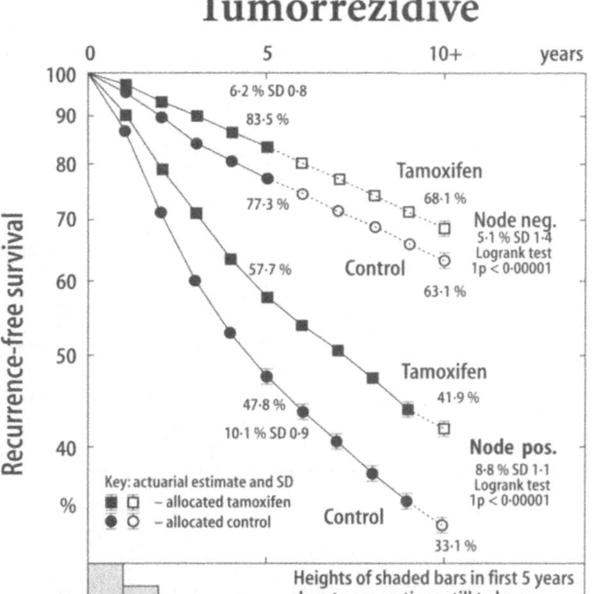

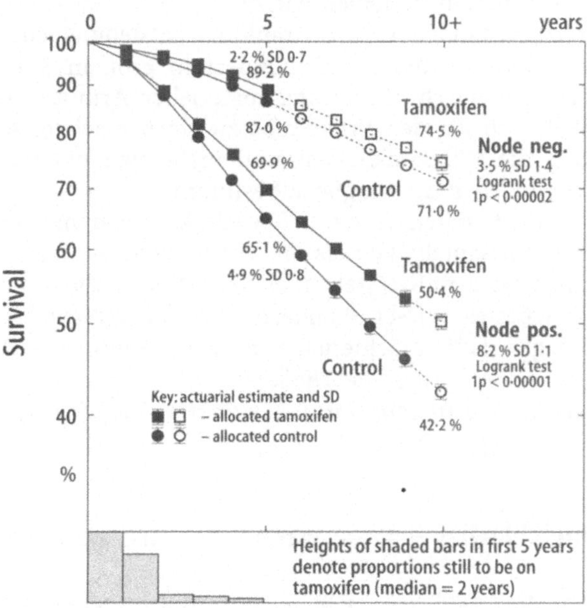

Tabelle 9.4. „Aggressivität" systemischer Krankheiten

Krankheit	Agens	Wirt	Sterblichkeit	Therapie
Brustkrebs	Krebszelle (stark variierende Aggressivität)	Anfälligkeit kein Thema Krebszelle = Krankheit	Seit Jahrzehnten kaum verändert	?
Tuberkulose	Mycobakterium (einheitliche Virulenz)	Anfälligkeit entscheidend Gesunde Bakterienträger möglich	Stark verbessert (Minderung materieller Armut)	Haus-Sanierung Ernährung
Brustkrebs Heute	Krebszelle (einheitliche Aggressivität?)	Anfälligkeit entscheidend? Gesunde Krebsträgerinnen möglich!	Verbesserung durch Minderung der geistigen Armut?	Sanierung des „inneren Hauses"? Geistige Ernährung? („Salutogenese")

Krankheiten. Wie in Tabelle 9.4 dargestellt, wurde Brustkrebs bisher als eine Krankheit verstanden, die durch das *Krankheitsagens* der Krebszelle hervorgerufen wird. Wirtsfaktoren waren kein Thema, und das medizinische Handeln war auf die Beseitigung der Krebszellen allein gerichtet (und das Resultat ist, daß sich die Sterblichkeit seit Jahrzehnten kaum verändert hat). Bei der Tuberkulose haben wir hingegen längst gelernt, daß weitgehend nur der Wirtszustand über die Krankheitsentstehung entscheidet, und der Wirtszustand ist in diesem Jahrhundert in großem Stil verbessert worden (hauptsächlich durch Minderung materieller Armut). Wir können uns dieses Modell auch für den Brustkrebs zu eigen machen. Es könnte genauso gut sein, daß die Wirtsanfälligkeit und nicht eine unterschiedliche Aggressivität der Tumorzellen die Prognose bestimmt.

Wir könnten vermutlich weiterkommen mit Therapien zur Verbesserung der Wirtsanfälligkeit als mit der bisherigen „Jagd" auf Krebszellen. Sie dürfen mich nicht mißverstehen, es handelt sich dabei nicht um bis ins letzte bereits gesichertes Wissen, sondern um eine gutbegründete Arbeitshypothese. Als Zeugen dafür möchte ich z. B. den bekannten AIDS-Forscher *Levy* vorstellen: *„In several ways the challenges of AIDS resemble the challenges of cancer. Maintainig tumour dormancy or HIV latency may be easier to attain than the long-sought cure"* [11].

9.4
Individueller Nutzen: Wann lohnt sich eine medizinische Maßnahme?

Ich darf natürlich nicht darüber hinweggehen, daß wir seit einiger Zeit gerade beim Brustkrebs aus kontrollierten Studien wissen, daß eine Wirkung der Früherkennung – über die genannten statistischen Fehlüberlegungen und Trugschlüssen hinaus – empirisch gut belegt ist durch randomisiert kontrollierte Studien.

Tatsächlich kann durch ein Mammographie-Screening die Brustkrebs-Mortalität in der Altersgruppe von etwa 50 bis 70 Jahren um rund 30 Prozent gesenkt werden. Damit scheint die frühzeitige lokale Krebskontrolle eine gewisse Berechtigung zu haben, auch wenn die Wirkungsweise unklar ist. Es könnte ebenso sein, daß frühzeitige positive Veränderungen in der Lebenseinstellung (siehe unten) oder eine frühzeitige Reduktion der Tumormasse, die das System und seine Möglichkeiten der Selbstheilung überlasten, die Wirkung ausmacht, als daß ein Unterbruch in eine lokale Ausbreitung erzielt wird. Es bestehen möglicherweise aber auch verschiedene, bisher nicht von vornherein unterscheidbare, Gruppen von Brustkrebsen: *„The effect of early detection on mortality is so small perhaps due to the fact that many breast cancers are systemic from inception (and outcome cannot be altered by early local treatment), and that many are clinically benign (and early local treatment does not change the good prognosis). Breast cancer appears to be systemic from its inception in many cases and locally progressive in some"* [12]. Diese verschiedenen Hypothesen sind noch weiter zu prüfen.

Entscheidend ist hier aber etwas anderes, nämlich die Einschätzung der *individuellen Nutzenserwartung* in Form der sogenannten *Number needed to treat*. Diese stellt ein entscheidendes methodisches Element in der wissenschaftlichen Nutzensbewertung im Rahmen einer *„Evidence-Based Medicine"* dar [13]. Sie können die Bedeutung dieser Beurteilungsgröße an den konkreten Zahlen des Mammographie-Screenings in Tabelle 9.5 [14] erkennen. Sie sehen, daß die erzielbare Mortalitätsreduktion von 30 Prozent absolut gesehen nur etwa 10 Todesfälle in 100 000 Frauenjahren ausmacht. So würde etwa eine Frau, die aus präventiven Gründen das Autofahren aufgibt, um ihr Verkehrssterblichkeitsrisiko auf dasjenige einer Fußgängerin zu senken, eine etwa fünfmal höhere Sterblichkeitsdifferenz erwarten können als mit der Teilnahme an einem Mammographie-Programm. Setzt ein Frau auf das Mammographie-Screening, so könnte sie also mit sehr viel Glück die eine von 1000 sein – hier haben wir die „Number needed to treat" –, die dank der Früherkennung in den nächsten zehn Jahren nicht an Brustkrebs stirbt. Mit 99,9% wird ihr dieses Glück hingegen nicht zuteil werden, sie wird aber mit einer

Tabelle 9.5. Brustkrebs-Früherkennung in der Praxis

Auswirkung	pro 100 000 Frauenjahre	pro verhütetem Krebstodesfall („Number needed to treat/ screen")
Verhütete Brustkrebstodesfälle	6,2	–
Screening-Mammographien	39 000	6 300
Krebsverdacht nach Mammographie	1 500	250
Verlängerung der Krankheitsphase	180	30
Krebsfallzunahme (falsch positive Krebsdiagnosen und Entdeckung klinisch gutartiger Tumoren)	52	8,4

[Schmidt JG. J Clin Epidemiol 1990; 43:215–225].

Wahrscheinlichkeit von etwa 0,5% das Pech haben, eine unnötige Krebsdiagnose zu erhalten, die ihr ohne Screening erspart geblieben wäre (wie Tabelle 9.5 zeigt, ist das Risiko einer zusätzlichen Krebsdiagnose fast zehnmal größer als die Chance eines Nutzens), oder in 15% das Pech, mit einem Krebsverdacht im ersten Röntgenbild konfrontiert zu werden (einmal unter 250 Krebsverdachts-Fällen wird ein Nutzen entstehen).

Wenn Sie dennoch wenigsten an die Schutzwirkung der Früherkennung als Ausschluß-Diagnostik glauben wollen, sollten Sie als objektiven Absicherungsnutzen die Differenz zwischen Gesundheitswahrscheinlichkeit und *„negative predictive value"* berücksichtigen: Mit einer unauffälligen Screening-Mammographie ist der *„negative predictive value"*, d. h. die Wahrscheinlichkeit eines Krebsausschlusses 99,8%, was wir als sehr sicher betrachten können; aber auch ohne Mammographie-Ergebnis ist die Wahrscheinlichkeit des Krebsausschlusses für das nächste Intervall von 2–3 Jahren aufgrund der letztlich doch geringen Inzidenz 99,5%, was praktisch gesehen etwa auf das gleiche herauskommt. Die vermeintliche Sicherheit durch Ausschluß-Diagnostik besteht also nur solange, wie wir Technologie noch mystifizieren. Die ärztliche Aufgabe wäre natürlich, billigere und harmlosere Absicherungsrituale einzuführen, wenn diese denn nötig sind.

9.5
Meinungen, Evidenz und aufgeklärtes Handeln

Wir brauchen Technologie, haben aber noch zu wenig gelernt, diese aufgeklärt und immer nutzbringend einzusetzen. Wenn der Nutzen medizinischer Interventionen zu gering ist, um klinische Relevanz zu haben, oder wenn der Nutzen undurchdacht oder unklar ist, könnte der patientenabhängig *Verzicht* auf solche Maßnahmen die große Leistung der Medizin in den nächsten Jahrzehnten sein. In der Praxis besteht die interessante ärztliche Aufgabe im Aushandeln zwischen (überholten) Glaubensauffassungen und aufgeklärter, methodisch stichhaltiger Evidenz

Die Evidenz aus den wirklich zuverlässigen Studien für verschiedene Interventionsmöglichkeiten bei Brustkrebs läßt entscheidende „Erkenntnisse" der orthodoxen Medizin als bloße Glaubensauffassungen erkennen. Dies erlaubt oder erfordert ein aufgeklärteres Handeln Ihren Patienten bzw. Patientinnen gegenüber, welches nicht mehr so sehr von Panik und falschen Daten-Interpretationen bestimmt ist, sondern die individuellen Gegebenheiten und menschliche Reife berücksichtigt. Dazu gehört auf jeden Fall auch eine genaue Abschätzung der möglichen Therapiewirkungen in Form absoluter Risiken (oder der sogenannten *„Number needed to treat"*), wie das Beispiel des tatsächlich „wirksamen" Screenings zeigt. Es schafft die Möglichkeit, daß Sie mit Patienten und Patientinnen zusammen erarbeiten, welcher Weg eingeschlagen werden soll, ob Sie daran glauben, alles Böse früh orten und mit allen Mitteln bekämpfen müssen, oder ob Sie und Ihre Patienten auch eine andere Möglichkeit haben, dem bösen Tod ins Auge zu schauen. Wenn Sie sich als Ärzte aufgeklärt der tatsächlich oft vorhandenen medizinischen Machtlosigkeit stellen und nicht in das verdrängerische Handeln aufgrund unzureichender Evidenz begeben, können Sie die menschlichen Reifeprozesse im Angesicht von Krankheit und Vergänglichkeit zu Ihrer ärztlichen Aufgabe machen. Dies wird nicht in jedem Fall möglich sein. Ich kenne einige wenige Brustkrebs-Patientinnen, die es aufgrund dieser präzis analysierten Evidenz aber verstanden haben, daß auch die orthodoxe Medizin nicht immer rational-wissenschaftlich handelt, und daß am Schluß „Heilung" ihre eigene Aufgabe ist. Sie schöpfen Kraft aus den anfänglichen Ängsten und verzichten manchmal auf die Entfernung verdächtiger Knoten, die die Rolle von Indikatoren bekommen können, nehmen die Medizin aber auch gerne wieder in Anspruch, wo diese palliativ etwas bieten kann.

Daß eine Neubewertung der Krebsbedrohung bei vielen Frauen möglich ist und offenbar auch stattfindet, zeigt eine Untersuchung aus den USA. Trotz bleibender körperlicher Beeinträchtigung zeigten Patientinnen mit Brustkrebs im Vergleich zu einer Gruppe mit histologisch gutartigen Knoten einen Gewinn an Lebensqualität, indem zum Beispiel spirituelles Wachsen und eine Vertiefung von Beziehungen zu anderen Menschen ausgelöst wurde [15].

Literatur

1. Ankündigung 3. Wissenschaftliches Einsiedler Symposium: *„Placebo" – Wertvoll wenn es dem Patienten nützt? Bedeutung und wissenschaftliche Dokumentation subjektiver Besserung: Schritte zu einer zeitgemäßen Krankheitslehre*, 16.–19. Oktober 1997 (Stiftung Paracelsus Heute, CH-8840 Einsiedeln)
2. Echt DS, Liebson PR, Mitchell LB et al. (1991) Mortality and morbidity in patients receiving encainide, flecainide, or placebo – The Cardiac Arrhythmia Suppression Trial. N Engl J Med 324:781–788
3. Einsiedler Kurse: Zeitgemäße Beurteilung medizinischen Wissens – „Critical Appraisal" und Methoden der klinischen Epidemiologie für die praxisbezogene Bewertung von Studien (Stiftung Paracelsus Heute, CH-8840 Einsiedeln)
4. Nielsen M, Jensen J, Andersen J (1984) Precancerous and cancerous breast lesions during lifetime and at autopsy. Cancer 54:612–615
5. Minerva (1993) BMJ 307:574
6. Rees JL (1996) The melanoma epidemic: reality and artefact. BMJ 312:137–138
7. Burton RC (1995) Analysis of public education and the implications with regard to nonprogressive thin melanomas. Curr Opin Oncol 7:170–174
8. US Preventive Services Task Force. Guide to clinical preventive services. Williams & Wilkins, Baltimore 1989
9. Early Breast Cancer Trialists' Collaborative Group (1992) Lancet 339:1–15, 71–85
10. Spiegel D, Bloom JR, Kraemer HC, Gottheil E (1989) Effect of psychosocial treatment on survival of patients with metastatic breast cancer. *Lancet* ii:888-8
11. Levy JA. HIV research: A need to focus on the right target. *Lancet* 1995; 345:1619–1621
12. Schmidt JG (1992) Natural history of breast cancer. Lancet 339:810
13. Guyatt G, Sackett DL, Sinclair JC et al (1995) Users' guides to the medical literature – IX. A method for grading health care recommendations. JAMA 274:1
14. Schmidt JG (1990) The epidemiology of mass breast cancer screening: A plea for a valid measure of benefit. J Clin Epidemiol 43:215–225
15. Andrykowski MA, Curran SL, Studts JL et al (1996) Psychosocial adjustment and quality of life in women with breast cancer and benign breast problems: a controlled comparison. J Clin Epidemiol 49:827–834

KAPITEL 10

Beurteilung klinischer Studien – Hinweise zum kritischen Literaturstudium

JÜRGEN WINDELER · ROLF HOLLE

10.1 Einleitung

Angesichts der immer noch zunehmenden Flut an medizinischen Informationen ist es aus Zeit- und Effektivitätsgründen notwendig, das Studium der veröffentlichten Beiträge so zu gestalten, daß relevante Informationen als solche zuverlässig erkannt werden. In der folgenden Übersicht soll versucht werden, Orientierungspunkte für ein gleichzeitig kritisches und effektives Literaturstudium zu liefern. Die Darstellung wird sich auf das besonders wichtige Gebiet der klinischen (Therapie-)Studien konzentrieren. Viele Aussagen treffen auch für Publikationen zur Evaluierung diagnostischer Tests zu, deren spezielle Anforderungen hier aber nicht behandelt werden (vergl. 4, 7, siehe auch den Artikel von Richter et al.). Andere große Themenbereiche der medizinischen Literatur, z.B. epidemiologische Studien, können in diesem Zusammenhang nicht behandelt werden, da sie einerseits noch zu wenig strukturiert sind, als daß man brauchbare Empfehlungen abgeben könnte, und andererseits individuell so voller Detailprobleme medizinischer, methodischer und statistischer Art stecken, daß eine übergreifende Darstellung kaum möglich ist. Ebenso werden Spezialgebiete der klinischen Therapieforschung, z.B. der Bereich der Meta-Analyse, nicht behandelt.

Aus sachlich-wissenschaftlichen Gründen ist es erforderlich, beim Literaturstudium sorgfältig hinzusehen. Andere Gründe verschärfen dieses Erfordernis jedoch noch deutlich: Das Publizieren dient längst nicht mehr nur dem Ziel, Informationen zu verbreiten, sondern wird auch durch zahlreiche andere Ziele beeinflußt, um nicht zu sagen, gesteuert. Das Einwerben von Forschungsmitteln und andere finanzielle Abhängigkeiten, wissenschaftliche Karriereplanung, Geltungsbedürfnis, persönliche Überzeugungen und Eitelkeiten – zusammen treffend mit dem Wort „publish or perish" beschrieben, wirken sich auf die Häufigkeit, aber leider auch auf den Inhalt medizinischer Veröffentlichungen aus.

Im Zentrum der kritischen Auseinandersetzung mit wissenschaftlicher Literatur steht neben der Frage „Zu welchen Ergebnissen ist der Autor gekommen?" die noch wichtigere Frage „Kann ich Vertrauen haben, daß durch Design, Durchführung und Auswertung der Studie mögliche Störeinflüsse und Verzerrungen weitestgehend unterbunden wurden?" [11]. Der Leser kann sich dabei in die Situation eines Skeptikers begeben, der sich aus einer indifferenten Haltung heraus vom Autor durch die Publikation seiner Ergebnisse überzeugen lassen will, an dieses Überzeugen jedoch Anforderungen stellt. Nur dann, wenn diese zu seiner Zufriedenheit erfüllt werden, ist er bereit, sich der Meinung des Autors anzuschließen. (Es sei darauf hingewiesen, daß die

Erfüllung solcher Anforderungen eine notwendige, jedoch keine hinreichende Bedingung darstellt).

Auf die Aneinanderreihung von Negativbeispielen wird im folgenden verzichtet. Interessierte Leser seien auf das Buch von Andersen [2] verwiesen, wenn sie sich davon überzeugen wollen, daß die hier gegebenen Hinweise praxisrelevant sind.

10.2
Original über Übersicht?

Bei der großen Zahl an Publikationen stellt sich zunächst die Frage, ob man sich sinnvollerweise mit dem Studium von Übersichtsartikeln zu einem Thema begnügt oder ob man sich selbst ein Bild von der Wirksamkeit einer Therapie bzw. der Aussagekraft eines diagnostischen Tests anhand von Originalpublikationen verschaffen sollte. Zur Beantwortung dieser Frage muß man sich vor Augen führen, daß in eine Übersichtsarbeit immer auch die subjektive Einschätzung des Autors eingeht. Dies bezieht sich selbstverständlich besonders auf narrative Übersichten, gilt aber abgeschwächt auch für Konsensus-Statements, Meta-Analysen und andere Formen der zusammenfassenden Darstellung. In den Fällen, in denen eine solche Übersicht gut gemacht ist, alle relevante Literatur berücksichtigt und methodisch angemessen beurteilt sowie zu nachvollziehbaren Interpretationen kommt, kann man sich möglicherweise auf das Lesen von Übersichtsartikeln beschränken.

Das Problem ist jedoch, zu beurteilen, welches eine gute Übersichtsarbeit ist. Es beginnt bereits bei der Vollständigkeit der einbezogenen Literatur, die man eigentlich nur beurteilen kann, wenn man sich selbst bereits auf dem Gebiet gut auskennt (hier sollte man sich aber in jedem Fall durch stichprobenweise Datenbank-Recherche einen Eindruck verschaffen). Es setzt sich bei der methodischen Beurteilung der Arbeiten fort, deren Kriterien in der Regel nicht genannt werden und für die man die Kompetenz des Autors nicht beurteilen kann. Will man also versuchen, sich unabhängig von anderen Meinungen ein Bild zu verschaffen, so wird es immer notwendig sein, selbst die Originalliteratur zu sichten. Dies gilt selbstverständlich besonders, wenn man in der Situation ist, Stellungnahmen abgeben oder Gutachten erstellen zu müssen.

Auch bei einzelnen Originalartikeln besteht natürlich die Möglichkeit, daß Meinung in Ergebnisse, speziell deren Auswahl und Auswertung eingeht – für die Interpretation ist dies selbstverständlich. Einige der Hinweise für ein kritisches Literaturstudium zielen daher auch darauf, schmückendes oder die Sicht behinderndes Beiwerk einer Darstellung zu durchdringen und tatsächlich nur die für die Beantwortung der Frage relevanten Daten zu sichten und zu beurteilen.

10.3
Fragestellung

Von einem klinischen Forschungsprojekt kann eine gut interpretierbare und mit statistischen Methoden gestützte Aussage nur für klare, vorab formulierte Fragestellungen erwartet werden. Es ist also bei jeder Originalpublikation zunächst zu klären, welcher Fragestellung in der Studie nachgegangen werden soll. Mehr oder weniger ausführliche und konkrete Formulierungen zur Fragestellung findet man in der Zusammenfassung oder am Ende der Einleitung einer Arbeit. Ihre Feststellung ist nicht nur deshalb sinnvoll, um sich selbst ein Bild davon zu verschaffen, welche Antwort in der Studie angestrebt wird, sondern auch, um Autoren gerecht zu beurteilen: Wenn jemand als Ziel seiner Untersuchung angibt, erste klinische Erfahrungen mit einer neuen Therapie zu beschreiben, dann ist es wenig fair zu kritisieren, daß methodische Prinzipien, die für einen Wirksamkeitsnachweis gefordert werden, nicht eingehalten wurden (allerdings sollte man sich vergewissern, daß in Zusammenfassung oder Diskussion nicht eine Wirksamkeitsbehauptung enthalten ist). Es ist also wichtig, die Absicht der Autoren zu kennen, um eine adäquate methodische Meßlatte anlegen zu können. In diesem Zusammenhang sollte man sich auch dafür interessieren, ob die vorgelegten Ergebnisse in Untertitel, Zusammenfassung oder an anderen Stellen als „Pilotstudie", „vorläufig", „Zwischenergebnisse" oder ähnliches deklariert werden. Es ist nicht selten festzustellen, daß solche Ergebnisse trotz ihres vorläufigen oder Pilot-Charakters von Autoren, insbesondere aber von Lesern als Wirksamkeitsbelege angesehen werden (s. auch „Multiples Testen").

10.4
Vergleichsgruppen und Therapiezuteilung

Die wesentliche Frage an eine Studie, die den Anspruch erhebt, eine Aussage über die Effekte einer Therapie zu machen, ist, ob eine Kontrollgruppe von Patienten als Vergleichsmaßstab herangezogen wurde, die die in Frage stehende Therapie nicht erhalten haben, die also Auskunft darüber geben können, was in der geprüften Situation ohne diese Therapie geschehen wäre. Das Ideal einer Bildung von Vergleichsgruppen ist, die Patienten der Anwendung bzw. der Nichtanwendung einer Therapie zufällig zuzuteilen, die Randomisierung. In abnehmender methodischer Qualität sind auch andere Kontrollmöglichkeiten denkbar: Nicht-randomisierter, zeitlich paralleler Vergleich, Vergleich mit in der Vergangenheit therapierten Patienten, in anderen Kliniken usw.. Solche Vergleiche müssen jedoch, um aussagekräftig zu sein, anspruchsvollen methodischen Anforderungen genügen. Nicht aussagekräftig sind dagegen in jedem Fall Berichte über die Anwendung einer Therapie ohne Vergleichsgruppe (Vorher-Nachher-Betrachtung). Solche unkontrollierten Studien tragen bis auf sehr seltene Ausnahmefälle zur Beurteilung der Wirksamkeit einer Therapie nichts bei. Man kann sich sehr viel Lesezeit sparen, wenn man solche Studien bald beiseite legt. Auch für alle Formen nichtrandomisierter Studien gilt, daß sie mit Vorsicht zur Kenntnis genommen werden sollten. Man sollte diese Studien zwar sorgfältig lesen, aber die Beurteilung der Wertigkeit der Ergebnisse sowie der Existenz und Bedeutung möglicher Störeinflüsse erfordert ein sehr hohes Maß an Sachkenntnis und Erfahrung. Methodisch zufriedenstellende nicht-randomisierte Studien stellen noch große Ausnahmen dar (z. B. [3]).

Um eine Studie als randomisiert einstufen zu können, muß dieser Begriff explizit oder eine Formulierung wie „zufällige Zuteilung" im Methodikteil auftauchen. Sollte der Begriff nur im Titel oder in der Zusammenfassung zu finden sein, ist bereits eine gewisse Skepsis angezeigt. Falls ergänzende Ausführungen (z. B. über eine alternierende Zuteilung) etwas anderes vermuten lassen, gilt natürlich der Begriff „randomisiert" nichts mehr.

Es wird teilweise großer Wert auf eine genaue Beschreibung des Randomisierungsvorgangs gelegt. Dabei ist es jedoch völlig unerheblich, ob und mit welchem Computerprogramm die Randomisierungsliste erstellt worden ist. Wichtig ist, daß die Patientenzuteilung zufällig, genauer: sicher nicht vorhersehbar, ist. Die praktische Durchführung der Randomisierung zu erfahren, ist dafür jedoch von größerer Bedeutung. Hier sollte bei nicht doppelblinden Studien grundsätzlich eine Telefonrandomisierung erwähnt sein. Andere Vorgehensweisen, wie z. B. das Öffnen verschlossener Umschläge, erfüllen nur bei zusätzlich vorgenommenen (und beschriebenen) Sicherungsmaßnahmen die oben formulierte Anforderung, Vertrauen in die Durchführung einer Studie zu haben (vergl. [12]).

10.5
Beschreibung der Patienten

Für ein klinisches Forschungsprojekt werden nur Patienten, die einer bestimmten Definition genügen, herangezogen. In klinischen Studien wird die Patientengruppe u. a. durch die Ein- und Ausschlußkriterien eingeschränkt. Für den Leser einer Publikation ist die Beschreibung der untersuchten Patienten aus zwei Gründen von Bedeutung:

a. Es muß ihm klar werden, für welche Patienten die in einer Studie getroffene Aussage gilt. Dies sind sicherlich die Patienten der Studie selbst und (mit Einschränkungen) zukünftige Patienten, die den Studienteilnehmern vergleichbar sind. Eine Aussage zur Wirksamkeit einer Therapie sollte aber natürlich nicht auf sehr eng begrenzte Patientengruppen beschränkt sein. So wird man also aus den Patientencharakteristika auch ableiten wollen, für welche anderen Patienten man die mitgeteilten Ergebnisse als relevant erachtet. Dies ist eine medizinisch-inhaltliche, keine statistische Fragestellung. Werden etwa in eine klinische Studie zur Therapie eines grippalen Infektes 40- bis 60-jährige Männer eingeschlossen, so wird man aus dem Ergebnis medizinisch sicherlich auch auf die Wirksamkeit bei 50-jährigen Frauen oder 30-jährigen Männern schließen können, jedoch nicht unbedingt auf die Wirksamkeit bei Kleinkindern, alten Menschen oder, falls in der Studie ausgeschlossen, immunsupprimierten Patienten.

b. Bei einem negativen (nicht-signifikanten) Studienergebnis kann man sich fragen, ob die Zusammensetzung der Patientengruppe ein Grund für diesen „Fehlschlag" gewesen sein könnte. Wenn etwa Patienten mit einem sehr heterogenen Krankheitsbild (akute und chronisch-rezidivierende Pankreatitis verschiedener Ursache) oder mit ungenügend gesicherter Diagnose (Einschluß von Patienten mit instabiler Angina pectoris in Studien zur Therapie des Herzinfarkts) eingeschlossen werden, so kann dies a priori zu mangelnden Erfolgsaussichten einer klinischen Studie führen.

Zu sinnvollen Auswahlkriterien von Patienten besteht ein breiter Ermessensspielraum und sie sind deshalb als Qualitätskriterium einer Studie nur sehr eingeschränkt geeignet. Wichtig sind die Sicherung der Indikation sowie die Minderung von Risiken [6]. Aus den oben genannten zwei Gründen ist aber entscheidend, daß die Auswahlkriterien detailliert beschrieben sind.

Dies gilt selbstverständlich nicht nur für die im Protokoll formulierten Kriterien, sondern auch für die in der Realität erreichte Situation. Es gehört daher zu jedem Bericht über eine Studie eine gruppenweise Darstellung der Patienten mit ihren wichtigsten demographischen Daten. Eine solche Darstellung dient neben der reinen Information des Lesers über Merkmale der einbezogenen Patienten auch dazu, die Vergleichbarkeit der Patientengruppen transparent zu machen.

10.6
Fallzahl

In jeder klinischen Studie sollte man, nachdem man sich Klarheit über die Fragestellung sowie über die Vorgehensweise (Methodik) verschafft hat, versuchen, sich über die geplante Fallzahl zu informieren (typischerweise am Ende des Methodik-Kapitels). Ohne hier in statistische Details gehen zu können, spielt diese Zahl dann eine bedeutende Rolle, wenn die Autoren aus einem nicht-signifikanten Unterschied zwischen zwei (oder mehreren) Therapiegruppen eine Interpretation im Sinne der Gleichwertigkeit dieser Therapien ableiten wollen. In dieser Situation ist der Fehler zweiter Art (bzw. seine Wahrscheinlichkeit β) relevant, der unter Zuhilfenahme der Fallzahl quantifiziert und durch sie kontrolliert werden kann. Ohne publizierte Fallzahlberechnung und damit ohne Angaben zur Power $(1-\beta)$ sind solche Äquivalenzaussagen wertlos [8, 15].

Bei signifikanten Ergebnissen spielt die Fallzahl selbst dagegen zur Beurteilung kaum eine Rolle. Der in dieser Situation relevante Fehler erster Art (Irrtumswahrscheinlichkeit α) wird durch die Fallzahl nicht tangiert. Die Suche nach einem Abschnitt zur Fallzahlplanung hat demnach auch vorwiegend andere Gründe:

a. Die Existenz eines solchen Absatzes sagt grundsätzlich etwas über die Sorgfalt der Planung bzw. die Transparenz der Berichterstattung aus.
b. Da die Fallzahlplanung nur für ein vorab festgelegtes Kriterium (Zielkriterium, s. u.) durchgeführt werden kann, ist aus diesem Absatz eben dieses geplante Zielkriterium abzuleiten. Es kann demnach auch geprüft werden, ob die Autoren eine Auswertung dieses Zielkriteriums vorlegen, und zwar unter den im Fallzahlabschnitt festgelegten Bedingungen.
c. In diesem Zusammenhang kann dem Abschnitt zur Fallzahlplanung auch der geplante statistische Test entnommen werden, denn nur für einen spezifizierten Test kann eine entsprechende Berechnung erfolgen.

Eine fehlende Information zur Fallzahlplanung ist demnach – jedenfalls bei signifikantem Studienergebnis – nicht als gravierender methodischer Mangel einer Studie anzusehen. Diesem Abschnitt sind jedoch wichtige andere Informationen zu entnehmen, deren Fehlen die Beurteilung einer Studie erschwert und tendentiell Zweifel an der Sorgfalt der Studiendurchführung aufkommen läßt (vergl. [1]).

10.7
Zielkriterium

Es ist hilfreich, wenn der Leser bei der vom Autor formulierten Fragestellung (s. o.) zunächst selbst überlegt, welches Kriterium er als aussagefähig zur Beantwortung der Frage ansehen würde, so daß er eine Plausibilitätsbeurteilung der Vorgehensweise vornehmen kann. Interessiert man sich dafür, ob sich durch eine Therapie überhaupt Effekte (Wirkungen) erzielen lassen, so wären Laborparameter (Lipide, Lymphozytenzahlen) oder andere Messungen (Blutdruck etc.) aussagefähige Merkmale. Will man jedoch die Wirksamkeit einer Therapie beurteilen, also die Frage beantworten, ob man diese Therapie zum Nutzen von Patienten einsetzen kann, so müssen andere Merkmale, nämlich klinisch bedeutsame und aussagekräftige, herangezogen werden. Dies kann z. B. die Häufigkeit von Schlaganfällen, die Sterblichkeit an Herzinfarkten oder auch die Schwere von Schmerzen sein. Kriterien, die primär Wirkungen anzeigen, können nur dann zur Unterstützung der Wirksamkeit herangezogen werden, wenn sie akzeptierte Surrogatkriterien sind. Diese sind sehr selten. Eines der wenigen Beispiele ist der arterielle Blutdruck.

Ein Zielkriterium zeichnet sich zudem dadurch aus, daß, z. B. im Fallzahlabschnitt, genau spezifiziert ist, wann es erhoben wird und welcher Parameter der Zielvariablen benutzt wird. Damit ist zum einen gemeint, daß man nicht über 10 Wochen wöchentlich die Schmerzintensität erheben kann, um aus einem Unterschied zum Zeitpunkt vier Wochen auf die Wirksamkeit einer Therapie zu schließen, sondern daß man dazu vorher definiert haben müßte, daß der Vierwochen-Zeitpunkt der relevante Zeitpunkt für eine Wirksamkeitsaussage ist. Dies bedeutet zum anderen, daß vorab festgelegt werden muß, ob der Absolutwert (z. B. einer visuellen Analogskala) nach vier Wochen, die absolute oder relative Veränderung gegenüber dem Anfangswert oder noch ein anderer Parameter für den Vergleich zwischen den Therapiegruppen herangezogen werden soll. Eine Diskrepanz in der Definition des Zielkriteriums und dessen Analyse zwischen dem Abschnitt Fallzahlplanung und der Auswertung und Interpretation der Studie legt den Verdacht nahe, daß hier das Zielkriterium (ergebnisabhängig?) nachträglich geändert wurde, was nicht akzeptabel ist.

10.8
Statistische Auswertung

Details der statistischen Auswertung stellen neben der methodischen Vorgehensweise zweifellos das Zentrum der kritischen Beurteilung dar. Natürlich kann hier nicht auf alle Details und Fallstricke eingegangen werden. Neben Anmerkungen zu einigen sehr typischen Problemen sollen daher zunächst vier eher allgemeine Hinweise gegeben werden:

- Die Verwendung eines anderen als des geplanten (Fallzahlabschnitt) statistischen Verfahrens macht mißtrauisch. Nicht angegebene statistische Verfahren verhindern das Nachvollziehen von Ergebnissen und damit auch, der Interpretation der Autoren zu folgen.
- Der (parametrische) t-Test ist bei moderaten Abweichungen von der Normalverteilungsvoraussetzung zwar ein sehr robustes Verfahren. Bei deutlich schiefen Verteilungen (Log-Normalverteilung speziell bei Labordaten) und kleinen Stichprobenumfängen sollte jedoch ein nicht-parametrisches Verfahren verwendet worden sein.
- Das Weglassen von Ausreißern ist nicht akzeptabel. Solche Werte sind vielmehr (z.B. nach Transformation aller Daten) in die Auswertung einzubeziehen, oder es ist mindestens über sie detailliert so zu berichten, daß der Leser selbst in der Lage ist, die Ausreißer in der Auswertung zu berücksichtigen.
- Es kann die generelle Regel formuliert werden: Je einfacher eine statistische Auswertung, desto besser. Einfachheit ist nicht eine Folge von mangelnder Kenntnis, sondern eine Frage guter Planung, klarer Hypothesenformulierung und guter Versuchsstrukturierung. Exotische statistische Verfahren sind für exotische Situationen sinnvoll. Sie sind eher selten. Aufwendige statistische Modelle mit Berücksichtigung vieler Kovariablen sind in aller Regel nicht geplant und legen, jedenfalls im Bereich klinischer Studien, die Frage nahe, ob die statistische Auswertung nicht ergebnisgesteuert wurde.

10.9
Teilweise abhängige Beobachtungen

Ein sehr häufiger Fehler ist, daß abhängige Beobachtungen in statistische Verfahren einbezogen werden, die die Unabhängigkeit der Beobachtungseinheiten voraussetzen. In der klinischen Medizin ist die Beobachtungseinheit grundsätzlich der Patient, also weder das Bein noch der Zeh, weder der einzelne Zahn noch der einzelne Leukozyt. Auch Mehrfacheingriffe an einem Patienten können nicht mit üblichen statistischen Methoden bearbeitet werden. Es sei hervorgehoben, daß nicht nur die statistische Modellierung, sondern auch die klinische Beurteilung durch solche teilweise verbundenen Beobachtungseinheiten enorm erschwert wird.

10.10
Adäquate Vergleiche

Die oben favorisierte kontrollierte Studie ist sinnvoll, um eine Gegenüberstellung von Krankheitsverläufen unter der Anwendung einer Therapie und der Nichtanwendung dieser Therapie vornehmen zu können. Für Aussagen über die Effekte einer Therapie sind daher *ausschließlich* die (statistischen) Vergleiche *zwischen* verschiedenen Patientengruppen, die jeweils die Anwendung und die Nichtanwendung repräsentieren, notwendig. Es wird dazu zum Vergleich eines Merkmals *ein* statistischer Test berechnet und *ein* p-Wert angegeben.

Man findet jedoch nicht selten Aussagen wie „war die Veränderung der mittleren Score-Werte in der Verumgruppe hochsignifikant, während sich in der Plazebo-Gruppe keine statistisch gesicherten Veränderungen zeigten". Hier werden also zwei Tests durchgeführt, die p-Werte für die Verläufe eines Merkmals jeweils in der Verum- und der Kontrollgruppe berechnet und diese p-Werte miteinander verglichen. Im Kontext des auf einen Mittelwert-Vergleich zielenden Tests ist dies ein sinnloses Vorgehen, denn in den p-Wert geht neben dem Mittelwert auch die Fallzahl der Gruppen sowie die Variabilität ein. Alle drei Werte können sich zwischen Gruppen unterscheiden, ohne daß dies im p-Wert differenzierbar wäre. Es ließe sich z.B. ohne weiteres eine Situation vorstellen, in der mittlere Veränderungen und Variabilität gleich sind und unterschiedliche p-Werte nur durch ungleiche Gruppengrößen bewirkt werden.

10.11
Multiples Testen

Eine weitverbreitete Praxis ist es, statt eines vorab definierten Zielkriteriums (z.B. Summenscore einer Grippesymptomatik) und dessen Vergleich zwischen verschiedenen Therapiegruppen eine Tabelle vorzulegen, in der mehrere Variablen (Husten, Schnupfen, Heiserkeit, Gliederschmerzen, Ohrenschmerzen usw.) aufgeführt sind, deren Ergebnisse jeweils zwischen den Therapiegruppen verglichen werden. Wenn mindestens eines dieser Einzelsymptome einen Unterschied zwischen den Therapiegruppen zeigt (=einer der statistischen Tests signifikant ist), so wird die Therapie als wirksam erachtet. Ganz abgesehen davon, daß bei solchen Tabellierungen von Einzelmerkmalen nie sicher ist, ob vielleicht noch weitere Merkmale erhoben wurden, wegen „ungeeigneter" Ergebnisse aber nicht mitgeteilt werden, ist ein solches Vorgehen aus statistischen Gründen nicht akzeptabel. Da für jeden statistischen Test eine Irrtumswahrscheinlichkeit (von üblicherweise 5%) vorgegeben ist, wird beim Vergleich eines Zielkriteriums diese Irrtumswahrscheinlichkeit nur einmal, beim Vergleich von z.B. sieben Einzelsymptomen jedoch siebenmal in Anspruch genommen – für die gleiche Aussage, nämlich „diese Therapie ist wirksam". Da in der zweiten Situation nur eines der sieben Symptome „signifikant" sein muß und auch alle Symptome hierfür gleichberechtigt sind, müssen die Irrtumswahrscheinlichkeiten der einzelnen Tests kombiniert werden und ergeben in diesem Fall einen Wert von ca. 30%. Der Fehler für die „Wirksamkeitsaussage" wird also durch solche multiplen Tests drastisch erhöht. Der Leser solcher Auswertungen kann versuchen, sich ein grobes Bild von der tatsächlichen Situation zu verschaffen, indem er die Irrtumswahrscheinlichkeit a durch die Anzahl der durchgeführten statistischen Tests teilt und prüft, ob die publizierten Vergleiche dann immer noch „signifikant" sind (also ihre p-Werte kleiner sind als das korrigierte a). Es sei jedoch darauf hingewiesen, daß dies nur eine orientierende Notlösung darstellt, ein solches Vorgehen ist von seiten des Autors als unzureichende Praxis zu bezeichnen.

Eine Variante mit gleicher Problematik ist, im Verlaufe einer Studie eine Zielvariable immer wieder zu vergleichen und bei einem signifikanten Ergebnis dieses zu berichten. Sind Zwischenauswertungen geplant und im Methodikteil ausdrücklich erwähnt (!), so sind sie selbstverständlich methodisch adäquate Maßnahmen, um eine Studie unter genau spezifizierten Bedingungen vorzeitig abbrechen und über diesen Abbruch berichten zu können. Ungeplante Zwischenauswertungen jedoch sind ein Ärgernis, ihre Publikationen, auch unter dem Problem des ungeplanten, multiplen Testens, sehr kritisch zu sehen.

10.12
Intention-to-treat

Grundsätzlich müssen alle Patienten, die in eine klinische Studie eingeschlossen worden sind, auch in die Auswertung gelangen – Ausnahmen sind sorgfältig zu begründen. Im Bereich randomisierter klinischer Studien hat sich hierfür der Begriff „Intention-to-treat" herausgebildet, der ausdrückt, daß alle eingeschlossenen Patienten, so wie randomisiert, ausgewertet werden sollten [14]. Auch außerhalb solcher Studien sollte man sorgfältig darauf achten, ob Informationen über aufgenommene und ausgewertete Patienten vorliegen, Begründungen für die Ausschlüsse angegeben werden, und inwieweit dabei das Problem einer Auswirkung der Patientenauswahl auf das Ergebnis problematisiert wird. Dies gilt z. B. auch für den Response bei der Versendung von Fragebögen u. ä. Das Problem, das durch Studienabbrecher entsteht, wird insgesamt immer noch unzureichend beachtet. Es ist aber ein relativ sensibles Kriterium für die Qualität einer klinischen Studie, wie mit vorzeitig ausscheidenden Patienten umgegangen und über sie berichtet wird.

10.13
Nachvollziehbarkeit

Eine entscheidende Voraussetzung dafür, eine Publikation kritisch beurteilen zu können, ist, die Auswertung der Ergebnisse selbst nachvollziehen, d. h. tatsächlich selbst nachrechnen zu können. Dies hat weniger das Ziel, die Autoren bei evtl. Rechenfehlern zu ertappen, als vielmehr zu verstehen, was die Autoren überhaupt gemacht haben. Hier ergibt sich auch ein Problem, falls nichtparametrische Verfahren zur Auswertung benutzt wurden, da deren Berechnung wegen fehlender Informationen in aller Regel nicht nachvollziehbar ist. In anderen Fällen, also bei der Benutzung parametrischer Tests (typischerweise t-Tests) müssen Angaben zu den Mittelwerten, den Standardabweichungen und den Gruppengrößen vorliegen. Das größte Problem stellen dabei die Standardabweichungen dar. Bei der Angabe eines „Standard error of the mean" (SEM), der zwar erfreulich klein, aber für eine deskriptive Statistik nicht adäquat ist, kann man immerhin noch durch Multiplikation mit $\sqrt{n}$ die Standardabweichung berechnen. Wird jedoch für die Auswertung zwar die absolute Differenz (Veränderung Ausgangs- gegenüber Anfangswert) benutzt, aber nicht die – richtigen – Standardabweichungen dieser Differenzen, sondern die Standardabweichungen der Anfangswerte sowie der Endwerte getrennt angegeben, so läßt sich aus diesen die relevante Standardabweichung nicht ausrechnen. Komplett fehlende Angaben zur Variabilität lassen natürlich ebenfalls kein Nachrechnen der Ergebnisse zu. Führt man sich dabei vor Augen, daß die Berechnung des statistischen Tests nur eine Formalisierung der allgemeinen Beurteilungsweise darstellt, Unterschiede zwischen Gruppen (in Mittelwerten) in Beziehung zur spontanen Variabilität zu setzen, so ist nicht nur eine im engeren Sinne statistische Bewertung, sondern auch eine klinische Relevanzbeurteilung nicht möglich.

Zwei weitere Probleme erschweren das Nachvollziehen von Ergebnissen:

Die alleinige Angabe relativer Veränderungen (% vom Ausgangswert o. ä.) ist wenig hilfreich. Dies betrifft sowohl die Auswertung als auch die Beurteilung klinischer Relevanz. Augenfällig wird dies, wenn davon die Rede ist, daß ein Wert „in der Verumgruppe um 75% anstieg, während in der Kontrollgruppe um 43% abfiel". Die erste Gruppe veränderte sich absolut von 8 auf 14, die zweite von 14 auf 8.

Nicht oder nicht vollständig angegebene Fallzahlen stellen ein gravierendes und leider häufiges Problem dar. In einer Studie wurden bei einer täglichen Erhebung der Schmerzintensität auch Auswertungen nach 16 Tagen vorgelegt. Die mittlere Beobachtungsdauer wird jedoch mit 10.5 Tagen angegeben, so daß, von den Autoren nirgends erwähnt, nur wenige Patienten nach 16 Tagen noch unter Beobachtung standen und diese zudem eine besondere Selektion aller Patienten darstellten.

Ein verwandtes Problem sind Überlebenskurven, die ohne Angaben der zu den einzelnen Zeitpunkten noch unter Risiko stehenden Patienten (also Angaben zu Zahl und Zeitpunkt der Zensierungen) ebenfalls nicht nachvollziehbar sind.

Die Forderung nach Nachvollziehbarkeit ist hart und bei komplexen statistischen Verfahren auch nicht immer zu erfüllen. Man kann jedoch von Autoren verlangen, daß sie sich Mühe geben, dem Leser so transparent wie irgend möglich zu machen, was sie – und warum sie es – gemacht haben. Sonst dürfen sie sich nicht wundern, wenn man ihnen in ihrer Interpretation nicht folgt.

10.14
Interpretation

Eine medizinisch-wissenschaftliche Originalarbeit sollte von Fragestellung über Methodik bis zu den Ergebnissen so abgefaßt sein, daß der Leser am Ende des Ergebnisteils in der Lage ist, die in der Arbeit für eine Fragestellung gelieferte Evidenz selbst vollständig zu beurteilen. Er sollte die Stichhaltigkeit der Methodik, die Richtigkeit der Auswertung sowie die Relevanz der Ergebnisse einstufen können – und er sollte dies auch selbst tun! Das Lesen des Diskussionsabschnitts einer Publikation ist für diese eigene Urteilsbildung nicht notwendig, oder sollte es jedenfalls nicht sein. Dieser Abschnitt sollte sich eigentlich zwei Themenbereichen widmen: den größeren Zusammenhang der eigenen Ergebnisse darzustellen und diese mit den Ergebnissen anderer zu vergleichen sowie eine eigene Interpretation der Autoren vorzulegen. Ersteres kann von Bedeutung sein, wenn man die übrige Literatur nicht ohnehin kennt, letzteres ist eher von akademischem Interesse, denn das eigene Urteil sollte von den tatsächlichen Daten und nicht von der Meinung der Autoren über dieser Daten abhängig sein. Den Diskussionsteil zu studieren kann jedoch in vielen Fällen hilfreich oder sogar notwendig sein, da nämlich nicht selten

- erst dort Informationen geliefert werden, die eigentlich im Ergebnisteil zu finden sein sollten (z. B. über die Zahl und Gründe ausgeschiedener Patienten);
- erst dort Informationen über Durchführungsprobleme der Studie geliefert werden;
- erst dort ausführlichere Begründungen für ein spezielles von den Autoren gewähltes Vorgehen genannt werden.

Anfangs wurde darauf hingewiesen, daß die Absicht der Autoren die Anforderungen mitbestimmt. Auch aus der Diskussion ist der Anspruch der Autoren in der Regel sehr gut abzuleiten.

10.15
Checklisten und Scores

Es ist naheliegend, sich die Mühe einer eigenen Bewertung klinischer Studien dadurch zu erleichtern, daß man sich Checklisten oder sogar quantitativer Qualitätsscores bedient. Es wurden bisher 9 solcher Checklisten entwickelt und publiziert sowie 25 verschiedene Scores, mit denen die Qualität einer klinischen Studie (nicht selten vermischt mit der Qualität der Publikation selbst) beurteilt werden kann (Übersicht bei [11]). Sicher ist es sinnvoll, sich bei der Durchsicht und Beurteilung klinischer Studien einer Checkliste in dem Sinne zu bedienen, daß man an alle wichtigen Aspekte denkt. Die Verwendung von Scores kann jedoch für den üblichen Gebrauch nicht empfohlen werden. Dies hat mehrere Gründe:

a. Die Entwicklung der Scores selbst genügt in aller Regel nicht methodischen Anforderungen. Es ist also z. B. unsicher, ob diese Scores überhaupt die Qualität valide messen und genauso unklar, ob z. B. mehrere Beurteiler bei Anwendung eines Scores zu gleichen Ergebnissen kommen würden.

b. In vielen dieser Scores ist die Gewichtung der einzelnen Anforderungen sehr kritisch zu sehen. Als Beispiel kann hier die Randomisierung genannt werden: Sie ist als essentielles Planungsprinzip in klinischen Studien zu betrachten. Eine Studie ohne Randomisation verliert – jedenfalls bei den bisher üblichen Vorgehensweisen – viel mehr an Aussagekraft, als es eine Herabstufung des Qualitätsscores von 100 möglichen Punkten (mit Randomisierung) auf 80 mögliche Punkte (ohne Randomisierung) auch nur entfernt erkennen läßt. Im gleichen Score [9] die Patientenzahl mit bis zu 30 Punkten zu bewerten, ist schwer verständlich. Größe allein sagt über Qualität gar nichts.

c. Kritisches Literaturstudium schließt mehr ein als das Abhaken einer Liste. Die Relevanz eines bestimmten methodischen Mangels ist, abhängig von der spezifischen Situation einer Studie (Indikation, Therapieverfahren, Zielkriterium) als auch in Abhängigkeit anderer methodischer Anforderungen sehr unterschiedlich zu beurteilen, ein Umstand, auf den die verbreiteten Scores keine Rücksicht nehmen.

10.16
Ist die Beurteilung einer Studie
aufgrund der Publikation überhaupt möglich?

Bei der Veröffentlichung von Beurteilungen klinischer Studien, bei Vorträgen oder auch im Zusammenhang mit Gutachten wird immer wieder der Einwand erhoben, daß die Beurteilung der methodischen Qualität einer Studie allein aufgrund einer Publikation nicht oder jedenfalls nur schwer möglich ist. Wiederholt wurde hier eingewandt, daß Kritik, die methodische Defizite einer Studie betrifft, bei genauer Durchsicht des Studienprotokolls hinfällig werde. Dieser Einwand, hinter dem auch der Vorwurf versteckt ist, sich (schuldhaft) nicht ausreichend kundig gemacht zu haben, ist einerseits sachlich natürlich nicht von der Hand zu weisen, andererseits jedoch unangemessen und sogar unfair (ganz abgesehen davon, daß nach den persönlichen Erfahrungen der Autoren die Kenntnis des Studienprotokolls meist noch größere Mängel offenbart als der Publikation zu entnehmen sind). Der Einwand ist deshalb unangemessen, weil es Autoren einer Publikation selbstverständlich völlig frei steht, sich zu Methodik und Ergebnissen angemessen, sorgfältig und transparent zu äußern, d. h., alle in dieser Arbeit aufgeführten Ansprüche zu erfüllen. Ein angebliches Platzproblem, wie es häufig vorgebracht wird, ist überhaupt kein Argument. Zum einen zeigen Beispiele, daß eine umfassende und verständliche Beschreibung der Methodik in Originalarbeiten möglich ist (als Lehrbeispiel sei die Publikation der Trust Study Group empfohlen [13]), zum anderen werden viele Arbeiten so mit Ballast, überflüssigen Abbildungen und Tabellen überladen, daß sowohl hier als auch bei der Länge der Diskussion (s. o.) Platz eingespart werden kann. Es steht übrigens jedem frei, das Studienprotokoll einer Studie getrennt vorab zu veröffentlichen, wie es bisher nur in Ausnahmefällen geschieht [5, 10].

Wie anfangs ausgeführt, sollte sich der Leser einer Arbeit in die Position begeben, sich vom Autor überzeugen zu lassen, d. h. zu versuchen, ihm bei der Interpretation seiner Ergebnisse zu folgen. Ist dies wegen fehlender Informationen nicht möglich, wobei für den Leser nicht zu entscheiden ist, ob dies auf Unvermögen oder Absicht des Autors zurückzufüren ist, so bleiben Fragen offen, Zweifel, und der Leser wird sich eben nicht überzeugen lassen. Mehr als die Aussage „Diese Studie überzeugt mich nicht" oder „Aus dieser Publikation ist die Wirksamkeit der Therapie nicht abzuleiten" sollte aus dem Literaturstudium dann nicht entstehen. Solche Äußerungen sind aber aus Publikationen möglich, und da diese die einzige Informationsquelle für die medizinische Öffentlichkeit darstellen, sind sie auch sinnvoll.

10.17
Fazit

Der Weg von einem völlig Unkundigen zu einem Erfahrenen, der die methodische Qualität und Aussagekraft medizinisch-wissenschaftlicher Publikationen kompetent beurteilen kann, ist weit – eine sicher nicht überraschende Feststellung. Hieraus ist, wie in anderen Bereichen auch, die Konsequenz zu ziehen, daß sich diejenigen, die den Status des Erfahrenen noch nicht erreicht haben, im Zweifelsfall des Ratschlags erfahrener Fachleute bedienen. Problematisch ist jedoch, daß der Weg über ein Zwischenstadium führt, in dem der den Weg Beschreitende dazu neigt, aus einem ersten Verständnis heraus stereotype Kriterien anzuwenden und daraus zudem unangemessen weitreichende Konsequenzen abzuleiten. Die Frage danach, ob „die Daten denn überhaupt normalverteilt" seien oder der Vorwurf, „das ist sowieso industriegesponsert", sind ein Ausdruck dieses Intermediärstadiums. Solcher Art Auftretende können der Sache einer kritisch-wissenschaftlichen Auseinandersetzung mehr schaden als nützen.

Literatur

1. Ahern RP (1995) Statistical power: a measure of the quality of a study. Br J Urol 75:5–8
2. Andersen B (1990) Methodological errors in medical research. London, Blackwell
3. Cassileth BR, Lusk EJ, Guerry D, Blake AD, Walsh WP, Kascius L, Schultz DJ (1991) Survival and quality of life among patients receiving unproven as compared with conventional cancer therapy. N Engl J Med 324:1180–1185
4. Earle C, Hebert PC (1993) A reader's guide to the evaluation of screening studies. Postgrad Med 123:242
5. Gaus W, Walach H, Haag G (1992) Die Wirksamkeit der klassischen homöopathischen Therapie bei chronischen Kopfschmerzen. Der Schmerz 6:134–140
6. George SL (1996) Reducing patient eligibility criteria in cancer clinical trials. J Clin Oncol 14:1364–1370
7. Griner PF, Mayewski RJ, Mushlin AI, Greenland P (1981) Selection and interpretation of diagnostic tests and procedures. Principles and applications. Ann Intern Med 94:553–560
8. Jones B, Jarvis P, Lewis JA, Ebbutt AF (1996) Trials to assess equivalence: the importance of rigorous methods. Br Med J 313:36–39
9. Kleijnen J, Knipschild P, Ter Riet G (1991) Clinical trials of homeopathy. Br Med J 302:316–323
10. Lipid Research Clinics Program (1979) The coronary primary prevention trial: design and implementation. J Chron Dis 32:609–631
11. Moher D, Jadad AR, Nichol G, Penman M, Tugwell P, Walsh S (1995) Assessing the quality of randomized controlled trials: an annotated bibliography of scales and checklists. Contr Clin Trials 16:62–73
12. Schulz KF (1995) Subverting randomization in controlled trials. JAMA 274:1456–1458
13. Trust Study Group (1991) Randomised, double-blind, placebo-controlled trial of nimodipine in acute stroke. Lancet 336:1205–1209
14. Windeler J (1993) Das Intention-to-treat-Prinzip in klinischen Arzneimittelprüfungen. Krankenhauspharmazie 14:245–251
15. Windeler J, Trampisch HJ (1995) Empfehlungen zur Durchführung von Studien zur therapeutischen Äquivalenz. Informatik, Biometrie und Epidemiologie in Medizin und Biologie 26:350–355

KAPITEL 11

Wie läßt sich der Erfolg
von Rehabilitationsmaßnahmen beurteilen

HEINER RASPE

11.1
Zur aktuellen Situation der medizinischen Rehabilitation

Am 13.9.96 wurde unser System der medizinischen Rehabilitation sozusagen von einem Erdbeben heimgesucht. Das Hypozentrum lag im deutschen Bundestag. Hier wurde – mit Kanzlermehrheit – das Wachstums- und Beschäftigungsförderungsgesetz (WFG) verabschiedet. Die letzten Teile sind zum 1.1.97 in Kraft getreten. Im Wesentlichen verordnet das WFG der Rentenversicherung ein Budget für Rehabilitation (Status 1993 – 600 Millionen DM). Für Rehabilitanden erhöhte es die tageweisen Zuzahlungen drastisch, es verkürzte die einzelne Rehabilitationsmaßnahme auf „grundsätzlich" drei Wochen und erhöhte die Intervalle zwischen zwei Leistungen auf vier Jahre. Interessanterweise erfolgte die Budgetierung, ohne daß die bisher geltenden Anspruchs- und Gewährungsvoraussetzungen im VI. Sozialgesetzbuch geändert worden wären. Versicherte können sich also auf die bisher geltenden Rechtsnormen berufen, ganz gleich, ob das Budget ihrer Rentenversicherung bereits erschöpft ist oder nicht.

Dies Erdbeben hat – besonders in den „Kurregionen" der BRD – schon zur Zerstörung von rehabilitativer *und* kommunaler Infrastruktur geführt. Dies wird sich in den kommenden Monaten weiter ausprägen. Der Verband Deutscher Rentenversicherungsträger rechnet mit dem Verlust von rund 150 Kliniken und 19000 Arbeitsplätzen (Ruland 1996). Uber die Hälfte aller Rehakliniken berichteten zum 1.3.97 von Belegungsrückgängen von 30% und mehr. Drastisch verändert hat sich auch das Antragsverhalten der Versicherten. Der Rückgang der *Anträge* auf Rehabilitationsleistungen erreicht in manchen Rentenversicherungsanstalten 50%, bezogen jeweils auf das Vorjahr.

Dagegen hat das WFG bei den nicht direkt Betroffenen bemerkenswert wenig Resonanz gefunden. Es gab keinen Aufschrei etwa der Vertrags- oder Kliniksärzte. Offenbar hatten sie nicht das Gefühl von Verlust oder Bedrohung – eine Parallele übrigens zur Streichung des § 20 SGB V „Gesundheitsförderung, Krankheitsverhütung".

Sind Prävention und Rehabilitation möglicherweise Stiefkinder der akutmedizinischen, der vertragsärztlichen Versorgung?

Ein verheerendes Erdbeben ist oft nicht nur der Abschluß einer Epoche; im Wiederaufbau zeichnet sich in der Regel der Beginn einer neuen ab. Sicher wird es in der medizinischen Rehabilitation durch die Rentenversicherung (RV) und Krankenversicherung (GKV) nicht mehr so weitergehen wie bisher. Dies ist – offen gesagt – in mancher Hinsicht begrüßenswert. Im Bereich der allgemeinen Heilbehandlungen rechneten Fachleute mit 15% bis 25% Fällen, die unter Berücksichtigung der bisher und weiter geltenden Gesetzesnormen keine sichere Indikation zu einer Rehabilitation boten [1, 6]. Hier ist eine *Übergewährung* rehabilitativer Leistungen durch die RV-Träger festzustellen.

Andererseits gibt es jetzt keinen Anlaß, das Kind mit dem Bade auszuschütten. Im Gegenteil, wir haben jetzt alle Chancen, die weitere Entwicklung der Rehabilitation *vernünftig* zu leiten. Dabei wird es auf folgende drei Punkte ankommen:

1. Ausdrücklich Prioritäten zu setzen und bestimmte Indikationsbereiche und Patientengruppen aktiv zu bevorzugen, andere zu posteriorisieren,
2. innerhalb der Grenzen des Prioritären eine „bedarfsgerechte und gleichmäßige Versorgung" (§ 70 SGB V) sicherzustellen, und
3. dabei die Integration von haus- und fachärztlicher und rehabilitativer Versorgung zu fördern

Dies letzte ist besonders wichtig – auch aus versorgungsepidemiologischer Sicht: Neben der oben angesprochenen Übergewährung rehabilitativer Leistungen gab und gibt es auch immer eine substantielle *rehabilitative Unterversorgung* bei praktisch allen chronischen Krankheiten. Besonders gut dokumentiert ist dieses Defzit für Schlaganfallopfer und chronisch Rheumakranke [3, 4].

Ärzte nun haben im Laufe eines Jahres mit etwa 90% aller ihrer Mitbürger Kontakt. Es gibt kaum ein anderes gesundheitsbezogenes System, das einen ähnlich vollständigen „Deckungsgrad" erreicht. Aus dieser Sicht bedeutet die feststellbare Unterversorgung auch, daß Haus- und Fachärzte nicht alle die rehabilitativen Indikationen gestellt haben, die hätten gestellt werden sollen, vielleich auch hätten gestellt werden müssen?

Die Vorsitzenden und Referenten dieses Symposions sind den Organisatoren der Tagung besonders dankbar. Wir können heute für die Rehabilitation und ihre Integration in die Akut- und vertragsärztliche Versorgung werben und dazu praktische Hinweise geben.

Dies fällt uns leicht; sind wir doch – bei aller Kritik im einzelnen – von der *Bedeutung* und von der *Qualität* der medizinischen Rehabilitation durch die RV und GKV überzeugt.

Wir sind zuerst von der Bedeutung der Rehabilitation überzeugt, und diese Bedeutung wird weiter zunehmen, durch vier Faktoren:

1. Die demographische Entwicklung, d.h. die jedenfalls bis zum Jahr 2030 zunehmende Alterung unserer Bevölkerung,
2. Die epidemiologische Entwicklung hin zu chronischen Krankheiten mit oft ausgeprägter Multimorbidität,
3. Die Erfolge der Medizin. Zusätzlich führen sie zu einer zunehmenden Zahl chronisch Kranker und unvollständig Geheilter und
4. Die Erhöhung der Altersgrenzen im Zugang zur Altersrente. Dies wird die Zahl älterer Arbeitnehmer weiter und überproportional ansteigen lassen.

11.2
Konzept-, Struktur- und Prozessqualität der medizinischen Rehabilitation

Wir sind, wie gesagt, auch von der Qualität der medizinischen Rehabilitation überzeugt, – besonders, wenn wir uns auf deren Konzepte, ihre Versorgungsstrukturen und ihre Versorgungsprozesse konzentrieren.

Ausdrücklich sprechen wir von der Qualität der *Rehabilitation*, nicht von der *Kur*! Prof. Ruland vom Verband Deutscher Rentenversicherungsträger hat vor kurzem noch einmal auf die wesentlichsten Unterschiede aufmerksam gemacht [7]:

„Bei Kuren steht die Anwendung von ortsgebundenen Heilmitteln wie Quellen, Salinen, Höhen- oder Meereslagen und guter Luft im Vordergrund. Vom Ziel her betrachtet sind Kuren auf die Stärkung der Gesundheit und die Beseitigung von Regulationsstörungen durch unspezifische Reize ausgerichtet."

Dagegen ist Rehabilitation eine differente und spezifisch zu indizierende medizinische oder sozialtherapeutische Intervention. Ihr allgemeines Ziel ist es, bei chronisch Kranken klinische Erscheinungen, vor allem aber Fähigkeitsstörungen und soziale Beeinträchtigungen, kurz gesagt: Behinderungen abzuwenden, zu beseitigen, zu bessern und ihren Verschlimmerungen vorzubeugen. Dazu bedient sie sich eines multidisziplinären Mitarbeiterteams. Kur und Rehabilitation unterscheiden sich also in dreierlei Hinsicht: durch die Schwere und Bedrohlichkeit der zu behandelnden Gesundheitsstörungen, die verfolgten Ziele und die eingesetzten Mittel.

Das oben erwähnte WFG, aber auch das in Vorbereitung befindliche 2. GKV-Neuordnungsgesetz beinhalten aus dieser Sicht eine mehr als fragwürdige Grenzziehung. Sie unterscheiden nämlich die Anschlußrehabilitation (AR, früher Anschlußheilbehandlung, AHB) von allen anderen Verfahren. Damit wird ein wesentlicher Unterschied eingeebnet und ein anderer dort gemacht, wo er rechtssystematisch und rehabilitationsmedizinisch nicht hingehört. Wirklich unterschieden werden sollte zwischen Kur und Rehabilitation. Innerhalb der Rehabilitation ist der Unterschied zwischen der allgemeinen Heilbehandlung (HB) und der AHB/AR nur ein gradueller. Die AHB/AR ist ein besonderer Fall der HB.

Konzeptuell unterscheidet sich die Rehabilitation von anderen medizinischen Interventionen durch zwei Akzente: die Betonung einer „ganzheitlichen" (bescheidener wäre wohl mehrdimensionalen) Sichtweise der Patienten in ihrer meist chronischen Krankheit und eine Versorgung mit einem obligat multidisziplinären Team. Zu ihm gehören so gut wie immer Ärzte/Ärztinnen, Krankenpflegepersonen, Physiotherapeuten/Krankengymnasten, Ergotherapeuten, Psychologen und Sozialpädagogen. Hinzu kommen fachspezifische Ergänzungen, etwa durch Logopäden oder Diätassistentinnen. Zur sog. Ganzheitlichkeit: Für die medizinische Rehabilitation konstitutiv ist ihre Orientierung an der International Classification of Impairments, Disabilities, and Handicaps der WHO von 1980. Sie liegt jetzt in einer deutschen Fassung als Internationale Klassifikation der Schädigungen, Fähigkeitsstörungen und Beeinträchtigungen vor [2]. Sie ist in Praxen und Kliniken so gut wie unbekannt. Gegenstand von Rehabilitation sind nicht nur die Krankheitsprozesse und ihre klinischen Manifestationen, sondern auch weitere Krankheitsfolgen wie Behinderungen im Alltag und Behinderungen bei der Erfüllung sozialer Rollen, etwa als Hausfrau oder Arbeitnehmer. Es geht also immer auch um die Gefährdung der Selbstversorgung und die der Berufs-/Erwerbsfähigkeit.

Eine kurze Bemerkung zur *Strukturqualität* der medizinischen Rehabilitation. In der Bundesrepublik existieren (noch!) gut 1 000 stationäre Einrichtungen. Die Zahl ambulanter und teilstationärer nimmt, jedenfalls in Ballungsgebieten, zu. Fast alle verfügen sie über eine ausgezeichnete und moderne bauliche und technische Infrastruktur. Diese stellt die mancher Akutkrankenhäuser aber auch vieler Drei-Sterne-Hotels in den Schatten. Bisher reichten auch die personellen Ressourcen, auch wenn sie durch die überwiegend privaten Klinikträger vergleichsweise knapp kalkuliert waren. Nicht ganz so strahlend ist das Bild der *Prozeßqualität*. Dies wissen wir seit kurzem durch die Arbeit von Prof. Jäckel und seiner Gruppe. Eine systematische Beurteilung von Reha-Entlassungsberichten durch Fachkollegen, ein „peer review", hat eine Reihe behebbarer Mängel aufgedeckt, übrigens auch im Bereich der ganzheitlichen Orientierung.

Es gehört auch zur Konzept-, Struktur- und Prozeßqualität der Rehabilitation, daß sie sich fortlaufend in einem Qualitätssicherungsprogramm überprüft. Das erwähnte „peer review" war Teil eines fünfgliedrigen Qualitätssicherungsprogramms; dieses wurde 1994 vom VDR aus eigenem Antrieb auf den Weg gebracht. Ich kenne in der BRD kein vergleichsweise umfassendes, in sich geschlossenes und freiwilliges Qualitätssicherungsprogramm. Hier hat die RV als größter Rehabilitationsträger vorbildliche Arbeit geleistet.

Zu diesem QS-Programm gehört auch ein Teil (Programmpunkt 4), der sich mit der *Ergebnisqualität* der medizinischen Rehabilitation beschäftigt. Bei der Bearbeitung dieses Programmpunktes unterschieden wir zwei Dimensionen: einmal die Zufriedenheit der Rehabilitanden mit den Strukturen und Prozessen ihrer Rehabilitation, zum anderen deren gesundheitliche Effekte. Damit bin ich bei meinem nächsten Thema:

11.3
Effektivität und Effizienz in der medizinischen Rehabilitation

In der Medizin ist es leider oder zum Glück wie in der Küche: Am Schluß zählt nicht die schönste Kücheneinrichtung oder die prächtigste Kochmütze, nicht das ansprechendste Rezept, nicht das eleganteste Hantieren, sondern die Probe auf den Pudding ist das Essen, in unserem Feld der therapeutische Erfolg.

Drei Begriffe sind in diesem Zusammenhang wichtig:

1. Der Begriff der Effektivität im Sinne von „efficacy", d.h. Effektivität unter optimalen Bedingungen, wie sie typischerweise in Therapiestudien gegeben sind;
2. Der Begriff der Effektivität im Sinne von „effectiveness", d.h. Effektivität unter (meist einschränkenden) Alltagsbedingungen und
3. Der Begriff der Effizienz, d.h. der Kosten-Wirkungsrelation.

Über die Effektivität der medizinischen Rehabilitation im Sinn der „effectiveness" wissen wir ein wenig aus Anwendungsbeobachtungen und aus dem Qualitätssicherungs-Programm. Grundlage unserer Ergebnisse sind prä- und poststationäre Patientenbefragungen. Hierzu wurden hochstandardisierte Fragebögen eingesetzt.

Vorsichtig und vorläufig gesagt, wird man die mittlere Wirksamkeit der medizinischen Heilbehandlung nicht überschätzen dürfen. Nach eigener Aussage hat ein Drittel bis die Hälfte der von uns befragten 6000 Rehabilitanden in wichtigen gesundheitlichen Bereichen keine spürbare Besserung erlebt. Dies kann viele Ursachen haben; eine wurde schon erwähnt: der prästationär relativ gute Gesundheitszustand vieler Rehabilitanden im Bereich der allgemeinen Heilbehandlung. Je mehr Gesunde zur Rehabilitation kommen, um so schlechter werden sich in der Gesamtgruppe der Rehabilitanden Effekte nachweisen lassen.

Hier besteht also für die Vertragsärzte und sozialmedizinischen Gutachter der Rentenversicherung ein Auswahlproblem. Denn mit Sicherheit lassen sich Patientengruppen und rehabilitative Verfahren identifizieren, die keinen Wirksamkeitsvergleich mit der kurativen Medizin zu scheuen brauchen. Hierüber werden gleich die nachfolgenden Referenten berichten.

Eines ist aber gewiß: Ohne gesicherte Effektivität gibt es keine Priorität für die Rehabilitation insgesamt und für einzelne ihrer Bereiche und Indikationen. Wie überall in der Medizin besteht auch in der Rehabilitationsmedizin eine enge Beziehung zwischen empirischer Evidenz für ihre Wirksamkeit und ihre Akzeptanz durch Ärzteschaft, Kostenträger und Kranke.

Auch die medizinische Rehabilitation wird sich der Bewegung der „evidence based medicine" [5, 8] und deren versorgungspolitischen Konsequenzen nicht entziehen können.

11.4
Zur Messung von Effektivität in der Rehabilitation

Oben hatten wir den oft gemachten Unterschied zwischen AHB und allgemeiner Heilbehandlung aufgehoben, die Rehabilitation insgesamt von der Kur unterschieden und ihre „bedarfsgerechte und gleichmäßige" Nutzung gefordert. War dies richtig, dann ist die Antwort auf die Frage: „Wie läßt sich der Erfolg von Rehamaßnahmen beurteilen" klar: So, wie es in der klinischen Medizin allgemein üblich ist: durch valide klinische Forschung zur „efficacy". Warum sollten rehabilitative Interventionen grundsätzlich anders evaluiert werden als kurative oder präventive? Ist die Rehabilitation etwa den besonderen Therapierichtungen nach § 2 SGB V gleichzusetzen?

Meine Antwort und die aller hier versammelten Kollegen lautet eindeutig „nein". Für die Evaluation der Rehabilitation gelten die selben strengen Maßstäbe wie für Arzneimittel, operative Strategien und komplexe Versorgungs- oder Vorbeugungsprogramme.

Andererseits darf man für und von der Rehabilitation nicht mehr fordern, als etwa von der Krankenhausmedizin. Auch hier bestehen, wie auch in der hausärztlichen Medizin, zahlreiche Evidenzlücken.

Auch wenn also die allgemeinen Gesetze klinischer Forschung und klinischer Epidemiologie gelten, es sind im Gebiet der medizinischen Rehabilitation einige methodische Besonderheiten zu beachten:

1. Jede medizinische Intervention ist zielgerichtet und will einen Zweck erfüllen. Auch die Rehabilitation ist in dieser Weise final orientiert. In der Rehabilitation durch die Rentenversicherung sind die Ziele sogar gesetzlich normiert. In § 9 SGB VI heißt es:

„Die Rentenversicherung erbringt … Leistungen zur Rehabilitation, um
a) den Auswirkungen einer Krankheit oder einer … Behinderung auf die
   Erwerbsfähigkeit der Versicherten entgegenzuwirken oder sie zu überwinden und
b) dadurch Beeinträchtigungen der Erwerbsfähigkeit der Versicherten oder
   ihr vorzeitiges Ausscheiden aus dem Erwerbsleben zu verhindern oder
   sie möglichst dauerhaft in das Erwerbsleben wiedereinzugliedern."

Hierauf bezieht sich also die für die Gewährung einer Rehabilitation durch
die RV geforderte positive Rehaprognose. Sie ist ein zentrales Element der
sog. Rehabilitations-Bedürftigkeit. Es ist heute besonders notwendig, die
jeweiligen Standards und Kriterien der Rehabilitationsbedürftigkeit in den
einzelnen Indikationsbereichen zu klären. Hierzu bedarf es einer interdis-
ziplinären Diskussion unter Beteiligung von Klinikern, der Verwaltung,
Methodikern und auch Ökonomen.
Die Vorschriften für die GKV sind weniger präzis und offener; die Rehabilitation wird in SGB V als eine Art von Krankenbehandlung verstanden,
mit dem Ziel, „einer drohenden Behinderung oder Pflegebedürftigkeit vorzubeugen, sie nach Eintritt zu beseitigen, zu bessern oder eine Verschlim-
merung zu verhüten" (§ 11 SGB V). Dieser Passus ist etwa für die geriatri-
sche Rehabilitation von Bedeutung.
Insofern geht es in der Effektmessung also nicht allein um den medizinischen Nutzen im engeren klinischen Sinne, sondern immer auch um den
sozialmedizinischen Nutzen. Indikatoren des erwerbsbezogenen Leistungs-
vermögens, der „Disability-Ebene" der ICIDH müssen mit aufgenommen
werden. Das heißt keineswegs, daß von subklinischen und klinischen Para-
metern abgesehen werden dürfte oder müßte. Im Gegenteil: in der kardio-
logischen Rehabilitation muß es auch um das Cholesterin i.S., die Koro-
narstenose oder die Angina pectoris gehen. Dennoch wäre ihr Wirksamkeitsnachweis unvollständig, wenn nicht auch Fähigkeitsstörungen einschließlich der Arbeitsmotivation ins Meßprogramm aufgenommen würden. In einem Wort: Das Spektrum der Wirksamkeitsparameter muß der
Zielsetzung der Rehabilitation adäquat sein.
Inadäquanz gibt es in doppelter Hinsicht: Inadäquat wäre es einmal, sich
ausschließlich auf (sub/para)klinische Meßgrößen zurückzuziehen, in der
Hoffnung, daß sich deren Besserung dann schon irgendwie auf das Lei-
stungsvermögen auswirke. Andererseits wäre es verfehlt, von einer gelin-
genden Rehabilitation einen festen Arbeitsplatz oder eine faktische Berufs-
tätigkeit zu fordern. Medizinische Rehabilitation kann die existierenden
Arbeitsmarktprobleme natürlich nicht lösen.
2. Für die Beurteilung von Behandlungseffekten sind nach aller Erfahrung
   diejenigen wenig geeignet, die sich um sie besonders bemüht hatten. Eine
   Selbstbeurteilung der eigenen Arbeit führt immer zu einem unangemessen
   positiven Urteil. So sollten in der Evaluation der Rehabilitation auch die
   Patienten (durch Fragebögen) mitsprechen sowie die Haus- und weiterbe-
   handelnden Ärzte. Eine wichtige, aber mit Vorsicht zu interpretierende,
   Informationsquelle sind administrative Daten, etwa zum Verlauf einer Ar-
   beitsbiographie, zur Berentung, zur Wiederholungsrehabilitation.

Wichtig ist es auch, an Nebenwirkungen der Rehabilitation zu denken: Wenn sie wirksam ist, hat sie auch, wie alles in der Medizin, unerwünschte Wirkungen. Diese könnte man gerade für die Gruppe der Leichtkranken annehmen: Wer in einer Rehaklinik drei bis vier Wochen wie ein Kranker behandelt wird, wird sich bald wie ein Kranker verhalten.

3. Ein letzter methodischer Hinweis: Wie in der Akutmedizin so sollte auch in der Rehabilitationsmedizin das Design der randomisierten klinischen Studie Standard werden. Eine jüngste Übersicht des Verbandes Deutscher Rentenversicherungträger zeigte, daß in den letzten 10 Jahren in Deutschland so gut wie keine entsprechende Studie im Bereich der medizinischen Rehabilitation durchgehührt worden ist. Besonders die Randomisierung stößt immer wieder auf juristische und ethische Bedenken. Auf sie einzugehen, reicht die Zeit nicht mehr. So behaupte ich einfach, daß eine Randomisierung auch in der Rehabilitationsmedizin möglich, praktikabel und, unter bestimmten Kautelen, ethisch wie juristisch unbedenklich ist. In einem solchen Design wären die Patienten vor und mehrfach nach der Rehabilitation zu untersuchen, wenigstens über einen Zeitraum von einem Jahr.

Die Unmöglichkeit der sonst wünschenswerten doppelten Verblindung (Patient und Arzt) sind auszugleichen über eine mehrfache Effektmessung durch voneinander unabhängige Beobachter, wie gesagt einschließlich der Patienten, Hausärzte und Sozialmediziner.

11.5
Abschluß

Um ganz am Schluß zu einem früheren Gedanken zurückzukommen: Wie alle Versorgungssysteme so hat auch das der medizinischen Rehabilitation durch die Renten und Krankenversicherung nicht nur individuelle Effekte, sondern auch sog. distributive. Es stellt einen bestimmten Versorgungsgrad, bestimmte Über- und Unterversorgungen sozusagen her. Entwicklungen in Richtung Ungleichversorgung verstärken sich besonders in Zeiten, in denen durch Budgetierungen, vielfache Einschränkungen und vor allem spürbare Zuzahlungen die Zugänge zu bestimmten Leistungen erschwert werden. Sie, meine Damen und Herren, haben es mit in der Hand, dafür zu sorgen, daß die knappen Ressourcen stärker als bisher „bedarfsgerecht und gleichmäßig" (§ 70 SGB V) genutzt werden.

Literatur

1. Gerdes N, Schochat T, Jäckel W (1997) Bedarfsgerechte Inanspruchnahme von Reha-Leistungen. Akt Rheumatol 22:85–91
2. Matthesius R-G, Jochheim K-A, Barolin GS, Heinz C (Hrsg.) (1995) Die ICIDH – Bedeutung und Perspektiven (Teil 1). WHO (Hrsg.): Internationale Klassifikation der Schädigungen, Fähigkeitsstörungen und Beeinträchtigungen (Teil 2) Berlin, Wiesbaden (Ullstein Mosby)
3. Mau W, Bornmann M, Weber H et al (1996) Defizite rehabilitativer Maßnahmen im Verlauf der frühen chronischen Polyarthritis. Z Rheumatol 55:223–229

4. Raspe HH (1996) Systemische Defizite in der Medizinischen Rehabilitation von chronisch Rheumakranken. In: Schott T, Badura B, Schwager HJ et al: Neue Wege in der Rehabilitation. Juventa, Weinheim und München 66–78
5. Raspe HH (1996) Evidence based medicine: Modischer Unsinn, alter Wein in neuen Schläuchen oder aktuelle Notwendigkeit? Z Ärztl Fortbild 90:553–562
6. Raspe HH Priorisierung von rehabilitativen Leistungen: Anlässe, Methoden, Probleme. Deutsche Rentenversicherung, im Druck
7. Ruland F In Sorge um die Rehabilitation (1996) Deutsche Rentenversicherung Heft 10–11: 625–632
8. Sackett DL, Rosenberg WMC, Muir Gray JA et al (1996) Evidence-based medicine: What it is and what it isn't. BMJ 312:71–72

TEIL II

Ökonomie

KAPITEL 12

Medizinische Ökonomie – Eine neue Herausforderung für die Ärzteschaft

Thomas D. Szucs

12.1
Weshalb eine medizinische Ökonomie?

In Anbetracht der explodierenden Kosten im Gesundheitswesen wird es zunehmend wichtig werden, die wirtschaftlichen Konsequenzen der medizinischen Leistungserstellung zu analysieren und zu diskutieren. Bisher wurden solche Überlegungen und Untersuchungen weniger von denjenigen Personen durchgeführt, die unmittelbar am medizinischen Leistungsprozesses teilnahmen, als von Personen und Gruppen außerhalb des Medizinbetriebes. Ein wesentliches Problem vieler solcher Untersuchungen war die Tatsache, daß der klinische Bezug und die Realität nur unvollständig berücksichtigt wurden. Die Hauptursache dieses Mißstandes war die mangelhafte Integration von Klinikern und Praktikern wie auch das mangelhafte Verständnis für klinisch-ökonomische Fragestellungen innerhalb der Ärzteschaft. Das letztere basiert jedoch zum Teil auf ein gewisses Wissensdefizit im Bereich der Ökonomie.

Die medizinische Ökonomie, eine relativ neue Disziplin, beschäftigt sich u.a. mit den ökonomischen Auswirkungen der medizinischen Dienstleistung. Hierbei ist der Begriff klinisch nicht auf die alleinige Situation im Krankenhaus bezogen, sondern bezieht sich auf die klinische Arzt-Patienten-Beziehung, im Gegensatz zur theoretischen Medizin. Bei der Analyse der ökonomischen Auswirkungen geht es hierbei nicht nur um die Kosten, sondern ebenso sehr um die Nutzenkomponenten medizinischer Prozesse.

Eine wichtige Unterscheidung muß zwischen der Gesundheitsökonomie und der medizinischen Ökonomie gemacht werden. Die Gesundheitsökonomie, klassischerweise eine Disziplin, die sich aus der Volkswirtschaftslehre entwikkelte, orientiert sich vordergründig auf der Systemebene, d.h. betrachtet das Gesundheitswesen als Teil der Volkswirtschaft und analysiert Zusammenhänge bis hinunter auf die Ebene der Leistungserstellung. Auf der anderen Seite versucht die medizinische Ökonomie die Interaktion zwischen Arzt und Patient und dessen Konsequenzen zu analysieren und auf die Systemebene zu übertragen. Aus diesem Grund ist die klinische Ökonomie eine medizinische Wissenschaft und orientiert sich unmittelbar direkt am Leistungsgeschehen.

12.2
Die Instrumente der medizinischen Ökonomie

Die medizinische Ökonomie steht auf drei wichtigen Säulen:

(1) die Wirtschaftlichkeitsanalysen,
(2) die klinische Entscheidungsmethodik und
(3) die Ergebnisforschung

Nachfolgend sollen diese drei Komponenten ausführlich beschrieben werden.

12.2.1
Wirtschaftlichkeitsanalysen

Die empirischen Verfahren in den Wirtschaftswissenschaften basieren in der Regel auf nicht-experimentalen Studienansätzen und Beobachtungsdaten. Zum Beispiel verwendet man Zeitreihen oder Querschnittsanalysen. Im Gegensatz dazu wird in den klinischen Wissenschaften das randomisierte, kontrollierte Experiment als Goldstandard bevorzugt. Diesem Umstand ist in der Betrachtung von ökonomischen Analysen Rechnung zu tragen. So heißt es im Sondergutachten 1995 des Sachverständigenrates der Konzertierten Aktion: „Um die Effizienz und Effektivität medizinischer Behandlungen zu beurteilen, reicht eine Analyse der jeweiligen Ausgabenströme nicht aus; es bedarf zusätzlich einer medizinisch fundierten Ergebnisorientierung. Sofern eine Leistung die medizinische Zielsetzung nur geringfügig besser verwirklicht als ein kosten-günstigeres Verfahren, bietet sich als Entscheidungsgrundlage eine Kosten-Nutzen-Betrachtung an." [1]

12.2.1.1
Allgemeine Konzepte

12.2.1.1.1 Kosten
Die Komponenten einer ökonomischen Evaluation ist auf der einen Seite der Ressourcenverbrauch eines bestimmten Gesundheitsprogrammes und auf der anderen Seite, als Output, die Verbesserung des Gesundheitszustandes eines Individuums respektive der Gesellschaft. Der Ressourcenverbrauch wird in der Regel durch die Kosten bestimmt.

Die Kosten werden grundsätzlich in drei verschiedene Gruppen eingeteilt: (1) direkte, (2) indirekte und (3) intangible Kosten. Die direkten Kosten umfassen die direkt zugeordneten medizinischen und nicht medizinischen Kosten:

Direkte medizinische Kosten sind: ärztliche Behandlung Medikamente Herstellung und Anwendung von Therapien, diagnostische Tests (in-vitro und invivo), Patientenmonitoring, Behandlung von Nebenwirkungen der Therapie. Direkte, nicht medizinische Kosten wären: Krankentransporte, Haushaltshilfen, Fahrtkosten der Angehörigen. Die Ermittlung der direkten Kosten gestaltet sich relativ einfach; sie entsprechen den konkreten Aufwendungen und Ausgaben. Die indirekten, im allgemeinen Sprachgebrauch oft volkswirtschaftlichen Kosten genannt, beinhalten vor allem die Bewertung des Produktivitätsverlustes respektive des Arbeitsausfalles aufgrund einer Erkrankung oder Behandlung. Diesem Kostenblock zugerechnet werden auch durch eine höhere Lebenserwartung die entstehenden künftigen Kosten. Die Bewertung dieser Kosten erfolgt anhand des Human-Kapital-Verfahrens [2, 3] sowie der Zahlungsbereitschaftsmethode.

Humankapital Methode
Dabei wird der Wert des menschlichen Lebens vorwiegend nach dem ihm innewohnenden Wertschöpfungspotentials bemessen. Dieses Wertschöpfungs-

potential entspricht in der Regel einem zu erzielendem Erwerbseinkommen. Dieses Verfahren ist jedoch deshalb problematisch, da viele Personen kein Erwerbseinkommen erzielen (z.B. Betagte, Kinder) oder aber es existieren für bestimmte Arbeiten keine marktgerechten Bewertungen (z.B. Haushaltsarbeit) [4].

Formel zur Abschätzung der indirekten Kosten auf der Basis des Human Kapital Ansatzes

$$\text{Produktivitätsverlust} = \text{Anzahl Tage Arbeitsunfähigkeit} \times \frac{\text{Bruttovolkseinkommen}}{\text{Anzahl Erwerbstätige} \cdot 365 \text{ Tage}}$$

Zahlungsbereitschaftsmethode

Dieses Verfahren beruht auf der Erfassung der Zahlungsbereitschaft zur Abwendung eines negativen Effektes, respektive zum Erlangen eines positiven Effektes einer bestimmten medizinischen Leistung.

Koopmanschap et al. [5] haben einen weiteren Ansatz zur Messung von Änderungen in der Produktivität entwickelt. Dieser Ansatz versucht den Anteil verlorener Produktion anhand des Zeitraums zu bestimmen, welcher innerhalb der Organisation benötigt wird, um die krankheitsbedingte entgangene Produktion auf das Ausgangsniveau zu bringen. Dieser Zeitraum hängt natürlich von der Art des Unternehmens sowie der Belegschaftsstruktur ab. In der Regel sind auf diese Weise bestimmte Produktionsverluste oder -gewinne niedriger als durch die bereits erwähnten traditionellen Verfahren.

Die Methode der Zahlungsbereitschaft ist durchaus ein wertvolles Instrument im Rahmen der Entwicklung von gesundheitspolitischen Entscheidungen. Vor allem im Bereich der Pharmaökonomie spielt die Zahlungsbereitschaftsmethode eine besondere Bedeutung in der Bewertung von Patientenpräferenzen im Rahmen von Nebenwirkungen.

Da Patienten in der Regel bezüglich der Bedürfnisse für Gesundheitsleistungen unsicher sind, sollten Zahlungsbereitschaftsfragen derart gestellt werden, daß die Person befragt wird, welche Versicherungsprämie zu bezahlen sie bereit wäre, um eine bestimmte Gesundheitsleistung zu erhalten. Eine repräsentative Stichprobe muß gefordert werden, um eine valide Aussage zur gesamten Zahlungsbereitschaft einer relevanten Population zu ermitteln. Leider sind nur wenige dieser Kriterien in den meisten Zahlungsbereitschaftsanalysen berücksichtigt. Es ist zu hoffen, daß zukünftig diese Kriterien vermehrt zur Anwendung kommen.

Intangible Kosten

Schwieriger wird es bei den intangiblen Kosten, die wie der Begriff schon vermuten läßt, schwer erfaßbar sind. Den intangiblen Kosten zugerechnet werden vor allem die monetäre Bewertung unerwünschter Begleitsymptome, psychologische Faktoren wie Streß, Angst und Schmerzen sowie die Verschlechterungen der Verträglichkeit und Compliance. Man spricht auch vom „pretium doloris."

Entscheidend bei der Bewertung von Kosten ist die Verwendung der Definition aus ökonomischer Sicht. Die Definition der Kosten aus der Sicht des Ökonomen ist: Der Wert eines Nutzens, der verloren geht, um etwas anderes zu erzielen. Der Ökonom versucht also, den entgangenen Nutzen zu bewerten, der sich bei der nächstbesten Verwendung eines Gutes oder Produktionsfaktors ergeben würde. Dieser Definition entspricht der Opportunitätskostenbegriff und ist klar von der buchhalterischen Definition von Kosten zu unterscheiden. Der Buchhalter definiert Kosten als die monetäre Ausgabe, um etwas zu erzielen; d.h. die finanzielle Transaktion steht im Vordergrund.

12.2.1.1.2 Das Konzept der Opportunitätskosten

Wenn Ressourcen für die Herstellung der Verwendung einer Technologie benutzt werden, können diese nicht für einen alternativen Zweck eingesetzt oder in alternative Bereiche investiert werden. Deshalb spricht man von einem entgangenen Nutzen. Diese Kosten werden als Opportunitätskosten bezeichnet.

Im Bereich der medizinischen Ökonomie müssen stets Opportunitätskosten eingesetzt werden, da es sich hierbei stets um die alternative Auswahl von knappen Ressourcen handelt.

12.2.1.1.3 Nutzenbewertung

Auf der anderen Seite der Gleichung steht die Bewertung des Nutzens, respektive der Vorteile einer Intervention. Wie bei den Kosten wird auch der Nutzenbegriff in drei Kategorien eingeteilt: der direkte, indirekte sowie intangible Nutzen.

Der ökonomische Nutzen ist dabei vorwiegend eine Saldogröße der entsprechenden Kostenkategorien. Ein direkter Nutzen beispielsweise wäre die Reduktion des Personal- und Sachaufwandes oder die Vermeidung künftiger Behandlungskosten. Ein vermindertes Produktionsdefizit durch Vermeidung von Todesfällen oder durch Vermeidung von körperlichen Behinderungen, gilt als indirekter Nutzen. Ist eine Therapie in der Lage, Angst und Schmerzen zu verringern, oder ist zu erwarten, daß eine medizinische Therapie eine höhere Verträglichkeit, Sicherheit und Compliance aufweist, so ist dieser Nutzen als intangibel einzustufen.

12.2.1.1.4 Das Konzept der Diskontierung

Eine weitere wichtige Grundvoraussetzung einer ökonomischen Evaluation ist die Berücksichtigung von Kosten- und Nutzenströmen bezogen auf die Zeitachse. Aus ökonomischer Sicht sind Kosten und Nutzen die erst in der Zukunft zum Tragen kommen, anders zu bewerten als solche, die kurzfristig anfallen. Künftige Kosten und Nutzen sollten deshalb auf einen entsprechenden Gegenwartswert diskontiert werden, d.h. mittels eines entsprechenden Zinsfußes adaptiert werden [6, 7].

Die Höhe des zu verwendenden Zinsfußes ist oftmals ein Diskussionsthema und Gegenstand einiger Kritik. Als Faustregel gilt die Verwendung von Zinssätzen derzeit gültiger langfristiger Staatsobligationen. Es empfiehlt sich, ökonomische Evaluationen mehrmals mit verschiedenen Zinssätzen zu berechnen, um deren Einfluß auf das Ergebnis abzuschätzen und zu relativieren.

Da nicht alle Kosten und Nutzen in der Praxis über den gesamten Zeitraum ermittelt werden können, sollte man versuchen, alle relevanten Kosten und Konsequenzen über einen relevanten Zeitraum zu ermitteln.

12.2.1.1.5 Das Konzept der Grenzkosten

Vor dem Hintergrund der Erkenntnis, daß medizinische Therapien mit zunehmendem Einsatz einen abnehmenden Grenznutzen aufweisen, muß die Durchführung einer Grenzkosten-Analyse im Rahmen von ökonomischen Evaluationen gefordert werden. Hierbei wird der Zusammenhang zwischen inkrementalen Kosten und inkrementalen Nutzen erarbeitet, d.h. es wird nach den zusätzlichen Kosten zur Produktion einer zusätzlichen Einheit eines Gutes oder Dienstleistung und dem daraus resultierenden zusätzlichen Nutzen gefragt.

Beispiel:

	Produkt A	Produkt B	Differenz A versus B
Kosten (K)	DM 100	DM 120	DM 20
Effektivität (E)	80%	90%	10%
Kosten-Effektivität (K/E)	DM 125	DM 133,33	–
Grenzkosten-Effektivität	–	–	DM 200

Am eindrucksvollsten konnte dieses Konzept am Beispiel der Vorsorgeuntersuchung des Kolon-Karzinoms mittels Prüfung auf okkultes Blut im Stuhl dargestellt werden [8], (Tabelle 1). Die inkrementalen Kosten pro gerettetes Lebensjahr betragen $ 294 bei der Durchführung von einem einzigen Test; steigt jedoch auf über $ 1 Million nach dem fünften Test an. Die betreffenden Durchschnittskosten betragen jedoch lediglich $ 2451 pro gerettetes Lebensjahr, was zu einer irreführenden Entscheidung führen könnte. Deshalb wird empfohlen, wo immer möglich, mit inkrementalen Kosten (gleich Grenzkosten) zu arbeiten und anzugeben, zumal diese informativer sind als Grundlage für Entscheidungen bezüglich des effizienten Einsatzes von alternativen Therapien.

Die Beziehung zwischen den Grenzkosten und den Grenznutzen einer Intervention lassen sich auch graphisch darstellen. Die effiziente Allokation einer Ressource wird am Schnittpunkt beider Kurven erreicht (Abbildung 12.1).

Tabelle 12.1. Grenzkosten im Bereich des Screenings auf Kolonkarzinome

Anzahl Tests	Inkrementale Fälle	Inkrementale Kosten $	Grenzkosten $
1	65.9469	77 511	1 175
2	5.4956	30 179	5 492
3	0.4580	22 509	49 150
4	0.0382	17 917	469 534
5	0.0032	15 024	4 724 695
6	0.0003	13 190	47 107 214

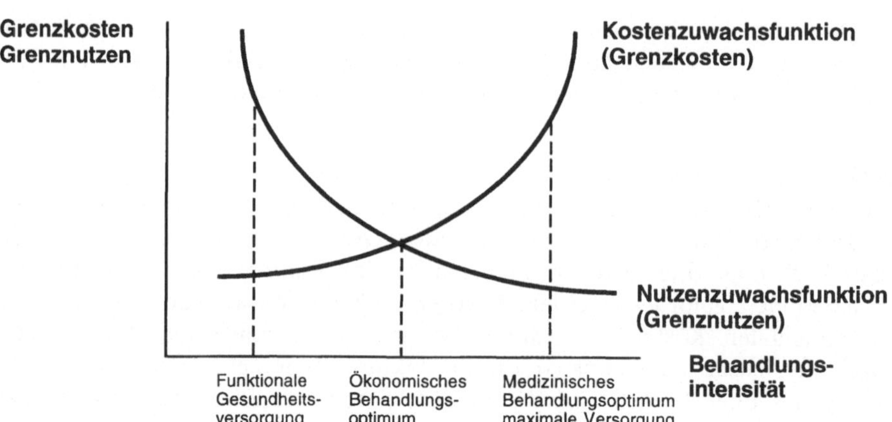

Abb. 12.1. Die Balance zwischen Grenzkosten und Grenznutzen

12.2.1.2
Formen der Evaluation

Mehrere Ansätze der Wirtschaftlichkeitsanalyse wurden in den letzten Dekaden im Bereich des Gesundheitswesens entwickelt und angewandt [9, 10, 11, 12].

12.2.1.2.1 Kosten-Nutzen-Analysen

Die Kosten-Nutzen-Analyse ist eine ökonomische Untersuchung, in welcher alle Kosten und Konsequenzen in monetären Einheiten ausgedrückt werden. Die Nachteile von Kosten-Nutzen-Analysen ist, daß eine monetäre Bewertung des klinischen Ergebnisses stattfinden muß, welches in der Regel nicht strikt ökonomisch sowie monetär gemessen werden kann (z.B. der monetäre Wert des menschlichen Lebens). Ebenfalls besteht die Gefahr, daß viele Konsequenzen, die nicht monetär bewertet werden können, von der Analyse a priori ausgeschlossen werden.

Um diesen Studientyp zu verstehen, sei am folgenden fiktiven Beispiel gezeigt: Es handelt sich um die Bewertung zweier Verfahren zur Prävention der Osteoporose bei postmenopausalen Frauen. Die erste Strategie besteht in der Verabreichung von Hormonen bei Frauen ohne Kontraindikationen während 15 Jahren ab dem 50. Lebensjahr. Die zweite Strategie beinhaltete die Verabreichung einer lebenslangen Therapie bei Frauen ohne Kontraindikationen. Die Alternative zu diesen beiden Verfahren ist, keine Therapie durchzuführen.

Zur Bewertung der Kosten werden folgende Kosten herangezogen: (1) die stationäre Behandlung proximaler Femurhalsfrakturen, (2) die Hauspflege, (3) die ambulante Behandlung, (4) die Hormonersatztherapie und deren Überwachung.

Die Gesamtkosten in Mio. DM werden für eine hypothetische Kohorte von 100 000 Frauen wie folgt errechnet:

	Stationäre Behandlung	Hauspflege	Ambulante Behandlung	Hormonersatztherapie
Keine Therapie	670	626	8 946	0
15 Jahre Therapie	570	563	8 746	515
Lebenslange Therapie	301	485	8 551	1 127

Die Kosten der Strategie 15 Jahre Therapie betragen: 515
Der Nutzen der Strategie 15 Jahre Therapie beträgt: (670–570)+(626–563)
+(8946–8746)=363

Die Kosten der Strategie lebenslange Therapie betragen analog: 1127
Der Nutzen der Strategie lebenslange Therapie beträgt: 905
   Die Wahl der optimalen Strategie kann nun auf der Ebene des Nettonutzens oder des relativen Nutzens ermittelt werden.

   Der Nettonutzen der Strategie 15 Jahre Therapie beträgt: 363–515=152, der Nettonutzen der Strategie lebenslange Therapie: 905–1127=222. Aus dieser Sicht, wäre die Therapie über 15 Jahre die bevorzugte, optimale Strategie.

   Um den relativen Nutzen zu ermitteln, wird das Verhältnis der beiden Optionen gebildet und verglichen. Im Falle der Therapie über 15 Jahre wäre diese Verhältnis 515/363=1,42 im Vergleich zur lebenslangen Therapie, bei welchem dieses Verhältnis 1127/905=1,24 beträgt. Aus dieser Perspektive wäre die lebenslange Therapie die bevorzugte Strategie.

   Wie dieses Beispiel zeigt, liefern die beiden Verfahren unterschiedliche Ergebnisse und folgedessen auch diskrepante Entscheidungen. Wie können diese in einen Kontext gebracht werden? Zum einen ist es wichtig zu wissen, daß nur selten in der Gesundheitsökonomie ein einziges, unwiderrufliches Ergebnis erzielt wird. Zweitens ist die Diskussion der Ergebnisse vor dem Hintergrund der zuvor gestellten Hypothesen unabdingbar. Jede Schlußfolgerung kann in Frage gestellt werden durch die Anwendung einer alternativen Methode, basierend auf einer alternativen Hypothese.
Beispiel einer Kosten-Nutzen-Studie
Als Beispiel einer Kosten-Nutzen-Analyse sei das Beispiel der Prävention der diabetischen Nephropathie durch Captopril erläutert. Eine von Lewis et al. [13] durchgeführte Untersuchung bei diabetischen Patienten mit einer Proteinurie konnte zeigen, daß das kombinierte Risiko von Dialyse, Transplantation und Tod unter Captopril um ca. 50% gesenkt werden konnte. Die Kosten-Nutzen-Untersuchung ergab ein jährliches Einsparpotential von ca. DM 4800 allein an jährlichen direkten Kosten pro Patienten mit diabetischer Nephropathie im Vergleich zu Plazebo [14]. Dies steht natürlich im krassen Gegensatz zu ca. DM 600 jährlichen Medikationskosten. In Tabelle 12.2 sind die einzelnen Kostenblöcke aufgeführt.

12.2.1.2.2 Kosten-Effektivitäts-Analysen
Die Kosten-Effektivitäts-Analyse ist eine ökonomische Untersuchung, in welcher die Kosten in monetären Einheiten und die Ergebnisse in nicht-monetären Einheiten ausgedrückt werden. Solche nicht-monetären Einheiten sind beispielsweise: (1) Anzahl geretteter Menschenleben, (2) gerettete Lebensjah-

Tabelle 12.2. Beispiel einer Kosten-Nutzen-Analyse am Beispiel von Captopril bei der Behandlung von Patienten mit Typ Diabetes und diabetischer Nephropathie pro Patient und Jahr. Berücksichtigung lediglich der direkten medizinischen Kosten

Kostenart	Captopril	Plazebo	Nutzen (= Kosten Plazebo abzüglich Captopril)
Kosten ohne Progression in die diabetische Nephropathie	DM 1960	DM 1000	DM −960
Kosten der Dialyse	DM 2583	DM 7833	DM 5250
Kosten der Transplantation	DM 250	DM 750	DM 500
TOTAL	DM 4793	DM 9583	DM 4790

re, (3) erfolgreich behandelte oder verhinderte Krankheitsfälle, (4) reduzierte Krankheitshäufigkeit und -dauer, (5) gewonnene Arbeitstage, (6) Anzahl Patienten, die ohne fremde Hilfe leben können sowie (7) andere klinische Parameter (z.B. Blutdrucksenkung in mm Hg oder Cholesterinsenkung in mmol).

Um diesen Studientyp zu beleuchten, wird das obige Beispiel wieder aufgegriffen. Als Effektivitätsparameter sei die Lebenserwartung einer 50jährigen Frau mit den unterschiedlichen Therapien wie folgt ermittelt:

Keine Therapie:	12143 Tage
Hormonersatztherapie während 15 Jahren:	12163 Tage
Lebenslange Hormonersatztherapie:	12206 Tage

Die gewonnene Lebenserwartung beträgt nun für die Strategie 15 Jahre Therapie 20 Tage, im Vergleich zur Strategie lebenslange Therapie von 63 Tagen. Auf dieser Betrachtungsebene wäre die lebenslange Therapie die bevorzugte Option.

Nun können, auf der Basis der zuvor berechneten Nettonutzen, die Kosten den Effektivitätsparametern gegenübergestellt werde. Es ergeben sich folgende Kosten pro gewonnenem Tag Überleben:

Hormonersatztherapie während 15 Jahren:	151/20 = 7,6
Lebenslange Hormonersatztherapie:	222/63 = 3,49

Unter der Annahme, daß der Gewinn an Lebenserwartung linear ist, wäre die lebenslange Therapie die zu bevorzugende Strategie. Da nur selten Kenntnisse bezüglich der Linearität bestehen, wäre die realistischere Betrachtung die Analyse der Grenzkosten respektive der Grenzkosten-Effektivität.

Ein wesentlicher Nachteil von Kosten-Effektivitäts-Analysen ist die Tatsache, daß nur Interventionen mit identischen klinischen Endpunkten verglichen werden können. In Wirklichkeit sind die klinischen Endpunkte oftmals sehr unterschiedlich, z.B. gerettete Lebensjahre. Zum Beispiel ist das Überleben einer 60jährigen postmenopausalen Frau mit fortgeschrittenem Ovarialkarzinom und durchgeführter Chemotherapien anders zu bewerten, als das Überleben einer gleichaltrigen Frau nach einer Hüftgelenksarthroplastie nach einer Schenkelhalsfraktur. Aus diesen Gründen kommen die sogenannten Nutzwertanalysen zum Einsatz.

Tabelle 12.3. Beispiel von Nutzwerten

Gesundheitszustand	Nutzwerte
Gesund	1.00
Postmenopausales Syndrom	0.99
Milde Angina pectoris	0.99
Schweres postphlebitisches Syndrom	0.98
Herzinsuffizienz NYHA II	0.90
Status nach Nierentransplantation	0.84
Status nach Schlaganfall	0.79
Herzinsuffizienz NYHA III und IV	0.70
Schwere Angina pectoris	0.50
Blindheit	0.39
Herzinsuffizienz NYHA IV, hospitalisiert	0.30
Intrakranielle Blutung	0.29
Tod	0.00

12.2.1.2.3 Kosten-Nutzwert-Analysen

Die Kosten-Nutzwert-Analyse ist eine ökonomische Untersuchung, in welcher die Kosten monetär, die Konsequenzen jedoch als Nutzen, respektive Nutzwert ausgedrückt werden. Der Nutzwert ist eine Größe, welche die Präferenzen der betroffenen Zielgruppe wiedergibt und den Gesundheitszustand derselben reflektiert. Hierbei werden Werte zwischen 0 (Tod) und 1 (vollkommene Gesundheit) definiert. Die Bestimmung von Nutzwerten kann auf verschiedene Art und Weise ermittelt werden: durch Schätzung oder Befragung von Betroffenen, durch Literaturrecherchen bereits durchgeführter Erhebungen oder durch empirische Messung [15]. Die wichtigsten Meßverfahren sind (1) spezifische Skalen (rating scales), (2) das Verfahren der Standardlotterie sowie (3) die Methode der zeitlichen Abwägung. Während die letzten zwei Verfahren auf der elementaren Spieltheorie beruhen [16] und eher komplexer Natur sind, existieren mehrere validierte spezifische Bewertungsskalen, wie beispielsweise die Rosser-Skala [17], der Quality-of-Well-Being Index [18] oder der Health-Utility-Index. Beispiele von Nutzwerten finden sich in Tabelle 12.3 [19].

Spezifische Skalen

Die spezifischen Skalen wurden entwickelt, um die Bestimmung von Nutzwerten zu erleichtern. Im weiteren können sie dann angewandt werden, wenn andere Verfahren aus bestimmten Gründen nicht eingesetzt werden können. Das Prinzip dieser Skalen liegt darin, daß die Informationen über einen Fragebogen erhoben und anschließend mittels mathematischer Formeln

Verfahren der Standardlotterie

Die Standardlotterie ist das am häufigsten verwendete empirische Verfahren. Die Ermittlung des Nutzwertes erfolgt auf der Basis einer Lotterie. Formal versucht man, einen Nutzwert U* für verschiedene Gesundheitszustände Z zu bestimmen, indem man dem Patienten eine Therapie anbietet, die mit einer Wahrscheinlichkeit p zur totalen Genesung, jedoch mit der Wahrscheinlichkeit 1–p zum Tode führt. Hierbei wird der Schwellenwert bestimmt, an welchem der Patient indifferent ist. Dies bedeutet, der Patient würde lieber in seinem gegenwärtigen Gesundheitszustand verharren, als die Therapie zu akzeptieren. Dabei gilt: Je größer die Wahrscheinlichkeit der Ablehnung ist, desto besser ist der Gesundheitszustand des Patienten. Anders herum: Je eher der Patient gewillt ist, die Therapie (mit potentiell fatalem Ausgang) zu akzeptieren desto schlechter ist sein Gesundheitszustand, respektive desto weniger Präferenz hat der Patient für seinen gegenwärtigen Zustand. Diesen etwas komplizierte Sachverhalt läßt sich am Beispiel der perioperativen Mortalität einfach illustrieren. Je höher die perioperative Mortalität für eine bestimmte Indikation, desto unpräferabler müßte der gegenwärtige Gesundheitszustand sein, um dieses Risiko einzugehen und umgekehrt. Die Risikobereitschaft ist also ein entscheidendes Kriterium, welches bei diesem Verfahren berücksichtigt werden muß. Da nicht alle Menschen gleiche Risikobereitschaft aufweisen, wurde als Alternative das Verfahren der Zeitpräferenz entwickelt.

Verfahren der Zeitpräferenz

Dieses Verfahren basiert auf derselben Theorie wie die Standardlotterie. Der wesentlichste Unterschied liegt jedoch darin, daß dem Patienten eine Therapie angeboten wird, welche mit einer Einbuße an Restlebenserwartung verbunden ist. Hierbei wird die Restüberlebensdauer so lange verändert, bis wiederum der Patient indifferent bezüglich der Therapie ist. Je größer der Anteil an Restlebenserwartung ist, den das Individuum aufzugeben bereit wäre, desto unpräferabler ist der zu bewertende Gesundheitszustand und umgekehrt.

Sind die Nutzwerte einmal ermittelt, lassen sich die Anzahl Jahre in einem bestimmten Gesundheitszustand mit einer Anzahl Jahre in einem anderen Gesundheitszustand vergleichen. Die Ergebnisse werden als qualitätsadjustierte Lebensjahre (quality adjusted life years, QALYs) ausgedrückt und ermöglichen klinische Endpunkte unterschiedlicher Qualität zu beurteilen und diese monetär zu bewerten [20]. Dies führte zur Entwicklung von Ranglisten (league tables), die von einigen Gesundheitsbehörden zur Erstellung von Erstattungsprioritäten verwendet werden, wie ansatzweise z.B. im US Bundesstaat Oregon oder in Großbritannien [21, 22, 23] (Tabelle 12.4).

Tabelle 12.4. Ranglisten für ausgewählte medizinische Interventionen

Intervention	Kosten pro gerettetes Lebensjahr ($, median)
Kinderschutzimpfungen	<0
Grippe Schutzimpfung	600
Arzneimittel (Medianwert)	5000
Pneumokokken Impfung	12000
Koronarer Bypass bei Dreigefäß-Erkrankung	15000
Brustkrebs-Reihenuntersuchung	17000
Nierentransplantation	22000
Neonatale Intensivmedizin (Geburtsgewicht >1000g)	22000
Koronarer Bypass bei Eingefäß-Erkrankung	55000
Hämodialyse	85000

Der Grundgedanke hinter der Nutzwert-Analyse ist die Tatsache, daß nicht alle geretteten Lebensjahre äquivalent sind. Beispielsweise ist ein zusätzliches Jahr Überleben eines Krebspatienten nicht gleichzusetzen mit einem zusätzlichen Lebensjahr bei einem Patienten mit asymptomatischer Hypertonie.

Nachteil der Kosten-Nutzwert-Analysen ist, daß es nur für wenige Indikationen und klinische Zustände validierte Nutzwerte gibt. Diese müssen deshalb oftmals in aufwendiger Weise erhoben werden. Da die Methodologie der Nutzwert-Analyse relativ jüngeren Datums ist, gibt es auch noch wenig Konsens über das beste Verfahren der Ermittlung von Nutzwerten, zumal bisherige Methoden teilweise diskrepante Ergebnisse liefern.

Es empfiehlt sich, Kosten-Nutzwert-Analysen durchzuführen, wenn entweder die Lebensqualität die wichtigste Ergebnisdimension darstellt (z. B. rheumatoide Arthritis) oder wenn die Therapie sowohl die Morbidität als auch die Mortalität beeinflußt und eine gemeinsame Bezugsgröße für den Vergleich gewünscht wird. Ein weiterer Vorteil der Kosten-Nutzwert-Analyse ist, daß ein Vergleich von neuen Daten mit früheren Untersuchungen möglich wird.

12.2.1.2.4 Kosten-Minimisierungs-Analysen

Die Kosten-Minimisierungs-Analyse ist eine ökonomische Untersuchung, in welcher zwei oder mehr Alternativen mit gleicher Effektivität respektive Wirksamkeit anhand der Nettokosten verglichen werden, um die kostengünstigste Alternative zu ermitteln. Im Fall von Arzneimitteln muß die Wirksamkeit beider Therapien vollkommen identisch sein, was in der Regel nur in den wenigsten Fällen der Fall sein dürfte. Diese Form der Analyse eignet sich vor allem für die pharmakoökonomische Evaluation im stationären Sektor.

Beispiel einer Kosten-Minimisierungsstudie

Eine klassische Kosten-Minimisierungsanalyse wurde Anfangs der achtziger Jahre im Bereich der Behandlung der peptischen Ulzera in den USA von den Kostenträgern erarbeitet [24]. In diesem Fall handelte es sich um die staatliche Versicherung Medicaid im US Bundesstaat Michigan. Die zentrale Frage war, in wieweit sich die Kostenstruktur der Behandlung von peptischen Ulzera durch die Einführung des ersten H_2-Blockers Cimetidin verändern würde. Die Medicaid-Datenbank wurde systematisch analysiert, wobei 2 Vergleichskollektive gebildet wurden in welcher eine Gruppe mit herkömmlichen Präparaten die andere jedoch mit Cimetidin behandelt wurden. Es konnte gezeigt werden, daß zwar die Kosten der Arzneimitteltherapie in der Cimetidin Gruppe ca. 6 mal höher war als in der Vergleichsgruppe, die Gesamttherapiekosten jedoch geringer waren. Der Grund hierfür lag in den wesentlich geringeren Kosten für Hospitalisationen und Arztbesuchen (Abbildung 12.2).

12.2.1.2.5 Krankheitskosten Studien

Die Krankheitskosten-Analyse ist eine ökonomische Untersuchung zur Ermittlung der ökonomischen Auswirkungen einer Erkrankung unter Berücksichtigung aller Kosten und Konsequenzen. Es werden hierbei keine Therapieformen verglichen. Die Ergebnisse von Krankheitskosten-Analysen sind aus zweierlei Hinsicht relevant. Zum einen wird Entscheidungsträgern im Gesundheitswesen eine Schätzung der sozialen Belastung einer Erkrankung zur

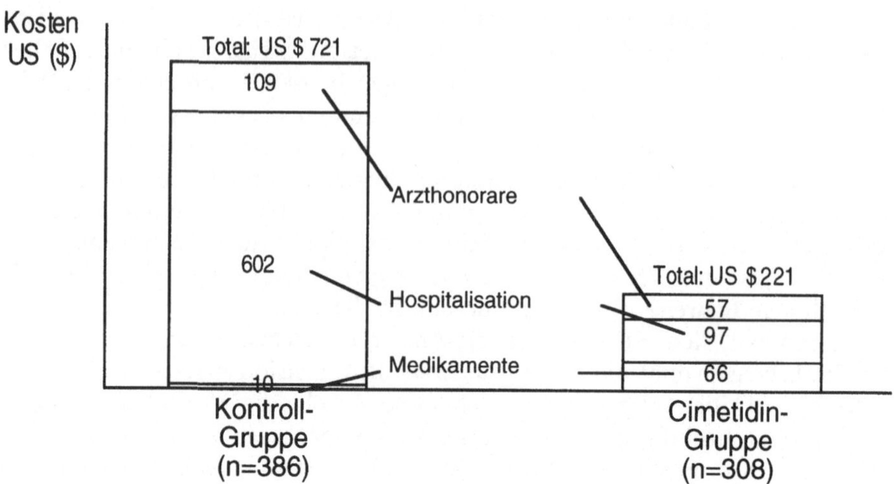

Abb. 12.2. Beispiel einer Kosten-Minimisierungs-Analyse: Vergleich der Therapie peptischer Erkrankungen mit Cimetidin im Vergleich zu einer Kontrollgruppe welche nicht mit Cimetidin behandelt wurde.

Verfügung gestellt, damit diese wiederum bessere Entscheidungen bezüglich der Allokation von Ressourcen treffen können. Zum zweiten bilden diese Studien die Grundlage weiterer sozioökonomischer Analysen, weil bereits erste Daten zu den Kosten und Konsequenzen einer Erkrankung oder eines Gesundheitszustandes erhoben werden. Wie bei den übrigen sozioökonomischen Analysen sollte bereits im Vorfeld überlegt werden, welche Kosten relevant sind und über welchen Zeitrahmen die Untersuchung gültig sein soll. Zudem wäre es wünschenswert, daß bei Krankheitskosten-Analysen Hinweise auf die künftige Entwicklung der Kosten getroffen werden können. Die Güte solcher Analysen hängt weitgehend von der nationalen Datenlage ab, wozu eine enge Zusammenarbeit von Epidemiologen, Gesundheitsbehörden und medizinischen Institutionen von größter Bedeutung ist. Als Beispiel einer Krankheitskosten-Analyse dient die Untersuchung der Kosten von Asthma in Deutschland [25]. In dieser Untersuchung wurden die direkten und indirekten Kosten von Asthma in systematischer Weise erhoben und dargestellt. Tabelle 12.5 gibt einen Überblick über die wesentlichsten Ergebnisse.

12.2.1.3
Praktische Aspekte bei der Durchführung von ökonomischen Studien

12.2.1.3.1 Retrospektive versus prospektive Studien
In der Vergangenheit wurden vor allem retrospektive Wirtschaftlichkeitsuntersuchungen auf der Grundlage vorhandener klinischer Daten und meistens im Anschluß, quasi als weitergehende Untersuchung durchgeführt. Der Vorteil von retrospektiven Untersuchungen ist der relativ geringe Zeit- und Kostenbedarf sowie die Möglichkeit der Nutzung der Neutralität und Nachprüfbarkeit sekundär-statistischer Daten. Als Nachteil gilt, daß nicht untersuchungsspezifische Datenquellen bereinigt werden müssen und fehlende re-

Tabelle 12.5. Kosten von Asthma in Deutschland im Jahre 1992

Kostenart	Gesamtausgaben (Mio. DM)
Ambulante Behandlung	748
Arzneimittel	1 068
Stationäre Behandlung	684
Rehabilitation	441
Krankengeld	213
Arbeitsunfähigkeit	814
Erwerbsunfähigkeit	616
Vorzeitige Todesfälle	520
Direkte Kosten	3 152
Indirekte Kosten	1 976

spektive nicht untersuchungsgerechte Angaben durch Annahmen und Schätzungen ergänzt werden müssen. Aus diesen Gründen empfiehlt es sich, wo immer möglich, einen prospektiven Studienansatz zu wählen, vorzugsweise in Verbindung mit einer klinischen Prüfung. Der Vorteil des prospektiven Ansatzes ist, daß weitgehend auf Schätzungen, Annahmen und Hypothesen verzichtet werden kann, daß höchste Qualitätsstandards zur Anwendung kommen und die Glaubwürdigkeit und Akzeptanz der Ergebnisse letztendlich höher zu beurteilen sind. Im Falle der Lebensqualität kann diese ohnehin nur prospektiv ermittelt werden. Als wesentlichster Nachteil gilt der relativ hohe Kostenaufwand sowie der relativ hohe Zeitbedarf.

12.2.1.3.2 Schritte zur Durchführung einer ökonomischen Evaluation

Im ersten Schritt wird das Problem definiert sowie die Zielsetzung der Untersuchung festgehalten. Wie bei der klinischen Prüfung muß die konkrete Fragestellung klar festgelegt und eine Hypothese formuliert werden. Anschließend wird das Indikationsgebiet untersucht, wobei es hier vor allem um Aspekte des Krankheitsbildes im engeren Sinne sowie des Krankheitsmanagements geht. Beispielsweise müssen folgende Fragen geklärt werden:

- Welches sind die Charakteristika der Indikation für welches die Therapie zu Einsatz kommt?
- Wie und womit vollzieht sich bislang die Behandlung und welches sind die Ergebnisse?

Im dritten Schritt wird die Vergleichstherapie festgelegt. Hierbei ist entscheidend, daß ein adäquater Vergleich zugezogen wird, der nicht nur klinisch sinnvoll ist, sondern auch aus gesundheitsökonomischen, respektive politischen Aspekten relevant ist. Nachdem die Studieninhalte sowie das Studiendesign (retrospektiv versus prospektiv, kontrolliert versus offen) definiert sind, werden die Kosten und Nutzen im Rahmen der Untersuchung erhoben. Hierbei ist wichtig, daß die betreffenden Ressourcen in Mengeneinheiten

(Anzahl, Zeit, Mengen) und nicht in monetären Einheiten erhoben werden. Der nächste Schritt beschäftigt sich dann mit der Bewertung dieser Mengeneinheiten, in dem die betreffenden Mengen mit dem Preis pro Einheit multipliziert werden. Die Wahl der verwendeten Preise hängt im großem Maße von der Perspektive der Untersuchung ab; aus der Sicht des Leistungsträgers sollten Erstattungspreise, aus der Sicht von Leistungserbringern Vollkosten eingesetzt werden. Dies wird in der angelsächsischen Literatur deutlich, wo zwischen „costs" und „charges" sprachlich und inhaltlich unterschieden wird. Nachdem die Ergebnisse erhoben wurden, muß eine Sensitivitäts-Analyse durchgeführt werden, in welcher die Schlüsselparameter verändert und deren Einfluß auf das Ergebnis untersucht wird. In der Regel sollten diejenigen Schlüsselparameter variabilisiert werden, die mit der größten Unsicherheit behaftet sind oder deren Erhebung nur indirekt möglich war.

Werden die oben beschriebenen Schritte gründlich und systematisch durchgeführt, sollte dies in der Regel zu einer klaren Aussage zur Ökonomie einer bestimmten Therapie oder Intervention führen. Wie bei klinischen Prüfungen besteht auch bei ökonomischen Untersuchungen die Gefahr der Verzerrung (bias) [26]. Ein wesentlicher Beitrag in dieser Hinsicht bietet eine klare Abmachung vor Beginn der Untersuchung mit dem allfälligen Sponsor bezüglich der beabsichtigten Publikationsstrategie.

12.2.1.3.3 Ökonomische Analysen im Rahmen von klinischen Prüfungen

Die Anzahl von klinischen Studien nimmt unaufhaltsam zu und es stellt sich immer wieder die Frage, ob es nicht Sinn machen würde, ökonomische Analysen in diese Studien zu integrieren. Um zu beurteilen, ob eine bestimmte Studie einer ökonomischen Begleitevaluation bedarf, sollten eine bestimmte Anzahl von Fragen beantwortet werden (Tabelle 12.6).

Neben diesen entscheidenden Kriterien bezüglich der Eignung einer bestimmten klinischen Prüfung sollten noch weitere Kriterien in Betracht gezogen werden, um zu entscheiden, ob eine ökonomische Analyse im Rahmen einer klinischen Studie durchgeführt werden soll. Diese zusätzlichen Kriterien beziehen sich auf die ökonomische Wichtigkeit der gestellten Fragen, die praktische Relevanz des Studiendesigns und die logistischen Implikationen im Rahmen der zusätzlichen ökonomischen Analyse.

Tabelle 12.6. Beurteilung, ob eine ökonomische Analyse im Rahmen einer klinischen Prüfung durchgeführt werden soll.

1. Ist die Studie klar konzipiert und in der Lage, nicht verzerrte und eindeutige Antworten auf die klinische Frage zu geben?
2. Sind zwei oder mehrere Interventionen mit grundsätzlich verschiedenen Kosten evaluiert und breit angewandt?
3. Gibt es kritische Aspekte des ökonomischen Nutzens, welche nicht im Rahmen der Studie ermittelt werden?
4. Ist eine der Alternativen die tägliche Praxis oder sogar „nicht's zu tun"?
5. Wird die Studie in einer typischen Umgebung durchgeführt und werden die Ergebnisse allgemein generalisierbar sein?
6. Wird das Hinzufügen von der ökonomischen Datensammlung ernsthaft die Prüfärzte oder die Patienten überlasten?

12.2.1.3.4 Wann sollen ökonomische Evaluationen durchgeführt werden?

Nicht in allen Situationen sollte eine ökonomische Evaluation durchgeführt werden. In denjenigen Fällen, in welcher eine Therapie mit höheren Kosten wie auch mit einem negativen Ergebnis verbunden ist, erübrigt sich die Evaluation. Ebenso wäre eine Therapie mit niedrigeren Kosten, jedoch besserem Ergebnis eine sogenannte dominante Alternative. Dies würde bedeuten, daß diese Option ohne Evaluation gewählt würde.

Die folgenden Punkte sollen beleuchten, wann insbesondere ökonomische Evaluationen durchgeführt werden sollten: (1) Die Untersuchung liefert zusätzliche, neue Informationen, die für die interne Organisation und/oder externe Zielgruppen Entscheidungsrelevanz besitzen, (2) das Verfahren verfügt über ein feststellbares Innovationspotential in medizinisch-therapeutischer Hinsicht, (3) das Verfahren trifft im Markt auf traditionelle, eingeführte Therapie- und Präparateschemata gleicher Indikation, (4) der Vermarktungsprozeß erfordert den Nachweis der Wirtschaftlichkeit bzw. wird dadurch gefördert (z. B. Kanada, Australien).

12.2.1.3.5 Verwendung der Ergebnisse ökonomischer Evaluationen in Liga-Tabellen

Um Kosteneffektivitäts-Liga-Tabellen zu konstruieren, sollten stringente Einschlußkriterien für diese Studien verwendet werden. Es sollten nur solche Studien verwendet werden, deren Qualität respektiv deren Methodologie adäquat beurteilt werden können. Studien mit unterschiedlichen Zeiträumen respektiv aus unterschiedlichen Gesundheitsbereichen (Perspektive) sollten nur dann in die Tabellen aufgenommen werden, wenn sicherlich keine Unterschiede bezüglich der klinischen Praxis existieren oder falls Preisunterschiede vorhanden sind. Die Ein- und Ausschlußkriterien von ökonomischen Studien welche für eine Liga-Tabelle geeignet sind ähneln denjenigen Kriterien die ebenfalls im Rahmen der Metaanalysen angesetzt sind. Weiterhin ist wichtig, daß darauf hingewiesen wird, wogegen eine bestimmte Intervention evaluiert wurde. Alte Liga-Tabellen sind insoweit irreführend, als implizit der Leser annimmt, daß die alternative Intervention der Nihilismus ist, respektiv, „Therapie versus keine Therapie" als Standard vorliegt. Im weiteren sollte verlangt werden, daß die Kosteneffektivitätsergebnisse im Rahmen der Liga-Tabellen als Konfidenz-Intervalle oder Spannbreiten angegeben werden. Diese Form der Darstellung ist den Punkt-Schätzungen überlegen. Es kann auch durchaus Sinn machen, daß sich Liga-Tabellen auf Interventionen einer bestimmten Indikation beschränken in welchem die Allokation von Ressourcen durchgeführt werden soll. Z.B. könnte eine Liga-Tabelle nur für Kardiovaskuläre Erkrankungen oder z.B. bei bestimmten Patienten oder für bestimmte Patientengruppen erstellt werden, wie z.B. für die Betagten.

12.2.1.3.6 Interpretation von Kosteneffektivität

Die Verwender von Liga-Tabellen sollten sich vorab mit der Qualität der methodologischen Qualität der Studien auseinandersetzten, welche für die Tabelle verwendet wurden. Im weiteren sollten diejenigen, die die Ergebnisse von Liga-Tabellen, verwenden sich vergewissern, inwieweit die eigenen Einrechnungen sich im Rahmen der in der Studie verwendeten, Studien wiederspiegeln. Dazu sollten drei Fragen beantwortet werden:

- Könnten in der Berechnung der evaluierten Interventionen/Technologien mit der gleichen Erfolgswahrscheinlichkeit auftreten, wie in den Studien der Liga-Tabellen?
- elche Vergleiche aus den verschiedenen Kosteneffektivitätsschätzungen sind für die lokale Situation von Relevanz?
- Sind die Ebenen der Ressourcen und die Strukturen mit der lokalen Situation vergleichbar?

Entscheidungsträger realisieren, daß Kosteneffektivitätsschätzungen nicht in einer mechanistischen Art verwendet werden, sondern diese als zusätzliche Hilfe für die Entscheidungsfindung zur Verfügung stehen. Im weiteren ist nicht davon auszugehen, daß eine bestimmte Liga-Tabelle alle relevanten Vergleichsprogramme in der gleichen Intensität und Ausführlichkeit vorlegt um die Allokation eines Budgets zu verbessern.

12.2.2
Klinische Entscheidungsmethodik

12.2.2.1
Grundlagen

Die Qualität der ärztlichen Leistungserstellung hängt im wesentlichen von zwei Faktoren ab: erstens von der Qualität der Entscheidungen hinsichtlich der diagnostischen und therapeutischen und präventiven Maßnahmen und zweitens von der Qualität unter welcher diese Maßnahmen durchgeführt werden. Werden die falschen Maßnahmen ergriffen, dann leidet die Versorgungsqualität, auch wenn die Maßnahmen noch so gut durchgeführt wurden. Gleichermaßen leidet die Versorgungsqualität, wenn zwar die richtigen Entscheidungen getroffen werden, die abgeleiteten Maßnahmen jedoch in schlechter Qualität durchgeführt werden.

Aus diesen Gründen muß der klinischen Entscheidungsmethodik, einer bisher zu stark vernachlässigten Disziplin, vermehrt Beachtung geschenkt werden [27–30]. Das Ziel der nachfolgenden Ausführungen ist es, die Grundzüge der klinischen Entscheidungsmethodik zu erläutern und anhand eines Beispiels zu illustrieren.

In den meisten Fällen werden klinische Diagnosen nicht mit absoluter Sicherheit gefällt. Im Gegenteil: Die meisten klinischen Befunde erlauben dem Arzt die Wahrscheinlichkeit diagnostischer Alternativen ständig zu revidieren. In diesem interaktiven Prozeß werden 3 Arten von Wahrscheinlichkeit unterschieden:

- Die Wahrscheinlichkeit einer Diagnose bevor ein diagnostischer Befund oder Testergebnis vorliegt (a priori Wahrscheinlichkeit)
- Die Wahrscheinlichkeit, daß ein bestimmter Befund in jedem diagnostizierten Fall beobachtet wird (bedingte oder konditionale Wahrscheinlichkeit)
- Die Wahrscheinlichkeit einer Diagnose nach Vorliegen eines Befundes oder Testergebnisses (posteriore Wahrscheinlichkeit)

$$\text{Erkrankungswahrscheinlichkeit bei pos. Testergebnis} = \frac{\text{Prävalenz} \times \text{Sensitivität des Tests}}{[\text{Prävalenz} \times \text{Sensitivität des Tests}) + [(1\text{-Prävalenz}) \times (1 - \text{Spezifität des Tests})]}$$

$$\text{Erkrankungswahrscheinlichkeit bei neg. Testergebnis} = \frac{\text{Prävalenz} \times (1 - \text{Sensitivität des Tests})}{[\text{Prävalenz} \times (1 - \text{Sensitivität des Tests})] + [(1 - \text{Prävalenz}) \times \text{Spezifität des Tests}]}$$

Abb. 12.3. Das Bayes-Theorem

Der Zusammenhang dieser Wahrscheinlichkeiten kann mittels einer mathematischen Beziehung aus der elementaren Wahrscheinlichkeitstheorie hergestellt werden. Diese Beziehung wird als Bayes-Theorem bezeichnet, benannt nach dem englischen Geistlichen Bayes und stellt ein außerordentlich nützliches Instrument für den praktischen Arzt dar. Die Formel ist in Abbildung 12.3 dargestellt.

Das folgende Beispiel soll die Nützlichkeit dieser Formel darstellen. Zur Abklärung eines 55-jährigen Mannes mit Hämoptyse und Nikotinabusus wird eine Thoraxaufnahme durchgeführt. Aufgrund der bestehenden Klinik sowie der Erfahrungen des Arztes wird eine a-priori-Wahrscheinlichkeit des Lungenkarzinoms von 40% angenommen. Das Thoraxbild zeigt eine Läsion im rechten oberen Lungenabschnitt. Die Sensitivität eines Thoraxbildes für Lungenkarzinome beträgt 60%, die entsprechende Spezifität beträgt 96%. Wie sollte dieser Befund interpretiert werden?

Mittels der Bayes-Formel wird die posteriore Wahrscheinlichkeit eines Lungenkarzinoms mit 91% berechnet. Bei Nichtvorliegen eines Befundes im Thoraxbild hätte die Wahrscheinlichkeit eines Karzinoms 22% betragen. Aufgrund des Befundes kann vermutet werden, daß der Patient an einem Karzinom leidet, obschon weitere Abklärungen noch durchgeführt werden sollten, bevor eine Therapie initiiert wird.

Mittels dieses einfachen Bayes-Theorems lassen sich leicht klinische Situationen aufzeigen, bei welchen gewisse Untersuchungsverfahren keinen wesentlichen Nutzen bringen und unnötige Kosten verursachen können.

Um klinische Entscheidungen besser zu verstehen und zu untersuchen lohnt es sich, sogenannte Entscheidungsbäume zu entwerfen. In diesen Entscheidungsbäumen werden klinisch-therapeutische wie auch diagnostische Prozesse vereinfacht abgebildet. Obschon anzunehmen ist, daß der klinische Prozeß komplexer ist, muß stets vor Augen gehalten werden, daß diese Entscheidungsbäume eine strenge Vereinfachung der klinischen Situation darstellt.

Ein Entscheidungsbaum beinhaltet drei wesentliche Elemente: (1) Knoten (Entscheidungsknoten und Wahrscheinlichkeitsknoten), (2) die zugehörigen Äste sowie (3) die Wahrscheinlichkeit für das Eintreten in eines dieser Äste am Wahrscheinlichkeitsknoten. Der relative Wert eines Astes kann durch eine Zahl, einen Nutzwert oder einen monetären Betrag beschrieben werden. Durch die Multiplikation der Wahrscheinlichkeiten mit den relativen Werten an den einzelnen Ästen läßt sich nun ermitteln, welcher Pfad den höchsten, respektive niedrigsten kumulierten Wert erhält. Werden sämtliche Äste des Entscheidungsbaumes durchgerechnet, kann sehr einfach die optimale Strategie abgeleitet werden.

12.2.2.2
Nutzen der Entscheidungsanalyse

Der wesentlichste Nutzen der klinischen Entscheidungsanalyse liegt in der Optimierung des medizinischen Leistungsprozesses und trägt entscheidend zur Verbesserung der Qualität herbei. Wer eine gute Entscheidungsmethodik betreibt, leistet einen Beitrag zur Qualitätssicherung. Vor allem unter dem Aspekt der Ausgabendeckelung im ambulanten Bereich und auch vor dem Hintergrund möglicher medico-legaler Konsequenzen, bietet die gute klinische Entscheidungsmethodik eine wesentliche Hilfestellung. Sie erlaubt es, medizinische Maßnahmen zu bewerten und entsprechend zu dokumentieren.

In den vergangenen Dekaden wurden die Methoden der Entscheidungsanalysen auf verschiedenen Gebieten der Medizin angewandt. Ein wesentlicher Fortschritt war hierbei die Einführung von computergestützten Entscheidungssystemen. Richtig angewandt, trägt die klinische Entscheidungsmethodik ebenfalls zur Identifikation und Charakterisierung von klinischen Leistungsprozessen, welche entweder überflüssig, d.h. ohne klinischen Wert oder gar obsolet sind.

12.2.2.3
Analyse klinischer Strategien (policy analysis)

Die Erstellung und Erarbeitung von Richtlinien, Leitlinien und Standards in der klinischen Medizin ist außerordentlich wichtig im Rahmen der ärztlichen Qualitätssicherung [31]. Die Anzahl veröffentlichter Therapieempfehlungen nimmt ebenfalls, wie die Anzahl von hausinternen Richtlinien, stetig zu. Auch die Anzahl von Konsensuskonferenzen haben auch in Deutschland stark zugenommen. Die Herausgabe solcher Dokumente sowie die Veranstaltung von Konsensuskonferenzen durch Fachgesellschaften und Verbände ist durchaus sinnvoll und wird nicht bezweifelt. Unklar bleibt jedoch die Frage, inwieweit diese Vorgaben in der Breite befolgt und praktisch in der klinischen Arbeit umgesetzt werden. Deshalb muß gleichzeitig die Forderung aufgestellt werden, daß die Auswirkungen dieser Bemühungen zur Standardisierungen erfaßt und die Ergebnisse entsprechend ausgewertet werden. Ein wesentliches Instrument spielt hierbei die Ergebnisforschung.

12.2.2.4
Modellierung und Simulationen

Die Modellierung beinhaltet eine große Auswahl von Techniken, um die Ergebnisse einer Evaluation außerhalb der in der ursprünglichen klinischen Studie beobachteten Daten zu extrapolieren. In jedem Fall stellt die Modellierung nur ein unvollständiges Abbild der komplexen Realität dar. Die Bewertung der Zweckmäßigkeit einer Simplifizierung muß die individuelle Situation berücksichtigen.

Anerkannte mathematische sowie statistische Verfahren kommen in der Modellierung zum Einsatz. Solche Verfahren sind zum Beispiel Monte-Carlo-Simulation und Markov-Modellierung. Oftmals ist es jedoch zweckmäßiger und einfacher Daten unterschiedlicher Herkunft in einem zuvor spezifiziertem konzeptionellen Rahmen zusammenzufassen, wie beispielsweise im Rahmen der Entscheidungsbaum Analyse.

Die Modellierung kommt für verschiedene Anwendungen zum Einsatz. Solche Einsatzgebiete und Situationen sind zum Beispiel:

- Modellierung und Extrapolation der Progression klinischer Endpunkte (z. B. Überleben) außerhalb der klinischen Studie (z. B. Modellierung der Krankheitsprogression bei asymptomatischen AIDS Patienten [32]).
- Modellierung und Transformation finaler Endpunkte auf der Grundlage intermediärer Endpunkte (z. B. Modellierung der Lebenserwartung und KHK Risiko auf der Grundlage von Cholesterinwerten [33]).
- Modellierung der Beziehung zwischen Input und Output der Produktionsfunktion zur Abschätzung des Verbrauchs an Ressourcen [34].
- Modellierung von Daten unterschiedlicher Herkunft zur Aggregation der benötigten Parameter einer Entscheidungsbaumanalyse [35].
- Modellierung der beobachteten Evidenz aus klinischen Studien oder systematischen Übersichten (reviews) um abzuschätzen, was das Ergebnis in einer anderen Situation, unter anderen Rahmenbedingungen oder in einer anderen Zielpopulation sein könnte [36].

In allen Fällen sollten die Schlüsselanforderungen so explizit wie möglich dargelegt und transparent gemacht werden.

Folgende Fragen sollten daher jeweils gestellt werden:

- Welche Variablen wurden modelliert? Welche wurden direkt beobachtet?
- Welche Variablen wurden in der Modellierung hinzugeführt bzw. ausgeschlossen?
- Welche statistischen Beziehungen wurden angenomen oder abgeleitet?
- Welche Evidenz gibt es für diese Annahmen und/oder Abweichungen?

12.2.3
Ergebnisforschung (outcomes research)

12.2.3.1
Ursprünge der Ergebnisforschung

In den späten siebziger Jahren wurden vermehrt Untersuchungen zur Frage durchgeführt, weshalb die Inanspruchnahme von gewissen medizinischen Leistungen und Verfahren in epidemiologisch und demographisch vergleichbaren aber geographisch getrennten Kollektiven so stark variiert. So wurden beispielsweise extreme Unterschiede im Bereich von Tonsillektomien, Hysterektomien oder Kaiserschnitten festgestellt die nicht ohne weiteres medizinisch zu erklären waren. Diese starke Variabilität führte dann zu einer Ausweitung der Forschung hinsichtlich der zu beobachtenden Ergebnisse. Dies bedeutete, daß nicht der unmittelbare, sondern der langfristige Behandlungserfolg gemessen wurde.

Ein weiterer Katalysator der US-amerikanischen Ergebnisforschung waren die Untersuchung der amerikanischen RAND-Corporation. Dieser Versicherungskonzern führte verschiedene, groß angelegte Untersuchungen durch, um den Zusammenhang zwischen Versicherungsdeckung, Leistungsinanspruchnahme sowie klinischem Ergebnis besser zu verstehen.

12.2.3.2
Prinzipien der Ergebnisforschung

Die Ergebnisforschung beurteilt das Ergebnis der medizinischen Versorgung mittels Produkten und Dienstleistungen [37, 38]. Man versucht, auf folgende Fragen eine Antwort zu finden:

- Gibt es einen vom Patienten wahrgenommenen Nutzen?
- Werden die Ressourcen optimal eingesetzt?
- Welche Behandlungen funktionieren am besten?

Die Zielsetzungen der Ergebnisforschung ist die Verbesserung der Effektivität (Zielerreichungsgrad) und Zweckmäßigkeit medizinischer Interventionen durch die Entwicklung und Verbreitung wissenschaftlicher Informationen im Hinblick auf breit angelegte Ergebnissen (outcomes) wie beispielsweise Überleben, funktionaler Status und Lebensqualität [39].

Um den Unterschied zur herkömmlichen klinischen Forschung darzustellen, sei das Beispiel endoskopischer Stents in der Gastroenterologie erwähnt [40]. In den meisten klinischen Studien wurden Parameter wie Leberwerte, Obstruktionsverminderung oder 30-Tage Mortalität erhoben. Obschon diese Ergebnisse wichtig sind, widerspiegeln sie die wirklichen Konsequenzen dieses Verfahrens nicht. Viele Patienten erleiden Komplikationen, zum Beispiel durch Verlegung des Stents oder benötigen zusätzliche Therapien zur Behandlung des Ikterus oder einer biliären Sepsis. Deshalb muß die Frage gestellt werden, ob diese Verfahren die Lebensqualität des Patienten beeinflussen, ob der Patient sich im Anschluß an eine solche Behandlung besser fühlt oder ob die zuvor bestehenden Symptome nachhaltig eliminiert wurden.

12.2.3.3
Instrumente der Effektivitätsforschung

Im Rahmen der Effektivitätsforschung spielen vor allem Forschungsansätze mit hoher externer Validität eine Rolle. Dies bedeutet, daß der klassische Forschungsansatz des randomisierten, kontrollierten klinischen Experiments eine geringere Bedeutung erhält. Anstelle der randomisierten klinischen Studien kommen vermehrt Forschungsansätze zum Zug, wie zum Beispiel die Auswertung von großen administrativen Datenbanken, Querschnittsstudien, Fall-Kontroll-Studien oder naturalistische/pragmatische Studien.

Zunehmend werden Erkenntnisse über den langfristigen Erfolg medizinischer Interventionen mittels der Auswertung großer Patientendatenbanken durchgeführt, vorzugsweise durch die Verknüpfung mehrerer Datenbanken [41]. Aufgrund großer regionaler Variationen in der Anwendung und Inanspruchnahme von Verfahren und Dienstleistungen, kommt der Analyse großer patientenbezogener Datenmengen eine wesentliche Bedeutung zu [42–45]. Diese sind vor allem dann von Nutzen, wenn longitudinale Patientendaten erfaßt werden. Solche Datenbanken erfüllen in Deutschland nur selten den Anforderungen, da Datenschutzbestimmungen eine große Barriere darstellen. In den USA, wo der Datenschutz nicht so einschneidend greift, sind diese Datenbanken die Grundlage großer Forschungsprojekte. Einen wesentlichen Beitrag lieferten die Health-Maintenance-Organisations, welche klassischerweise longitudinale Daten im Rahmen des Versorgungsprozesse erheben und auswerten. Außerdem haben diese Organisationen Informationen über den Ressourcenverbrauch und somit auch Kosteninformationen aufbereitet.

Trotz der Schwierigkeiten bezüglich Datenschutz muß künftig versucht werden, Wege zu finden, vermehrt longitudinale Patientendaten zu erheben und breit auszuwerten. Methodisch einwandfrei durchgeführt, vermag die medizinische Ergebnisforschung einen entscheidenden Beitrag zur ärztlichen Qualitätssicherung zu leisten.

12.3
Grenzen der medizinischen Ökonomie

Die bedeutendsten Grenzen der ökonomischen Evaluation liegen in den Bereichen [46]: (1) Qualität der Evaluation, (2) Aussagefähigkeit auf Populationsebene sowie (3) in der Nichtumsetzung von ökonomischer Daten

12.3.1
Qualität der Evaluation

Die wichtigste Anforderung an Untersuchungen im Bereich der empirischen Sozialforschung sowie der Gesundheitsökonomie ist ein hoher Qualitätstandard. Leider wurden bisher allzu viele Untersuchungen durchgeführt und publiziert, die einem hohen Qualitätsanspruch nicht genügten. Daß Studien mit niedriger Qualität immer wieder publiziert wurden, erstaunt keinesfalls, zumal in der Regel kein rigider „Peer-Review" durchgeführt wird. Besonders medizinische Fachzeitschriften verfügen in der Regel nicht über eigene Fachredaktoren mit fundierten Kenntnissen im Bereich der Gesundheitsökonomie. Eine von Udvarhelyi et al. [47] durchgeführte Untersuchung bestätigte, daß die Qualität von in medizinischen Fachzeitschriften publizierten Studien unzureichend war. Die Autoren analysierten 77 Arbeiten zwischen den Jahren 1978 und 1980 respektive zwischen 1985 und 1987 hinsichtlich 6 wichtiger Qualitätsmerkmale. Tabelle 7 zeigt in wieweit die publizierten Arbeiten diesen Qualitätsmerkmalen genügten. Im weiteren konnten die Autoren belegen, daß die Qualität der Arbeiten im zeitlichen Verlauf in einigen Bereichen zwar besser wurde, in anderen sich die Qualität jedoch verschlechtert hat. Beispielsweise wurde der Standpunkt der Analyse im Zeitraum 1978–1980 in 26% der Arbeiten dargelegt, zwischen 1985 und 1987 lediglich in 13% der Fälle.

Als Maßnahme zur Verbesserung des methodologischen Standards, wurden in mehreren Ländern bereits Richtlinien erarbeitet und verabschiedet, in welchen die Anforderungen an eine methodologisch einwandfreie ökonomische Evaluation explizit aufgelistet wurden. Diese verpflichtenden Richtlinien existieren in Australien [48] sowie Kanada [49] (Provinz Ontario) und sind

Tabelle 12.7. Qualität publizierter ökonomischer Analysen [47]

Zielkriterium	Erfüllungsgrad (%)
1. Perspektive explizit dargestellt	18
2. Nutzen explizit dargestellt	83
3. Kostendaten präsentiert	96
– Kosten der UAWs aufgeführt	30
– Vermiedene Kosten aufgeführt	25
– Induzierte Kosten aufgeführt	4
4. Unterschiedliche Zeiträume von Kosten und Nutzen	39
– Diskontierung, falls Zeiträume unterschiedlich	48
5. Sensitivitätsanalyse durchgeführt	30
6. Kosten-Nutzen-/Effektivitätsrelation	
– Nur Durchschnittswerte	29
– Inkrementale Kosten und Durchschnittswerte	13
– Keine, jedoch dominante Alternative	12
– Keine Angaben	

in Vorbereitung in den nordischen Ländern, Frankreich und der Schweiz. In Großbritannien wurden Mitte 1994 Seitens der Industrieverbände und dem Gesundheitsministerium Empfehlungen zur Durchführung von pharmako-ökonomischer Studien publiziert [50]. Diese Empfehlungen umfassen die wichtigsten Ansätze für eine einwandfreie Analyse und verstehen sich durch-aus als „good pharmacoeconomic practice". Da diese Empfehlung nicht an eine Erstattungsentscheidung anknüpfen, ist der Charakter dieser Empfeh-lung eher als unverbindlich zu bezeichnen.

Um die Qualität ökonomischer Studien zu erhöhen, empfiehlt es sich, sich an publizierten Guidelines zu orientieren. Im weiteren sollte versucht werden, die häufigsten Fehler der Pharmakoökonomie zu vermeiden. Diese sind: (1) ein ungeeigneter Vergleich von Therapien, (2) unzulässige Annahmen, (3) die Verwendung von mangelhaften klinischen Grunddaten mit unklaren End-punkten, (4) eine zu starre Kostenorientierung statt Nutzen- und/oder Effek-tivitätsorientierung, (5) Unzulänglichkeiten der zugrundeliegenden klini-schen Daten, (6) die falsch gewählte Evaluationsform, (7) eine ungenügende Berücksichtigung des Standpunktes (Perspektive) der Evaluation, (8) eine Unausgewogenheit bezüglich konservativen und optimistischen Annahmen, (9) ein gesundheitspolitisch schlechtes Timing sowie (10) unzulängliche Ko-stenerhebungen und Kostenschätzungen.

Da die Qualität vorhandener Literatur von unterschiedlicher Qualität ist, muß versucht werden, diese künftig zu verbessern. Ein hohe Qualität sollte aus den folgenden Gründen angestrebt werden. Erstens stellen publizierte öko-nomische Untersuchungen die Grundlage für explizite Vorschläge der Ressour-cenallokation. Es ist geradezu unethisch, Ressourcen auf der Grundlage einer unzureichenden Studienqualität zuzuteilen. Zweitens stellen schlechte Untersu-chungen eine Verschwendung von Forschungsmitteln dar, welche vielleicht auf einem anderen Gebiet besser hätten eingesetzt werden können. Drittens verhin-dern schlechte Studien die Entwicklung und Generalisierbarkeit der ökonomi-schen Forschungsaktivitäten, welche in der Zukunft dringend benötigt werden. Um die Arbeit der Gutachter zu erleichtern, hat das British Medical Journal kürzlich entsprechende Guidelines und Checklisten publiziert [51].

12.3.2
Aussagefähigkeit von ökonomischen Evaluationen auf der Populationsebene

Ein großes Anliegen der pharmakoökonomischen Evaluation ist es, eine Aussage zur Wirtschaftlichkeit in größeren Patientenkollektiven zu erhalten. In der Regel geschieht dies durch eine Extrapolation von Ergebnissen die sich primär auf ein kleineres Patientenkollektiv beziehen. Diese Extrapolationen sind nicht immer ganz unbedenklich, zumal die Aussagekraft auf Populationsebene nicht immer klar gegeben ist.

Die wichtigsten Schlüsselfaktoren zur Beurteilung der Aussagefähigkeit von ökonomischen Evaluationen auf Populationsebene sind: (a) Externalitäten, (b) der Lebenszyklus der Technologie, (c) die Behandlungseffektivität auf Populationsebene, (d) Aspekte von Kapazitäten sowie (e) die zeitlichen Komponenten.

12.3.2.1
Externalitäten

Hierbei geht es um den Sachverhalt, daß die Inanspruchnahme von bestimmten Leistungen die Nachfrage respektive die Inanspruchnahme sekundärer Leistungen bewirkt. Als Beispiel sei die frühe Intervention mit AZT bei HIV Infektionen erwähnt [52, 53]. Obschon diese Therapie einen individuellen Nutzen für den einzelnen Patienten aufweist, ist die Gefahr der Verbreitung der Infektion nicht gebannt. Dies würde bedeuten, daß höhere Kosten durch neu angesteckte Personen entstehen werden. In der Regel werden solche externen Effekte durch klassische pharmakoökonomische Ansätze nicht oder zuwenig berücksichtigt.

12.3.2.2
Lebenszyklus der Technologie

In vielen Situationen spielt der Lebenszyklus der Technologie oder Intervention hinsichtlich der Wirtschaftlichkeit eine sehr große Rolle. Bei der Einführung von neuen Präparaten ist die Verteilung der Patienten hinsichtlich ihrer Erkrankungsstadien entscheidend für die pharmakoökonomische Analyse. Diesem Umstand ist zum Beispiel im Rahmen von Krebsvorsorgeuntersuchungen Rechnung zu tragen. Hier ist in der Regel die Wirtschaftlichkeit bei Patienten in frühen Erkrankungsstadien höher als bei Patienten in späteren Stadien der Erkrankung. Hingegen wird anfänglich eine geringere Wirtschaftlichkeit festgestellt werden müssen, wenn ein Präparat in einer Population mit einem hohen Anteil an bereits fortgeschrittenen Patienten angewandt wird. Erst nach einem kürzeren oder längeren Zeitraum wird sich ein Gleichgewichtszustand einstellen, in welchem sich die Wirtschaftlichkeit gewissermaßen einpendeln wird. Die Berücksichtigung des Lebenszyklus spielt vor allem bei chronischen und schleichenden Indikationen eine große Rolle.

12.3.2.3
Effektivität auf der Populationsebene

Da die meisten ökonomischen Evaluationen auf prospektiv erhobenen klinischen Studien in einem selektierten Patientengut beruhen, muß die Frage aufgeworfen werden, ob die Ergebnisse auf eine Gesamtpopulation übertragen werden können. Da aussagefähige klinische Studien in der Regel randomisiert und plazebo-kontrolliert sind, muß davon ausgegangen werden, daß die Ergebnisse nicht die Realität im Alltag widerspiegeln. Ein nicht zu vernachlässigendes Kriterium ist hierbei auch die Compliance des Patienten. In vielen ökonomischen Evaluationen wird eine 100%ige Compliance des Patienten angenommen. Diese wird jedoch in der klinischen Praxis kaum erreicht. Als Folgerung muß gefordert werden, daß im Falle von Populationsaussagen, diese erwähnten Faktoren berücksichtigt und entsprechend in die Kalkulationen eingearbeitet werden.

12.3.2.4
Kapazitätsaspekte

Die Inanspruchnahme von medizinischen Dienstleistungen und Produkten werden oft irrtümlich mit 100% bewertet, obschon diese in der Realität kaum festgestellt werden kann. In Inanspruchnahme beispielsweise von teureren Interventionen führt zu niedrigeren Durchschnitts- und Grenzkosten. Ein gegenteiliger Effekt ist ebenfalls nachweisbar in Bereichen mit Kapazitätsbeschränkungen.

Bei einigen medizinischen Interventionen lassen sich auch Skalenvorteile beobachten. Das heißt, daß durch eine häufigere Anwendung von Verfahren die Kosten der Produktion relativ fallen. Hinzu kommt, daß durch den häufigeren Einsatz die Qualität der erbrachten Leistungen ebenfalls steigt. Dieser Effekt konnte beispielsweise wiederholt in verschiedenen Bereichen belegt werden [54]. Die Skalenvorteile sind in hohem Grade abhängig vom Einsatzgrad der Intervention sowie von der Anzahl Patienten, welche zur Intervention Zugang haben.

Eine wichtige Ursache dieser Skalenvorteile liegt in der sogenannten Lernkurve. Es konnte z.B. gezeigt werden, daß die Kosten der Herztransplantation an Zentren, welche diesen Eingriff häufig durchführen, niedriger sind als in Zentren, die diesen Eingriff seltener durchführen [55].

12.3.2.5
Zeitliche Komponente

Im Hinblick auf die zeitlichen Komponenten geht es nicht nur um die Erfassung und Bewertung der unterschiedlichen Zeitpunkte für das Auftreten von Kosten und Nutzen, sondern auch um die zugrundeliegenden epidemiologischen Trends. Eine Wirtschaftlichkeitsanalyse welche zu einem bestimmten Zeitpunkt erstellt wurde, muß daher auf die säkularen Trends der Erkrankungsinzidenz und -prävalenz Rücksicht nehmen. Als weitere Komponente kommt die Betrachtung der Planungsperiode hinzu. Allokationsentscheidungen für Arzneimittel, wie beispielsweise die Aufnahme von Präparaten in Listen, sind unter dem Aspekt der relevanten Planungsperioden zu treffen. Deshalb sollten Extrapolationsaussagen zur Wirtschaftlichkeit von Arzneimitteln in einem bestimmten Kontext nur auf den jeweils gültigen Planungshorizont bezogen werden. Vor allem in Situationen wo Leistungsträger bestimmte medizinische Leistungen einkaufen (Einkaufsmodell, managed care), sind diese Planungsperioden extrem wichtig als Entscheidungsbasis. Um diesem Umstand genügend Rechnung zu tragen, gilt es für den Untersucher, im Vorfeld eine Bestandsaufnahme zur epidemiologischen Situation der Erkrankung zu erstellen. Da die epidemiologische Berichterstattung in Deutschland im Vergleich zu anderen Ländern unterentwickelt ist, kommen Untersucher nicht umhin, in bestimmten Fällen epidemiologische Vorstudien durchzuführen, um eine populationsbezogene Aussage zu erhalten.

12.3.3
Nichtumsetzung von ökonomisch relevanten Studienergebnissen

Damit ökonomische Daten besser genutzt werden, müssen eine Reihe von Voraussetzungen getroffen werden. Zum einen muß der Forschungsansatz den Entscheidungsträgern bekannt gemacht werden sowie auf die individuellen Bedürfnisse und Situation des Entscheidungsträgers adaptiert werden. Zum anderen sollten Entscheidungsträger in der Lage sein oder gebracht werden, daß sie die Ergebnisse hinsichtlich der Effekte auf ihre Entscheidungen beurteilen können. In der Vergangenheit wurde zu wenig auf diese Aspekte Rücksicht genommen: Entscheidungsträger wurden erst spät über die Forschungsansätze und -ergebnisse informiert und erkannten die Relevanz der Studienergebnisse nicht. Dadurch, daß viele Entscheidungsträger die Interpretation ökonomischer Daten nicht vollziehen konnten, wurden diese hinsichtlich ihres Entscheidungsverhaltens nicht beeinflußt.

12.4
Ansätze zur besseren Nutzung ökonomischer Daten:
Anforderungen an die Forschung

Erstens müssen Entscheidungsträger frühzeitig identifiziert und von der Relevanz der Untersuchung überzeugt werden. Zweitens sollten die Zielgruppen, falls nötig, im Hinblick auf ökonomische Daten und Forschung geschult werden. Dies kann zum Teil dadurch erreicht werden, daß diese in die Studienplanung einbezogen werden. Drittens sollte ein Basisverständnis für die Relevanz der medizinischen Ökonomie aufgebaut werden. Es muß klar gemacht werden, daß ökonomische Daten eine Ergänzung der klinischen Daten darstellen und eine weitere Entscheidungshilfe darstellen. Viertens sollten Studienergebnisse vor der betreffenden Entscheidung vorliegen und ehrlich und kritisch diskutiert werden. Vor allem sollte auf die Limitationen der Ergebnisse hingewiesen und gleichfalls aktiv diskutiert werden. In diesem Zusammenhang stellen sich für den medizinisch-ökonomischen Forscher spezifische Anforderungen:

- Forscher müssen ihre Arbeit verkaufen bevor sie damit beginnen.
- Forscher müssen die Entscheidungsträger über die Relevanz Ihrer Arbeit überzeugen.
- Forscher müssen Entscheidungsträger über die Notwendigkeit von Entscheidungen auf Basis der Forschungsergebnisse überzeugen.
- Forscher müssen methodisch einwandfreie Arbeit leisten.
- Forscher müssen Ihre Arbeit umfänglich bekanntmachen.

Nur durch die Berücksichtigung der diskutierten Faktoren kann sichergestellt werden, daß auch die Ergebnisse aussagekräftig, zukunftsgerichtet, zielorientiert sowie entscheidungsrelevant ausfallen. Die Grenzen der medizinischen Ökonomie zu kennen ist ein wichtiger Schritt zur Erkenntnis des Nutzens dieses wichtigen Evaluationsansatzes.

Literatur

1. Sachverständigenrat der Konzertierten Aktion im Gesundheitswesen: Sondergutachten Krankenversicherung 2000, Nomos Verlag Baden-Baden 1995
2. Bergstrom TC (1992) When is a man's life worth more then his human capital?, in: Jones-Lee MW (Hrsg.), The Value of Life and Safety, Amsterdam: North Holland, 3–26
3. Linnerooth J (1979) The value of human life: A review of the models, Economic Inquiry 17:52–74
4. Avorn J (1984) Benefit and cost-analysis in geriatric care: turning age discrimination into health policy. N Engl J Med 310:1294–1300
5. Koopmanschap MA, Rutten FFH, van Ineveld BM, van Roijen L (1995) The friction cost method for measuring indirect costs of disease. J Health Economics 14:171–189
6. Parsonage M (1992) Discounting and health benefits. Health Economics 1:71–76
7. Krahn M (1993) Discounting in the economic evaluation of health care interventions. Med Care 31(5):403–18
8. Neuhauser D, Lewicki A (1975) What do we gain from the sixth stool guaiac? N Engl J Med 293:226
9. Weinstein MC, Stason WB (1977) Foundations of cost-effectiveness analysis for health and medical practices. N Engl J Med 296:716–21
10. Detsky AS, Naglie IG (1990) A clinician's guide to cost-effectiveness analysis. Ann Intern Med 113:147–158
11. Szucs TD, Schramm W (1994) Die sozioökonomische Evaluation. Einführung in die Methodologie. Hämostaseologie 14:84–9
12. Szucs TD, Schramm W (1995) Wirtschaftlichkeitsuntersuchungen von medizinischen Therapien – Methodologische Grundlagen. Zentralbl Chir 120:577–583
13. Lewis EJ, Hunsicker LC, Bain RP und Rohde RD (1993) The effect of angiotensin-converting-enzyme inhibition on diabetic nephropathy. N Engl J Med 329:1456–1462
14. Szucs T, Ritz E, Standl E (1994) Die Wirtschaftlichkeit von Captopril in der Behandlung der diabetischen Nephropathie. Münch Med Wschr 136:581–585
15. Torrance GW (1986) Measurement of health state utilities for economic appraisal. J Health Economics 5:1–30
16. Von Neumann J, Morgenstern O (1953) Theory of games and economic behavior. Wiley, New York
17. Rosser R and Kind P (1978) A scale of valuations of states of illness: Is there a social consensus? Int J Epidemiology 7:347–358
18. Kaplan R, Bush J (1982) Health-related quality of life measurement for evaluation research and policy analysis. Health Psychology 1:61–80
19. Vermeer F et al (1988) Cost-benefit analysis of early thrombolytic treatment with intracoronary streptokinase. Br Heart J 59:527–34
20. Torrance G, Feeny D (1989) Utilities and quality-adjusted life years. Int J Technol Ass Health Care 5:559–575
21. Drummond M (1993) Cost-effectiveness league tables: more harm than good. Soc Sci Med 37(1):33–40
22. Drummond MF, Stoddard GL, Torrance GW (1987) Methods for the economic evaluation of health care programmes. Oxford: Oxford Medical Publications

23. Torrance G, Feeny D (1989) Utilities and quality-adjusted life years. Int J Technol Ass Health Care 5:559–575
24. Geweke J, Weisbrod BA (1982) Assessing technological change: The case of a new drug. Madison, University of Wisconsin
25. Wettengel R, Vollmer T (1994) Asthma, Medizinische und ökonomische Bedeutung einer Volkskrankheit. Stuttgart
26. Hillman A JW, Eisenberg JM, Pauly MV, et al (1991) Avoiding bias in the conduct and reporting of cost-effectiveness research sponsored by pharmaceutical companies. N Engl J Med 324:1362–65
27. Sox HC, Blatt MA, Higgins MC, et al (1988) Medical decision making. Stoneham, Mass: Butterworth 1–23
28. Bradley GW (1993) Disease, Diagnosis and Decisions. Chichester
29. Pauker SG, Kassirer JP (1987) Decision analysis New Engl J Med 316:250–257
30. Weinstein MC, Fineberg HV (1990) Clinical Decision Analysis. Saunders, Philadelphia
31. Institute of Medicine (1992) Guidelines for Clinical Practice. From Development to Use. National Academy Press, Washington
32. Schulman KA, Lynne LA, Glick HN, Eisenberg JM (1991) Cost-effectiveness of low-dose zidovudine therapy for asypmptomatic patients with human immunodeficiency virus (HIV) infection. Ann Intern Med 114:798–801
33. Oster G, Epstein AM (1987) Cost-effectiveness of antihyperlipemic therapy in the prevention of coronary heart disease: the case of cholestyramine. JAMA 258:2381–2387
34. Fordham R, Field DJ, Hodges S et al (1992) Cost of neonatal care across a health authority. J Publ Health Med 61:127–130
35. Krahn MD, Mahoney JE, Eckman MH et al (1994) Screening for prostate cancer: a decision analytic view. JAMA 272 (10):773–780
36. Egberts J (1992) Estimated costs of different treatments of the respiratory distress syndrome in a large cohort of preterm infants of less than 30 weeks gestation. Biology of the Neonate 61:59–85
37. Ellwood PM (1988) Outcomes management: a technology of patient experience. Engl J Med 318:1549–1556
38. Maklan CW, Greene R et al (1994) Methodological challenges and innovations in patient outcomes research. Medical Care 32:13–21
39. Relman AS (1988) Assessment and accountability. The third revolution in medical care. N Engl J Med 319:1220–1222
40. Rabeneck L (1993) Why should gastroenterologists know about outcomes research? Gastrointestinal Endoscopy 39:723–25
41. Steinberg EP, Whittle J, Anderson GF (1990) Impact of claims data research on clinical practice. Int J Technol Ass Health Care 6:282–287
42. Chassin MR, Brook RH, Park RE et al (1986) Variations in the use of medical and surgical services by the Medicare population. N Engl J Med 314:285–290
43. Chassin MR, Kosecoff J, Park RE et al (1987) Does inappropriate use explain geographic variations in the use of health care services? A study of three procedures. J Am Med Ass 258:2533–2537
44. Hannan EL, Kilburn H, Lindsey ML et al (1992) Clinical versus administrative data bases for CABG surgery: Does it matter? Med Care 30:892–907
45. Wennberg JE (1990) Outcomes research, cost containment, and the fear of health care rationing. N Engl J Med 323:1202–4
46. Szucs T (1995) Die Grenzen der Pharmakoökonomie. In: Kosten-Nutzen-Analysen in der Pharmakoökonomie (P. Oberender, Hrsg.), München
47. Udvarhelyi S, Colditz GA, Rai A, Epstein AM (1992) Cost-effectiveness and cost benefit analysis in the medical literature. Are the methods being used correctly? Ann Int Med 116:238–244
48. Henry D (1992) Economic analysis as an aid to subsidisation: the development of Australian Guidelines for pharmaceuticals. PharmacoEconomics 1:54–67
49. Ontario Guidelines for Economic Analysis of Pharmaceutical Products (1994) Ontario, Canada
50. Guidance on Good Practice in the Conduct of Economic Evaluations of Medicines (1994) U.K. Department of Health and Association of the British Pharmaceutical Industry, May 20
51. Drummond MF, Jefferson TO, on behalf of the BMJ Economic Evaluation Working Party, Guidelines for authors and peer reviewers of economic submissions to the BMJ (1996) Br Med J 313:275–83

52. Leidl R (1994) A survey of the economic evlauation of early drug intervention in HIV infection. Working towards a population-based approach. In Kaplan EH & Brandeau ML (Eds), Modeling the AIDS epidemic: planning, policy and prediction. New York: Raven Press 253–71
53. Paltiel AD, Kaplan EH (1991) Modeling Zidovuine therapy: A cost-effectiveness analysis. J Acquired Immune Deficiency Syndrome 4:795–804
54. Banta HD, Bos M (1991) The relation between quantity and quality with coronary artery bypass graft surgery. Health Policy 18:1–10
55. Woods JR at al (1992) The Learning Curve and the Cost of Heart Transplantation. Health Services Research 27:2p

KAPITEL 13

Gesundheitspolitisches Resümee

Georg Baum

In die letzten 10 Jahre fallen drei große Gesundheits-Reformgesetze, verbunden mit sehr intensiven, kritischen, aber auch sehr konstruktiven Diskussionen. In der Ärzteschaft hat sich in dieser Zeit ein merklicher Bewußtseinswandel vollzogen. Es besteht heute eine große Bereitschaft, die knappen finanziellen Mittel und die nahezu unbegrenzten medizinischen Möglichkeiten in Einklang zu bringen, ohne mit der Rationierung zu drohen.

Daß das Geld knapp ist, zeigt die Bilanz der GKV für 1996. Die riesige Einnahmensumme von 253 Mrd. DM hat nicht gereicht, um die Ausgaben zu decken. Nach 7 Mrd. Defizit 1995 hat die gesetzliche Krankenversicherung auch 1996 mit 6,3 Mrd. Defizit abgeschlossen. Die Krankenversicherungsbeiträge sind mit durchschnittlich 13,4% sehr hoch. Für einen Verdiener an der Einkommensbemessungsgrenze können das an die 900,- DM im Monat werden. Hier werden nicht nur Akzeptanzgrenzen für das Solidarsystem deutlich; die Grenzen für die Finanzierbarkeit des Systems über paritätisch finanzierte Beiträge – Stichwort Lohnnebenkosten – sind erreicht. Die Koalition hat daraus die Konsequenzen gezogen. Die Versicherten und damit die Nutzer von Gesundheitsleistungen werden in sozial vertretbarem Umfang stärker als bisher an der Aufbringung zusätzlichen finanziellen Bedarfs beteiligt. Der neue zentrale Steuerungsmechanismus ist die Verknüpfung von Zuzahlungen mit Beitragssatzerhöhungen.

Hinter diesem Konzept steht ein Paradigmawechsel. Während mit dem Budgetierungsansatz versucht wurde, die medizinischen Leistungen an das durch Budgets begrenzte Geld anzupassen, soll steigender Geldbedarf, wenn er unabdingbar ist, auch bereitgestellt werden. Aber, wie gesagt, nur wenn er unabdingbar ist. Das Festhalten an starren Budgets würde in die offene Rationierung führen; das haben die Ende 1996 geführten Diskussionen über ausgeschöpfte Arzneimittel- und Krankenhausbudgets und sinkende Punktwerte deutlich gemacht.

Die Verknüpfung von Beitragssatzerhöhungen mit höheren Zuzahlungen bewirkt, daß die vorhandenen Mittel maximal wirtschaftlich eingesetzt werden, daß Wirtschaftlichkeitsreserven, wo immer sie sich ergeben, aktiviert werden, daß Unnötiges und Verschwendung abgestellt werden. Darauf werden die Krankenkassen achten, und die Leistungserbringer können sich dem nicht entziehen, so daß Beitragssatzerhöhungsbedarf kaum entstehen wird. Die optimale Ausschöpfung der Ressourcen wird zur gemeinsamen Interessenslage aller Beteiligten.

Wenn der medizinische Fortschritt und die demographische Entwicklung
es erforderlich machen – und alle anderen Möglichkeiten, einschließlich lei-
stungsrechtliche Anpassungen, ausgeschöpft sind –, dann muß mehr Geld ins
System kommen können. In diesem Spannungsverhältnis, das durch die Verknüpfung von Beitragssatzerhöhungen mit Zuzahlungen noch spannungsge-
ladener geworden ist, hat die klinische Ökonomie eine besonders wichtige
Aufgabe zu leisten. Sie muß dazu beitragen, daß medizinisch Unnötiges vermieden und medizinisch Nötiges wirtschaftlich erbracht wird.

Ich habe keine regierungsamtliche Definition für die klinische Ökonomie.
Ich verbinde mit dem Begriff und mit den Personen, die sich in diesem Feld
engagieren, die Bereitschaft zur Übernahme von ökonomischer Verantwortung durch die medizinische Profession. Sie überlassen damit ihr ureigenes
Feld nicht den Gesundheitsökonomen, was im Hinblick auf die Besonderheit
der medizinischen Leistungen richtig und wichtig ist.

Ich werde zu den folgenden Komplexen Stellung nehmen:

- Zur Verträglichkeit von gesetzlichen Rahmenbedingungen mit der klinischen Ökonomie,
- zur Qualitätssicherung,
- zur Rolle des Staates bei der Evaluation und zur Finanzierung von Versorgungsforschung aus Beitragsmitteln.

13.1
Die gesetzlichen Rahmenbedingungen dürfen nicht kontraproduktiv sein

Die Bemühungen der klinischen Ökonomie um den sparsamen Einsatz der
Ressourcen können nur von Erfolg sein, wenn die gesetzlichen und organisa-
torischen Rahmenbedingungen stimmen. Kontraproduktive Fehlanreize sind
Gift und müssen konsequent ausgeschlossen werden, was leichter gesagt als
getan ist. Fehlsteuerungen ergeben sich z. B. aus den Vergütungssystemen.
Die Koalition hat mit der Entscheidung, die starren Budgets für die Krankenhäuser aufzugeben und die individuelle Situation der Krankenhäuser wieder
stärker zu berücksichtigen oder mit der Entscheidung zur Einführung fester
Punktwerte für die niedergelassenen Ärzte oder mit den erleichterten Bedingungen zur Abschaffung der Arzneimittelbudgets Mechanismen beseitigt, die
sich zunehmend kontraproduktiv entwickelt haben.

- Es ist unter starren Budgetierungsbedingungen rational, aufwendige Leistungen abzuwehren und abzuschieben;
- das Arzneimittelbudget mit Kollektivhaftungsmechanismus verführt dazu,
  kostenintensive Behandlungen stationär durchführen zu lassen und verhindert, daß der ambulante Bereich seine Möglichkeiten auch konsequent einbringt.
- Fehlanreize haben permanent sinkende Punktwerte. Es ist nachvollziehbar,
  wenn der niedergelassene Bereich angesichts sinkender Punktwerte sich
  nicht sonderlich um die Notfälle kümmert, lieber gleich ins Krankenhaus
  einweist und ambulant grundsätzlich mögliche Operationen immer noch
  stationär erbracht werden.

Hier setzt die Reform an. Solche Fehlanreize werden beseitigt:

- Wir beenden die starre Budgetierung. Die Krankenhäuser können Mehrleistungen wieder in die Budgetverhandlungen einbringen.
  Es werden die Voraussetzungen geschaffen, daß den Leistungen über die Versorgungsbereiche hinweg das Geld folgen kann.
- Wir übertragen die Fortentwicklung der Fallpauschalen und Sonderentgelte auf die Selbstverwaltungspartner mit der Erwartung, daß die Selbstverwaltung viel flexibler als durch staatliche Verordnung Fehlanreize in dieser Gebührenordnung beseitigen kann.
- Es gibt unter dem Stichwort „Verzahnung" Suboptimalitäten, wenngleich hier über Kooperationen, Konsilien, konsequenten Ausbau des Belegarztsystems, den offensiven Einsatz von Ermächtigungen, mehr teilstationäre sowie vor- und nachstationäre Versorgung die vieldiskutierten Gräben zwischen ambulanter und stationärer Versorgung weitaus stärker eingeebnet werden könnten. Mit den Modellregelungen und den Strukturverträgen erhalten auch hier die Vertragsparteien neue Möglichkeiten.

Es gibt aber viele Bereiche, auf die der Bundesgesetzgeber nur begrenzten Einfluß nehmen kann. Die innere Organisation unserer Krankenhäuser steht vielfach klinisch ökonomischer Rationalität entgegen. Das starre Abteilungssystem mit fortschreitender Zergliederung, die wiederum zu Abgrenzungen und Segmentierungen führt, verteuert die Medizin häufig unnötig. Auch die in Landeskrankenhausgesetzen vorgegebene Gliederung der Krankenhausführung in Verwaltungsleitung, ärztliche Leitung und Pflegedienstleitung fordert nicht gerade die Rationalität.

Hemmnisse können auch aus dem öffentlichen Tarifrecht resultieren, was zu der nicht unberechtigten Frage führt, ob der Krankenhausbereich dauerhaft mit dem gesamten öffentlichen Dienst in einem Topf bleiben soll.

Das sind nur einige Spotlights auf Bereiche, in denen vorrangig der Landesgesetzgeber gefordert ist, die klinische Ökonomie positiv zu flankieren. Wie gesagt, das 2. NOG baut Hemmnisse ab.

13.2
Qualitätssicherung ist unverzichtbar

Das Hauptinstrument der klinischen Ökonomie ist die Qualitätssicherung mit Leitlinien und der Entwicklung von Standards. Jenseits der gesetzlichen Verpflichtung zur Qualitätssicherung und zum Qualitätsmanagement ist inzwischen die Notwendigkeit zur Qualitätssicherung in der Ärzteschaft fest verankert. Es ist anerkannt, daß Wirtschaftlichkeit und Qualität keine Gegensätze sein müssen. Allerdings ist zu beobachten, daß das Engagement für die Qualitätssicherung zwischen den Facharztgruppen unterschiedlich intensiv ist. Auch ist zu beobachten, daß sich die Fachgesellschaften und Fachverbände damit offensichtlich leichter tun als die schwerfälligeren Körperschaften.

Wir haben hohe Erwartungen an die medizinische Qualitätssicherung. Sie muß dafür sorgen, daß Indikationsstellungen kritisch erfolgen, daß die vielen unnötigen Operationen unterbleiben, daß Doppeluntersuchungen abgebaut werden, daß einer Krankenhausbehandlung grundsätzlich nur zugeführt wird, wer dieser auch wirklich bedarf, daß rechtzeitig zum Spezialisten überwiesen wird und daß echte Innovationen überholte Behandlungskonzepte auch wirklich ablösen. Durch Leitlinien muß sichergestellt werden, daß Patienten auch außerhalb spezialisierter Zentren in Diagnose, Therapie und Nachsorge so behandelt werden, wie es dem Stand des medizinischen Wissens entspricht. Die Notwendigkeit von Qualitätssicherung wird in der Onkologie besonders deutlich, wo Fehler bei der Diagnosestellung, bei der Therapie oder bei der Nachsorge unmittelbare und sehr drastische Auswirkungen auf das Schicksal der Patienten haben. Die Patienten können nur sehr begrenzt die Qualität der medizinischen Behandlung beurteilen. Um so wichtiger ist es, daß die Patienten ein durch Qualitätssicherung fundiertes Vertrauen haben können.

Das Bundesgesundheitsministerium hat zur Qualitätssicherung eine konsequent aus dem Subsidiaritätsprinzip abgeleitete Position. Qualitätssicherung ist originäre Aufgabe der Selbstverwaltung. Dabei ist zwischen Zuständigkeiten, die die gemeinsame Selbstverwaltung hat, und solchen, die die ärztliche Selbstverwaltung alleine hat, zu unterscheiden. Hier hat sich im Verhältnis zu dem, was im Rahmen der Qualitätssicherung dem ärztlichen Berufsrecht zuzuordnen ist und der Qualitätssicherung aus sozialrechtlichen Verträgen, also solchen zwischen den Krankenkassen und den Krankenhausträgern, ein Klarstellungsbedarf ergeben, der mit dem Reformgesetz geregelt wird.

Der Gesetzgeber läßt sich dabei von dem Grundsatz leiten, daß die Qualitätssicherung der medizinischen Leistungen alleinige Aufgabe der Ärztekammern ist und setzt dies konsequent in den gesetzlichen Bestimmungen um. Dazu wird für den Krankenhausbereich der § 137 SGB V, der die Qualitätssicherung regelt, ergänzt durch § 137 a SGB V. Demnach sollen die Krankenkassen gemeinsam mit der Deutschen Krankenhausgesellschaft und mit der Bundesärztekammer die medizinischen Leistungen vereinbaren, für die Maßnahmen zur Sicherung der Qualität zu entwickeln sind. Die konkrete Abarbeitung obliegt der Bundesärztekammer, die sich dabei sicherlich der Medizinischen Fachgesellschaften bedienen wird. Das Ergebnis muß dann wiederum von den Spitzenverbänden der Krankenkassen und der Deutschen Krankenhausgesellschaft in Form von Rahmenempfehlungen für die Vertragsparteien auf Landesebene und vor Ort aufgenommen werden. Damit ist der Zwang zum Konsens mit allen Beteiligten in die Systematik eingebaut. Die Qualitätssicherung, die den gesamten Krankenhausversorgungsprozeß umfaßt, die also weit über die ärztliche Leistung hinausgeht und alle Berufsgruppen einbezieht, bleibt in der gemeinsamen Zuständigkeit von Krankenkassen und Krankenhäusern.

Auch im ambulanten Bereich wird dem Grundsatz Rechnung getragen, daß die Qualitätssicherung in der ärztlichen Berufsausübung primär Aufgabe der Ärzteschaft ist. Dazu wird der § 135 SGB V geändert. Die Qualitätssicherung in der ambulanten Versorgung ist im Vergleich zum Krankenhaus noch sehr entwicklungsbedürftig. Wie im stationären Bereich geht es darum, daß der Patient nur das erhält, was er benötigt, d.h. Transparenz und Nachvollziehbarkeit der Indikationsstellung und der therapeutischen Maßnahmen müssen besser gewährleistet werden. Qualitätssicherung muß insbesondere auch dort ansetzen, wo es Anfälligkeiten aus dem Vergütungssystem gibt. Die niedergelassenen Ärzte, die Kassenärztlichen Vereinigungen und die Kammern müssen sich der Qualitätssicherung in der ambulanten Versorgung noch stärker annehmen, zum Erhalt der Therapiefreiheit und zur Absicherung des Weges zu festen Punktwerten.

Das Bundesgesundheitsministerium hat mit einer Vielzahl von Projekten die Qualitätssicherung seit 1989 angestoßen. Während anfänglich vor allem die externe, vergleichende Qualitätssicherung mit Falldokumentation und zentraler Auswertung noch im Mittelpunkt stand, hat sich das Schwergewicht der Projekte auf die interne Qualitätssicherung mittels Qualitätsmanagement (Total-Quality-Management) verlagert. Ziel dabei ist, einen Prozeß der kontinuierlichen Qualitätsverbesserung einzuleiten. Beide Ansätze, die externe Qualitätssicherung mit Dokumentation und Auswertung wie auch die interne über Qualitätsmanagment, können sich sinnvoll ergänzen, wenngleich es inzwischen sichtbare Grenzen für die Durchforstung der gesamten medizinischen Leistungen mit Dokumentationsbögen und deren Auswertung gibt.

Qualitätssicherung als Instrument der klinischen Ökonomie kommt ohne Leitlinien nicht aus. Inzwischen haben die Medizinischen Fachgesellschaften auf breiter Ebene die Arbeit an medizinischen Leitlinien zur Prävention, zur Diagnostik und Therapie von Krankheiten aufgenommen. Dies geschieht unter dem Dach der AWMF, der Arbeitsgemeinschaft der wissenschaftlich Medizinischen Fachgesellschaften. Für die Innere Medizin liegen Leitlinien vor. Das Bundesministerium für Gesundheit begrüßt die Entwicklung von durch die zuständigen Fachgesellschaften autorisierten Leitlinien. Es ist aber nach unserem Subsidiaritätsverständnis nicht die Aufgabe des Ministeriums, zu konkreten Inhalten der Leitlinien Stellung zu nehmen. Dies ist Angelegenheit der Diskussion und Konsensbildung in der Profession. Leitlinien erfüllen aber nur ihren Zweck, wenn sie verbindlich sind, regelmäßig aktualisiert werden; sie müssen konkret anwendbar sein, sollen keinen Lehrbuchcharakter haben, müssen die Belange der niedergelassenen Ärzte berücksichtigen und natürlich – eben anders als Lehrbücher – auch ökonomische Aspekte berücksichtigen. Und wenn sie über Kosten- und Nutzeneffekte hinaus auch noch die Lebensqualitätsaspekte für die Patienten ansprechen, dann sind sie aus unserer Sicht brauchbare Leitlinien.

13.3
Evaluations- und Versorgungsforschung weiter ausbauen

Eine große, aber leider nicht sonderlich gut erschlossene Quelle für Wirtschaftlichkeitsreserven liegt in der systematischen Evaluation von Diagnose- und Therapieverfahren. Die objektive und kritische Bewertung medizinischer Innovationen einschließlich neuer Arzneimittel, neuer medizinischer und medizinisch-technischer Verfahren ist in unserem Gesundheitswesen nur schwach ausgeprägt. Die vielen Studien, mit denen die Vorteile neuer Methoden und Verfahren, verständlicherweise interessengebunden, vorgestellt werden, werden nicht systematisch aufgearbeitet. Mit den Ergebnissen ist der einzelne Arzt häufig alleine gelassen. Es fehlt zunächst schon eine zentrale Dokumentationsstelle, die alle Evaluationsstudien erfaßt und die auch Studien aus dem Ausland verfügbar macht. In diesem Zusammenhang wird der

Wunsch nach einem stärkeren Engagement des Staates und der gesetzlichen Krankenkassen vorgetragen. Wir sind hier nicht untätig gewesen. Unser Haus hat 1995 eine Forschungsgruppe beauftragt, nationale und internationale Erkenntnisse über den Stand der Evaluierung präventiver, diagnostischer und therapeutischer Maßnahmen und Verfahren zu sammeln und zu systematisieren. Die Studie steht vor dem Abschluß und wird die Erfahrungen in anderen Ländern auf diesem Gebiet auswerten. Wir planen beim Deutschen Institut für medizinische Information und Dokumentation, eine dem Bundesgesundheitsministerium nachgeordnete Behörde, eine Datenbank aufzubauen, in der vorhandene Evaluationsstudien EDV-mäßig erfaßt werden. Mit dieser Initiative gibt der Staat einen Anstoß. Es ist aber nicht das Ziel, eine staatliche Agentur zur Bewertung von Studien, medizinischen Verfahren und Methoden aufzubauen. Auch hier gilt die Vorfahrt der Selbstverwaltung. Sinnvoll wäre eine Kooperation der Wissenschaft, der Krankenkassen und der Leistungserbringer.

Im Rahmen der mit dem Reformgesetz vorgesehenen Regelungen zur Durchführung von Modellvorhaben bestünde für die Krankenkassen die Möglichkeit, sich in diesem Bereich aktiv zu engagieren. Was die Kassen allerdings nicht können, ist Beitragsgelder in der klinischen Forschung einzusetzen. Hier bleibt das Gesetz restriktiv. Eine Öffnung würde ein Verschieben der Finanzierungszuständigkeiten von der Industrie hin zu den Beitragszahlern in der gesetzlichen Krankenversicherung auslösen. Das kann niemand ernsthaft wollen. Wir können uns allerdings vorstellen, daß die gesetzliche Krankenversicherung Studien fördert, die einer Optimierung von Diagnostik und Therapie dienen.

Der Begriff der „Therapieoptimierung" ist allerdings schillernd und wird von den Beteiligten je nach Interessenslage interpretiert. Es muß zunächst einmal geklärt werden, was jeweils konkret gemeint ist. Erst dann kann definiert werden, welchen Beitrag die Krankenversicherung hier leisten kann und soll. Die Ausgangsposition für diese Diskussion ist allerdings klar: Es können der gesetzlichen Krankenversicherung in keinem Fall die Kosten für eine Arzneimittel- oder Medizinprodukteforschung auferlegt werden.

Soweit es um die Einführung neuer Verfahren und Methoden im niedergelassenen Bereich geht, haben wir den Ausschuß für neue Untersuchungs- und Behandlungsmethoden (NUB-Ausschuß), der eine Bewertung auch nach dem Nutzen vornimmt. Mit dem Reformgesetz haben wird die Kompetenzen dieses Bundesausschusses der Ärzte und Krankenkassen dahingehend erweitert, veraltete und obsolete Diagnose- und Behandlungsverfahren zu überprüfen und ggf. auszuschließen.

In der stationären Versorgung gibt es Vergleichbares nicht. Bei den Beratungen zur Gesundheitsreform wurde die Einrichtung einer ähnlichen Institution wie der NUB-Ausschuß für den Krankenhausbereich erwogen, letztlich aber fallengelassen, weil sich das in der stationären Versorgung, insbesondere in der Hochleistungsmedizin, als ein zu starres und innovationshemmendes Instrument erweisen könnte. Um so wichtiger sind die systematische Erfassung und Aufarbeitung von Studien und ständig aktualisierte Leitlinien, die auch die neuen Methoden und Verfahren einbeziehen und damit eine Institutionalisierung im Sinne eines NUB-Ausschusses überflüssig machen.

KAPITEL 14

Konflikte zwischen Ergebnis- und Kostenorientierung

Peter C. Scriba

Die gesetzlichen Krankenkassen bezahlen bekanntlich mit dem Geld der Versicherten den Löwenanteil der Leistungen aller Beschäftigten im Gesundheitswesen für die Versicherten. Wenn das Geld knapp wird, muß sich niemand über Konflikte wundern.

Der wichtigste Konflikt wäre die „Horrorvision" von der Rationierung der Versorgung Schwerkranker. Eine solche Rationierung aus wirtschaftlichen Gründen wäre in unserem Lande aus meiner Sicht unethisch. Daß eine solche Rationierung auch forensisch unzumutbar wäre, sei vermerkt mit Hinweis auf die Haftung des einzelnen Arztes und die Haftung des jeweiligen Inhabers des Sicherstellungsauftrages, sei es die Kassenärztliche Vereinigung, seien es Land oder die Kommune. Wie konnte es zu der Debatte über die Rationierung der Versorgung Schwerkranker überhaupt kommen? Wie ist das Mißverhältnis zwischen steigenden Anforderungen an die Einrichtungen der medizinischen Versorgung, insbesondere auch die Universitätsklinika, und deren finanzielle Ausstattung entstanden?

Zu diesen Fragen wird hier unter besonderer Berücksichtigung der Universitätsklinika ohne Anspruch auf Vollständigkeit oder Kompetenz für die nahezu unübersehbare Vielfalt des Gesundheitssystems Stellung genommen.

14.1
Wachstum der medizinischen Anforderungen

Beginnt man mit dem *Pflegedienst*, so kann man erwarten, daß der ökonomische Druck, der zur Personaleinsparung führt, die Tendenz begünstigen wird, Patienten mit aufwendiger Pflege in eine Einrichtung der höheren Versorgungsstufe zu verlegen. Am Ende dieser Kette steht bekanntlich das Universitätsklinikum. Abbildung 14.1 zeigt für 1993 bis 1995 die Zunahme des Anteils der Patienten mit dem größten Versorgungsaufwand (A3/S3) für vier verschiedene Altersgruppen mit einer korrespondierenden Abnahme bei der weniger aufwendigen Pflege (A1/S1). Diese aufgrund der Pflegepersonalregelung erstellte Dokumentation (Roswitha Scheibeck, A. König, Klinikum Innenstadt, LMU) beweist noch nicht das „Abschieben" aufwendigerer Fälle nach dem „Schwarzer-Peter-Prinzip" in die Universitätsklinika. Sie zeigt aber die Zunahme des Pflegeaufwandes in diesem Klinikum.

Konflikte haben wir aber auch mit den Pflegekosten im engeren Sinne. Beispielsweise kostet unser Klinikum der Einsatz von pneumatischen Betten bei Langzeitbeatmung bis DM 100,– pro Tag. Das Bedenkliche am Kosten-

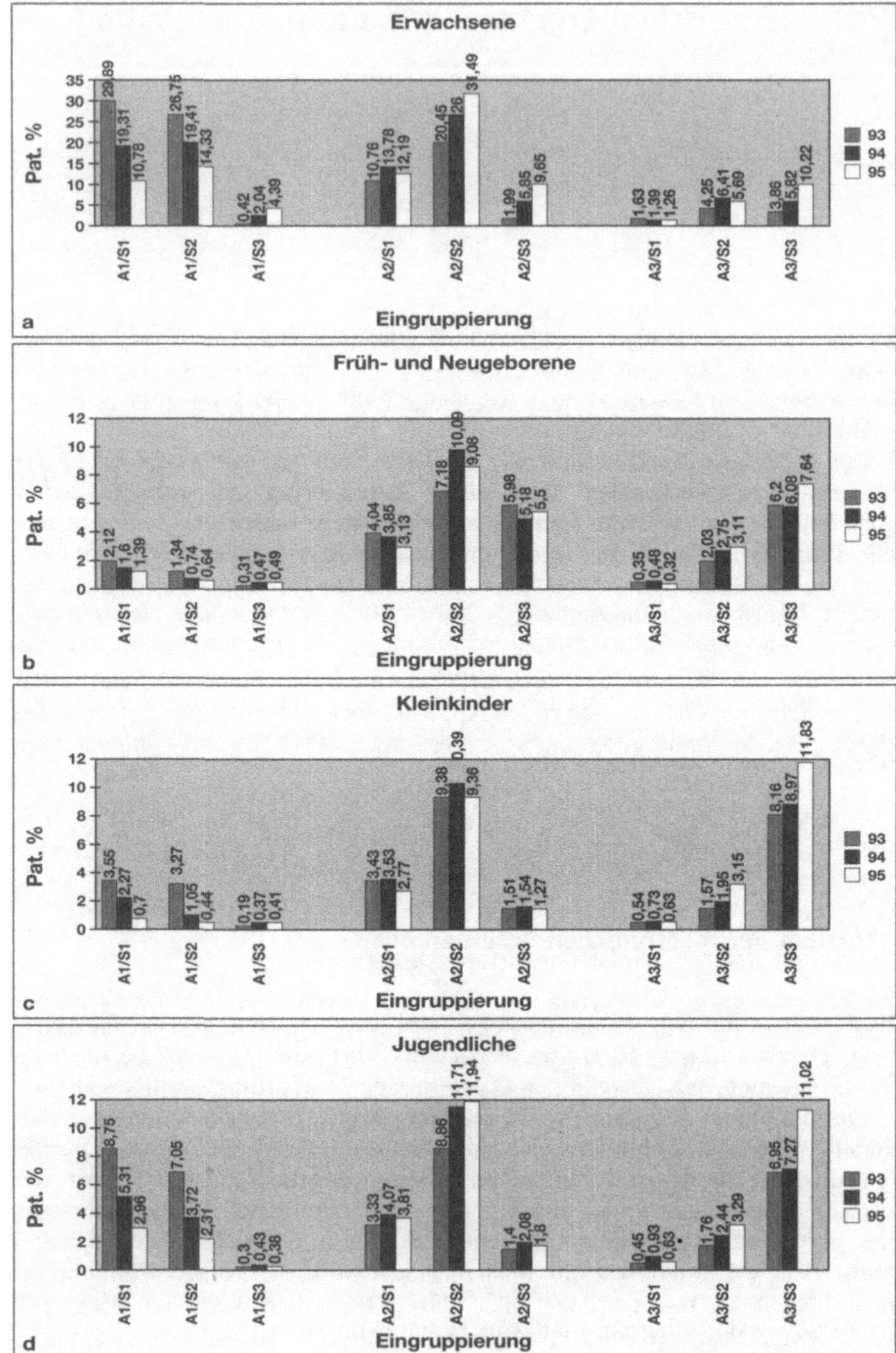

Abb. 14.1 a–d. Schweregrade der Pflege 1–3 für Allgemein (A)- und Spezial (S)-Pflege, Entwicklung von 1993–1995 (R. Scheibeck, A. König, München)

druck ist darin zu sehen, daß man sich im Zweifelsfall nicht für, sondern gegen den aufwendigen Einsatz solcher Betten entscheiden könnte. Dieser „Grauzonen-Nachteil" läßt sich grundsätzlich auf viele Handlungsfelder im Gesundheitswesen übertragen.

Damit komme ich *zur Medizinischen Versorgung* im engeren Sinne. Hier sei auf die Situation der vitalen Bedrohung eingegangen. Das Beispiel aus der Intensivstation der I. Frauenklinik des Klinikums Innenstadt der LMU zeigt zunächst die Diskrepanz zwischen täglichen Gesamtkosten und Pflegesatz bei einer Schwangeren mit HELLP-Syndrom (Hämolyse, Leberschädigung, Thrombopenie) mit Sepsis (G. Kindermann, München). Die Klinik hat sich in Übereinstimmung mit der Ärztlichen Direktion entschieden, die Übernahme solcher von vornherein als teuer zu erkennenden Patientinnen aus anderen Einrichtungen nicht zu verweigern, obwohl sie weiß, daß sie damit defizitär arbeitet. Eine in der Ergebnisorientierung richtige und betriebswirtschaftlich falsche Entscheidung (Abb. 14.2). – In diesem Lichte ist der Vergleich der Leistungsdaten der genannten Intensivstation zu sehen, der die erhebliche Zunahme schwerster und aufwendigster Behandlungsverfahren innerhalb eines einzigen Jahres erkennen läßt (Tab. 14.1, ebenfalls von G. Kindermann, München). Die Zunahme der Überweisung dieser Fälle in das Universitätsklinikum ist unseres Erachtens fachlich gerechtfertigt und geradezu erwünscht. Die besondere Qualifikation in den Universitätsklinika kann hier zum Tragen kommen. Dieses sachlich gerechtfertigte Handeln von allen Beteiligten müßte aber die ökonomisch richtige Konsequenz im Sinne einer leistungsgerechten Finanzierung zur Folge haben.

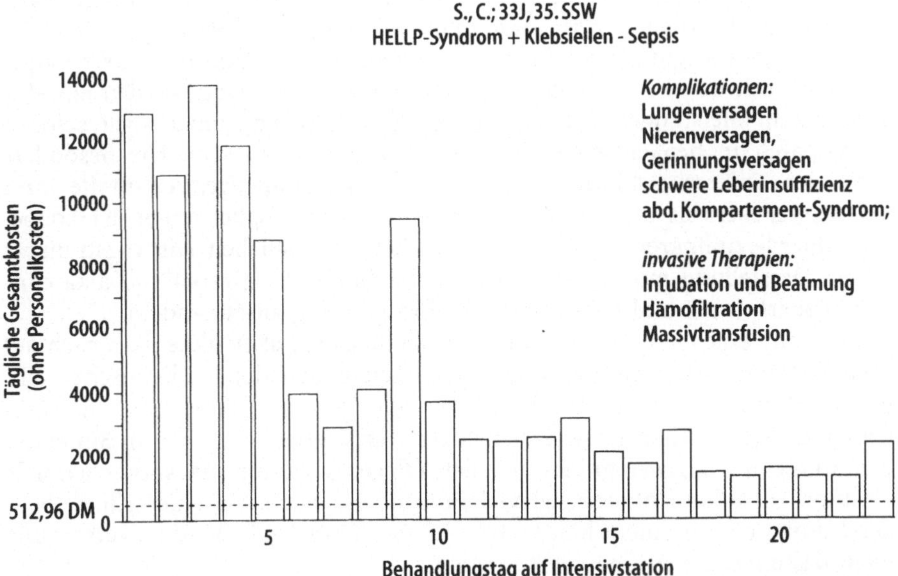

Abb. 14.2. Vergleich von Gesamtkosten ohne Personal und Pflegesatz im Verlauf der Behandlung einer Schwangeren mit HELLP-Syndrom (G. Kindermann, München)

Tabelle 14.1. Zunahme einiger aufwendiger Leistungen der Intensivstation der I. Frauenklinik der Universität München (G. Kindermann) 1994/1995

Leistung	Zunahme/ Abnahme in %
ARDS	+45,5
Gerinnungsstörung	
bei Aufnahme	+206
während IT	+305
Hypothermie	+345
Massivtransfusion	
vor IT	+100
während IT	+50
Nierenversagen	
vor IT	+171
während IT	+85
HELLP-Syndrom	+127
Pneumonie	+69

Aus der Medizinischen Klinik des Klinikums Innenstadt der LMU gibt es zu berichten, daß innerhalb des gleichen Zeitraums von 1994 bis 1995 die mittlere Liegedauer auf der Intensivstation von drei auf fünf Tage zugenommen hat. Dies ist auf die Zunahme der immer schwereren Krankheiten zurückzuführen.

14.2
Medizin-ökonomischer Handlungsbedarf

Aufgabe der unmittelbaren Zukunft muß es sein, die besondere Leistung der Universitätsklinika transparent zu machen. Das Klinikum Innenstadt versucht dies mit seinem jährlichen Leistungsbericht (Eigendruck). Es gilt aufzuzeigen, mit welchen diagnostischen und therapeutischen Leistungen ein Universitätsklinikum jenseits der Leistungsgrenzen benachbarter Häuser mit Maximalversorgung arbeitet, also *„Supramaximalversorgung"* erbringt. Diese Supramaximalversorgung muß für jedes Universitätsklinikum gesondert dargestellt und mit den Kostenträgern abgestimmt werden. Dabei werden einzelne Supramaximalleistungen durchaus gelegentlich und manchmal sogar schwerpunktmäßig in benachbarten Einrichtungen zu finden sein. Die besondere Rolle der Universitätsklinika liegt aber in der herausragenden Breite ihres Leistungsspektrums und in den damit besonderen Möglichkeiten der kooperativ-interdisziplinären Versorgung. Das Ziel einer solchen leistungstransparenten Darstellung muß es sein, die Sonderrolle der Universitätsklinika endlich anzuerkennen und faire Preise für ihre Leistung auszuhandeln.

Im Sinne eines ersten Versuches und als Beispiel, aber ohne Anspruch auf Vollständigkeit seien hier supramaximale Leistungen der Medizinischen Klinik des Klinikums Innenstadt der LMU wiedergegeben (Tab. 14.2). Die Anerkennung eines solchen Leistungskataloges würde erlauben, ganz im Sinne der Ermittlung des Schweregrades bei der Pflege, auch für die supramaximale Leistung zu dokumentieren, wieviel Prozent der Patienten einer Klinik bzw. des Klinikums mit einem landesweit gleichen Entgelt für Maximalversorgung nicht leistungsgerecht finanziert würden.

Auch *Schwerkranke ohne Vitalgefährdung* sind vom Kostendruck bedroht. Qualifikation des medizinischen Personals erzeugt Qualität vor allem in der

Tabelle 14.2. Leistungen der Medizinischen Klinik des Klinikums Innenstadt der LMU mit „supramaximalem" Schweregrad

Kardiologie	• Koronargefäßrekonstruktion bei komplexen oder langstreckigen Stenosen (mehrere Stents oder Rotablation und Stent = Rota-Stenting, oder gefährliche Hauptstammstenosen bei Inoperabilität oder Zuweisung von anderen Katheterlabors) • Eingriffe in Ballonpumpenbereitschaft • Dilatationsverfahren bei akutem Infarkt mit instabilem Kreislauf • Elektrophysiologie: Ablationsverfahren inklusive Mapping • Mitralstenosensprengung • Prä- und postoperative Versorgung bei Herztransplantation (NYHA IV, Überweisung aus anderen Krankenhäusern)
Endokrinologie	• Komplizierte und aufwendige Diagnostik bei Krankheitsbildern, die eine besondere Kompetenz voraussetzen (Akromegalie, Morbus Cushing, Phäochromozytom, Schilddrüsenmalignome, Multiple endokrine Neoplasie) • „Endstation"-Patienten mit endokrinen Erkrankungen, die nach vorheriger z. T. mehrfacher Diagnostik und Therapie zugewiesen werden. • Neue Therapie-Strategien (Applikationsformen), z. B. Pumpentherapie (LHRH, Somatostatinanaloga, auch Insulin), Wachstumshormontherapie bei GH-Mangel im Erwachsenenalter, Behandlung mit Somatostatinanaloga und Dopaminagonisten • Zeitlich, personell und finanziell aufwendige Hormonprofile • Radiojodtherapie • Interdisziplinäre Therapie komplizierter endokriner Erkrankungen (Chirurgie, Nuklearmedizin, externe Strahlentherapie, Gamma-Knife-Therapie und flankierende Chemotherapie), hormonelle Therapie zur Suppression und Substitution • Knochenhistologien bei unklaren Osteopathien, insbesondere bei primären Osteopenien • Endokrinologische Spezialambulanz (Kompetenz und ökonomisches Vorgehen) • Spezielle Diagnostik des Diabetes mellitus Typ I (HLA, ICA, IAA, GAD, Insulinsekretion) • Autonome Funktionsstörungen bei diabetischer Neuropathie (Gastroparese, kardiale autonome Neuropathie, mangelnde Hypoglycämie-Wahrnehmung mit Messung kontrainsulinärer Hormone) • Messung der Mikrozirkulation • Interdisziplinäre Fußambulanz für Diabetiker • Differentialtherapie des Diabetes mellitus einschließlich Insulinpumpen-Therapie, Implantatpumpen-Therapie, Pankreastransplantation, Nieren- plus Pankreastransplantation • Interdisziplinäre Betreuung der Diabetiker einschließlich Chirurgie, Ophthalmologie, Neurologie, Kardiologie, Nephrologie, Gastroenterologie und Gynäkologie – Geburtshilfe einschließlich strukturierter Schulung bei allen Diabetesformen
Onkologie	• Hochdosischemotherapie/Stammzelltransplantation bei Lymphomen und Plasmozytomen etc., insbesondere mit Reinigung von Blutstammzellen mit monoklonalen Antikörpern
Pneumologie	• Endoluminale Kleinraumbestrahlung mit Iridium 192 • Implantation von endobronchialen Prothesen (Stents) • Chemotherapie beim nicht-kleinzelligen Bronchialkarzinom (hohe Kosten für Taxol, Zuverlegung von anderen Häusern) • Schlaflabor
Angiologie	• Periphere arterielle Verschlußkrankheit: Versorgung durch Dilatationsverfahren oder Stents • Aortenaneurysmen
Nephrologie	• Typische Komplikationen nach Nierentransplantation (CMV-, EBV-Infektionen etc.)

Tabelle 14.2 (Fortsetzung)

Hämostaseologie	• Bluterbetreuung einschließlich aufwendiger Fälle wie Hemmkörper-Hämophilie • Thrombophile Diathese bei genetischem Defekt
Stoffwechsel	• Lipapherese
Gastroenterologie	• Invasive Verfahren der Endoskopie einschließlich der Einbringung von Stents, verschiedene Formen der Lasertherapie
Rheumatologie/ Immunologie	• Aufwendige Immundiagnostik einschließlich immungenetischer Untersuchungen
Neurologie/ Myologie	• Muskelbiopsien mit umfangreicher histologischer Untersuchung • Spezielle Diagnostik neuromuskulärer Erkrankungen (Überweisungen von anderen Zentren) mit MR-Lokalisationsdiagnostik, erweiterter Labordiagnostik, Molekulargenetik und bioptische Diagnostik • Chronisch entzündliche Neuropathien und therapierefraktäre Myositiden • Intravenöse Immunglobulintherapie pro Patient in vierwöchigen Intervallen 100 g Ig-G
Infektiologie und Tropenmedizin	• HIV-Infektion und AIDS • Schwere Malariaverläufe • Andere seltene Tropenkrankheiten
Intensivmedizin und Überwachung	• Lyse von Lungenembolien bzw. tiefen Bein-/ Beckenthrombosen bei Patienten, die keine Urokinase oder Streptokinase erhalten dürfen, sondern nur r TPA oder eine mechanische Zertrümmerung (Katheterkosten ca. DM 2 500,00) • Schwere Pneumonien mit Sepsis und Langzeitbeatmung: Hier muß ein Rotor-Bett zum Einsatz kommen (Mietkosten) • Schwere Ösophagusvarizenblutungen mit Einsatz von Sandostatin auch nach Stabilisierung einer TIPS. • Die Erhöhung der durchschnittlichen Liegedauer von 3 (vor 1994) auf 5 Tage (1995) dokumentiert bei gravierender Bettennot die Zunahme der schwereren Fälle.

Das Spektrum der angeführten diagnostischen und therapeutischen Verfahren, die der Unterscheidung von Krankenhäusern der Maximalversorgung in der Umgebung dienen soll, ist als *Beispielsliste* zur verstehen. Diese Beispiele werden von Ort zu Ort unterschiedlich sein. Ein allgemeines Kriterium dürfte der Prozentsatz der Patienten sein, der *nicht* aus *München* und München-Land kommt und somit an den regionalen Krankenhäusern vorbeigeleitet wird (bei uns ca. 50 %). Die ausgewählte Überweisung aus gut versorgten Regionen wie Augsburg oder Rosenheim ist in diesem Sinne zu interpretieren.
Ein weiteres schwer zu fassendes Kriterium der internistischen Patienten im Klinikum Innenstadt ist deren komplexe *Multimorbidität* (z. B. Plasmozytom mit Dialyse und koronarer Herzkrankheit etc.).

Spezialisierung. Die Universitätsklinika spielen eine führende Rolle bei der Spezialisierung. Von den zahlreichen Beispielen, die hier anzuführen wären, seien nur der Hypophysentumor, die Hämophilie und die Myopathien genannt. Patienten mit diesen Krankheiten werden zu Recht und guten Gewissens zu den Spezialisten der Universitätsklinika geschickt.

Für die Universitätsklinika ergeben sich hieraus zwei Konflikte:

1. Ihr breites Spektrum von Spezialisten erfordert eine überproportional große Infrastruktur und macht damit hohe Basiskosten. In Sparphasen sind zuerst die Kenner besonders seltener, häufig komplizierter Krankheitsbilder gefährdet. Ohne diese verflacht aber das Niveau und werden diejenigen Patienten zu Waisen, die das Pech einer selteneren Krankheit haben (Beispiel Porphyrien).

2. Die gewünschte Dichte der Interdisziplinarität ist gefährdet. Das Krankenhaus bietet mit seinem „Mehr-Augen-Prinzip" von sich aus eine Qualitätssicherung in dem Sinne, daß mehr als zwei Augen von Ärzten, Schwestern, Funktionspersonal etc. das Geschehen bei einem einzelnen Patienten beobachten und sich die agierenden Personen bewußt und unbewußt gegenseitig kontrollieren. Ich führe um der Anschaulichkeit willen das Beispiel einer komplizierten endokrinen Orbitopathie bei Morbus Basedow an, für dessen Versorgung Ophthalmologie, Radiologie, Nuklearmedizin, Strahlentherapie, eventuell Neurologie und internistische Endokrinologie erforderlich sind. Unter dem Kostendruck ist nun die interne Leistungsverrechnung innerhalb eines Klinikums einzuführen. Dabei wird der Kostendruck die Bereitschaft zur Zusammenarbeit gefährden, und zwar insbesondere im Grauzonenbereich. Wer wird eine möglicherweise gerade eben angezeigte Konsultation eines Kollegen forcieren, wenn er von seiner Verwaltung dauernd hört, daß sein Budget überschritten ist? Der Kostendruck bedroht die Qualität der Versorgung Schwerkranker vor allem in diesen Grauzonen der Indikation.

Wenn man dieses Prinzip auf die Situation der Niedergelassenen mit der üblichen Zweier-Beziehung zwischen einem Arzt und einem Patienten überträgt, so muß man mit der Gefahr rechnen, daß zu selten und zu spät an Leistungsanbieter der größeren Kompetenz überwiesen wird. Ein solches Verhalten des einzelnen Niedergelassenen ist aus seiner Situation heraus wirtschaftlich sehr gut verständlich. Existenzangst, berechtigt oder nicht, behindert ebenfalls die Kooperation.

14.3
Unzureichende finanzielle Ausstattung

Die Rationierung der Versorgung Schwerkranker ist, wie eingangs gesagt, eine Horrorvision. Dies ist Anlaß, den gesundheitspolitischen Ursachen und Mechanismen des Geldmangels nachzugehen.

Mit zunehmender Kurzatmigkeit wird das Geschehen in der Medizin von Gesetzen und Verordnungen getroffen. Der Bund hat mit dem GSG 1992, der PPR 1992, der Bundespflegesatzverordnung von 1995, dem Gesetz zur Stabilisierung der Krankenhausausgaben 1996, dem 2. GKV-Neuordnungsgesetz 1997 (2. NOG) eine ganze Reihe von Veränderungen vorgeschrieben. Zu diesen gehört der Basispflegesatz, welcher die unterschiedlichen strukturellen Gegebenheiten der Krankenhäuser geringer berücksichtigt. Die Einführung der Abteilungspflegesätze behindert durch gleichzeitige interne Budgetierung den Kooperationswillen (siehe oben). Die Gleichheit der Fallpauschalen wurde eingeführt, obwohl die Fälle bekanntlich nicht gleich sind und der Ausgleich durch Mittelung dann nicht eintritt, wenn höhere Schweregrade selektioniert und abgeschoben werden. Die Sonderentgelte für besonders aufwendige Verfahren vernachlässigen in aller Regel den hohen Aufwand in der Vor- und Nachsorge. Die Liste der Einzelkritiken ließe sich nahezu beliebig verlängern. Tatsache ist, daß der Bund eine jährliche Minderung der Finanzausstattung der Krankenhäuser um 1% ab 1997 vorschreibt (Beitragsentla-

Tabelle 14.3. Gutachten des Schachverständigenrats für die Konzertierte Aktion im Gesundheitswesen*

1994	Gesundheitsversorgung und Krankenversicherung 2000: Eigenverantwortung, Subsidiarität und Solidarität unter geänderten Rahmenbedingungen
1995	Gesundheitsversorgung und Krankenversicherung 2000: Mehr Ergebnisorientierung, mehr Qualität und mehr Wirtschaftlichkeit
1996	Gesundheitswesen in Deutschland: Kostenfaktor und Zukunftsbranche I. Demographie, Morbidität, Wirtschaftlichkeitsreserven und Beschäftigung

* Nomos Verlagsgesellschaft, Baden-Baden.

stungsgesetz) und im besonderen die Universitätsklinika zusätzlich durch die von den Länderfinanzministern betriebenen Minderungen der Zuschüsse beispielsweise um 5% unter Druck geraten.

Während das Ergebnis der Verhandlungen in Lahnstein noch eine ganze Reihe wichtiger Reformschritte brachte, ist die gegenwärtige politische „Blockade" im Bundesrat der Grund für nicht-bundesratspflichtige Sparverordnungen. Diese können die Probleme der Medizinökonomie nicht lösen. Was gebraucht wird, ist eine große Koalition der Vernunft. Fixe Budgetierungen im Krankenhaus auf der Basis der Etats der Vergangenheit sind leistungsfeindlich; sie vergrößern den Gewinn bei Verringerung der Leistung, sie bestrafen den früher Sparsamen und sie behindern die erforderlichen Neuerungen. Für die Medizin der Niedergelassenen trifft dies zumindest zum Teil auch zu. Eine intelligente Lösung muß die Leistung honorieren, ohne ausschließlich an die Alimentierung der Beschäftigten im Gesundheitswesen zu denken. Sie hat ferner der Indikationskontrolle von Diagnostik und Therapie in dem Sinne zum Durchbruch zu verhelfen, daß Notwendiges die absolute Priorität vor lediglich subjektiv Gewünschtem haben muß.

Die Konzertierte Aktion hat seit einigen Jahren einen Sachverständigenrat, dessen Arbeit vor allem der Politik-Beratung dient. Der einzelne Sachverständige ist immer wieder davon enttäuscht, daß die Vorschläge (Tab. 14.3) nur in Splittern umgesetzt werden und kontra-produktive Entwicklungen nicht verhindert werden. Es wäre sicher im Sinne der Sachverständigen, wenn die drei letzten Gutachten mit sachlichen Augen wieder gelesen und ohne Parteipropaganda diskutiert würden. Die Gefahr einer Rationierung der Versorgung Schwerkranker macht die Forderung verständlich, die Politik möge auf unnötigen Streit verzichten und Ergebnis-orientiert handeln.

Der Sachverständigenrat sieht Handlungsbedarf und Rationalitätsreserven
- in der Definition von Gesundheitszielen,
- in der Förderung der Prävention,
- in der Einschränkung des Leistungskataloges auf das wirklich Notwendige,
- in der Qualitätssicherung, auch im Sinne der Erstellung von Leitlinien für Diagnostik und Therapie,
- in der Förderung von Fortschritt und Forschung, auch in Zusammenarbeit mit den Krankenkassen u.a. mehr.

14.4
Verschwendung

Kenner sind der Ansicht, daß das Geld im Gesundheitssystem (GKV) bestimmt reichen würde, wenn es gelänge, die Verschwendung einzudämmen. Es ist immer einfach, Unwirtschaftlichkeit beim anderen zu beschreiben, bei sich selbst tut man sich da viel schwerer.

Deshalb seien hier Beispiele für Unwirtschaftlichkeit in unserem Universitätsklinikum angeführt:

- Fehlendes Zentrallabor
- Unnötige Funktionsverdopplung (z. B. Endoskopie)
- Für die Pflege unwirtschaftliche Stationsgrößen
- Defizite in Organisation und Verwaltung mit unnötig langen Kompetenzkaskaden
- Defizite in der Handlungsdisziplin der Ärzte etc.

Es fällt mir umso leichter, diese Unwirtschaftlichkeiten zu benennen, als Maßnahmen zur Behebung derselben geplant, beantragt oder eingeleitet sind. Für fast alle Maßnahmen werden allerdings Rationalisierungsinvestitionen nötig, für die leider oft der Handlungsspielraum fehlt.

Eine weitergehende, sehr allgemeine Beschreibung einiger *Wirtschaftlichkeitsreserven* im Gesundheitswesen lautet aus meiner Sicht folgendermaßen:

14.4.1
Krankschreibung

Befreundete Niedergelassene geben zu, daß bis zu 50% aller Krankschreibungen sachlich nicht oder kaum zu rechtfertigen sind. Im November 1996 war in der Süddeutschen Zeitung zu lesen, daß die BKK bei 3 Millionen Versicherten mit einem gewissen Stolz einen Rückgang der Krankschreibungen von 24 auf 21 Tage/Jahr registriert hat. Ich frage mich, wieso Betriebsangehörige im Durchschnitt an 21 Tagen im Jahr krank sein können. Dies ist einfach nicht glaubhaft.

Der Leistungsbericht unseres Klinikums weist für den Pflegedienst sogar einen 20%igen Arbeitsausfall nach! Meines Erachtens sind niedergelassene Ärzte bei dem enormen Konkurrenzdruck einfach überfordert, wenn man von ihnen erwartet, daß sie die Krankschreibung streng objektiv handhaben sollen. Es ist meines Erachtens an der Zeit, über ein besseres Steuerungssystem nachzudenken.

14.4.2
Leistungsausweitung

Es kann meines Erachtens kein Zweifel daran bestehen, daß ökonomische Zwänge das diagnostische und therapeutische Verhalten bei Niedergelassenen, aber auch im Krankenhaus im Sinne einer Leistungsausweitung beeinflussen können. So sehr man den Einzelnen versteht, daß er seine Kapazität aus ökonomischen Gründen auslasten möchte, so sehr ist ein solches Verhalten ethisch bedenklich, da nicht nur die Gefahr von Verschwendung besteht, sondern der einzelne Patient möglicherweise unnötigen Risiken durch diagnostische oder therapeutische Verfahren ausgesetzt wird. Dies ist der Bereich, in dem eine *durch Ärzte* durchgeführte Qualitätssicherung unser Handeln auf das Notwendige hinführen muß. Die auf Vorschlag des Sachverständigenrates von der AWMF (Arbeitsgemeinschaft Wissenschaftlicher Medizinischer Fachgesellschaften) begonnene Sammlung von Leitlinien stellt eine in dieser Hinsicht äußerst dringliche Maßnahme dar.

Für die Zukunft sieht der Sachverständigenrat Handlungsbedarf in

- der Vervollständigung der Konsensusbildung in Diagnostik und Therapie, die als fortzuschreibende Aufgabe verstanden wird;
- der Abstimmung zwischen den einzelnen wissenschaftlichen Gesellschaften mit dem Ziel der Elimination von Widersprüchen und überzogenen Ansprüchen;
- der Klärung von Finanzierung und Umsetzung als Aufgabe von Bundesärztekammer, Kassenärztlicher Bundesvereinigung und Kassen;
- der Beschreibung von Anreizsystemen für die Durchsetzung der Qualitätssicherung;
- der Beschreibung des für Patienten und Arzt zu tragenden Restrisikos, welches bei aller diagnostischer und therapeutischer Optimierung zu tragen bleibt und in Rechtsetzung und -sprechung berücksichtigt werden sollte.
- Ferner müssen zukünftige Leitlinien vermehrt der unterschiedlichen Apriori-Wahrscheinlichkeit von Krankheiten und deren Ursachen in Praxis einerseits und Klinik andererseits Rechnung tragen. Wir müßten ferner von der nosologischen Orientierung ausgehend zu einer differentialdiagnostischen, d.h. Symptomen-Orientierung übergehen.

Qualitätssicherung wirkt auch als Instrument zur Vermeidung von Überfluß und Defiziten.

14.4.3
Leistungskatalog

Die Verantwortlichen, und das sind viele, müssen Wege finden, daß Unwirksames nicht mehr zu Lasten der GKV finanziert wird. Der Sachverständigenrat hat in seinem Gutachten hierzu Vorschläge gemacht; er hat darüber hinaus für in ihrer Wirksamkeit umstrittene Verfahren Zuwahl-/Abwahl-Modelle beschrieben. Diese würden wenigstens dem Einzelnen erlauben, für sich bei einem niedrigeren Beitrag auf objektiv in ihrer Wirksamkeit nicht gesicherte Behandlungsverfahren (z.B. Homöopathie) zu verzichten.

Die Eröffnungsrede des Vorsitzenden der DGIM, J. Köbberling, hat die Unwissenschaftlichkeit der Paramedizinia deutlich beschrieben.

14.4.4
Bettenabbau

Das Angebot von zuvielen Betten führt ohne Zweifel zu unnötigen Krankenhausaufenthalten. Der oft von der Politik geforderte und inzwischen begonnene Bettenabbau muß so lange fortgesetzt werden, bis ein Optimum der Auslastung bei vertretbar kurzen Liegezeiten erreicht ist. Auch diese Maßnahme hat aber auf der Basis der von der Medizin aufgestellten (AWMF) und mit den Ärzteorganisationen (Kammern, KV), den Inhabern des stationären Versorgungsauftrages (Länder, Kommunen etc.) und den Kostenträgern (Kassen) abgestimmten Leitlinien des diagnostischen und therapeutischen Handelns zu erfolgen.

14.4.5
Arztzahlen

Es muß so etwas wie ein Optimum für die Zahl der Ärzte geben. Wie groß diese Zahl tatsächlich ist und wieviele Medizinstudenten wir dafür ausbilden müssen, sei hier gar nicht gesagt. Mit Sicherheit kann man aber behaupten, daß zu viele Ärzte bei limitierten Ressourcen und absinkenden Punktwerten einen ruinösen Wettlauf in die Leistungsausweitung hervorrufen können. Daß diese bedenklich ist, wurde schon gesagt. Daß eine unzureichende Ertragslage im niedergelassenen Bereich auch dazu führt, daß seine Ausstattung wegen fehlender Investitionen veralten wird und die Qualität der Medizin letztlich leidet, sei nicht übersehen. Es ist daher unethisch, zuviele Ärzte auf den Markt zu werfen. Da zugleich die Ausbildung der Mediziner im Studium verbessert werden muß, besteht hier ein doppelter Reformbedarf, der bei der nächsten Approbationsordnung unbedingt zu berücksichtigen ist.

Diese mit Sicherheit unvollständige und bestimmt subjektive Darstellung der überaus komplexen Problematik erlaubt vielleicht den einen Schluß: Es ist ein Gebot der Stunde, sich in angemessener Weise für den rationellen und ökonomischen Einsatz des Notwendigen einzusetzen und sich in der Gesundheitspolitik zu engagieren:

Die medizinische Versorgung der Schwerkranken darf nicht rationiert werden.

KAPITEL 15

Ethische Probleme angesichts ökonomisch bedingter Verteilungszwänge in der Medizin

Christoph Fuchs

15.1 Einführung

In Deutschland konzentriert sich die Debatte um die Knappheit der Mittel im Gesundheitswesen in erster Linie auf Finanzmittel. Dies ist zwar nachvollziehbar, führt aber insoweit zu Fehleinschätzungen, als man glauben könnte, mit einer ausreichenden Bereitstellung von Geld bliebe die Ressourcendebatte erspart. Es geht jedoch nicht um Finanzmittel allein. Festzustellen ist, daß es an weiteren Ressourcen mangelt, die zum Teil weniger leicht bereitgestellt werden können. So sind Organe zur Transplantation von Natur aus knapp und in Deutschland nicht käuflich. Genannt seien soziale Dienste in den poststationären Versorgungseinrichtungen. Unzureichend sind die Möglichkeiten, unheilbar Kranke auf Palliativstationen zu begleiten. Es fehlt dort und anderswo an den Ressourcen menschliche Zuwendung, Zeit und soziale Kompetenz.

15.2 Mittelknappheit

Die Verknappung all dieser Ressourcen ist zum einen durch das ökonomische Umfeld und zunehmend in der Leistungsdynamik des Gesundheitswesens begründet. Diese Leistungsdynamik wiederum wird entscheidend beeinflußt vom medizinischen Fortschritt, von der gestiegenen Lebenserwartung und von der demographischen Entwicklung.

Krämer [1] weist in diesem Zusammenhang auf die sog. „Fortschrittsfalle" hin. Seine These lautet: Statistisch gesehen, bezogen auf den Gesundheitszustand der Gesamtbevölkerung, bewirkt der medizinische Fortschritt eine Verschlechterung. Die durchschnittliche Gesundheit der Bundesbürger ist nicht deshalb schlecht, weil die Medizin untätig ist, sondern weil die Medizin so viele Leben erhält. Dies ist gewollt. Und zu recht ist die Gesellschaft stolz über diese Entwicklung. Ärzte sind froh, daß sie Leiden lindern und Leben retten können.

Diese statistischen Zusammenhänge führen jedoch zwangsläufig zu begründeten Mengen- und Leistungsausweitungen und damit zu erhöhtem Ressourcenverbrauch und Kostensteigerungen im Gesundheitswesen. Letztlich ist das Gesundheitswesen unersättlich. Dies gilt im übrigen für jedes Gesundheitssystem, sei es auch noch so reich.

Nicht nur die Ausgabenseite des Solidarsystems zwingt zur Nachdenklichkeit, sondern auch seine Einnahmenseite. Seine Finanzierung basiert auf Arbeitgeber- und Arbeitnehmeranteilen. Dies setzt Arbeitsplätze und Arbeitsverhältnisse voraus. Wenn die Gesellschaft durch die Globalisierung der Märkte

und andere Einflüsse vor einer nie dagewesenen strukturellen Arbeitslosigkeit
steht oder verstärkt auf sozialversicherungsfreie Arbeitsverhältnisse zurück-
greift, gehen zwangsläufig die Einnahmen der gesetzlichen Krankenversicherung zurück. Zu beobachten ist ein deutlicher Rückgang der Lohnquote.

15.3
Neuorientierung im Gesundheitswesen

Innerlich sträuben sich viele, diesen Fragen nachzugehen. Im festen Vertrau-
en auf ein in der Vergangenheit bewährtes Solidarprinzip verkennen sie, daß
dieses Prinzip an die Grenzen seiner Finanzierbarkeit stößt und damit gefährdet ist. Soll es aber gerettet werden – und dies muß für die Zukunft
doch wohl bejaht werden – so bedarf es eines offenen gesellschaftlichen Dis-
kurses über die Folgen und Konsequenzen, wenn im Gesundheitssystem die
Mittel nicht mehr beliebig verfügbar sind und eine bedarfsgerechte Versorgung nicht mehr möglich ist.

15.4
Umgang mit Budgets im Gesundheitswesen

Die normative Vorgabe des Gesetzgebers einer Beitragssatzstabilität ist für
ihn offenbar nur zu erreichen, wenn das Gesundheitswesen einem Budget unterworfen wird.

Eine ehrliche Auseinandersetzung mit den gesellschaftlichen Folgen einer
Budgetierung im Gesundheitswesen findet außerhalb der Ärzteschaft bisher
kaum statt. Ordnungspolitisch und ordnungsethisch bedarf es jedoch des
vorbereitenden Nachdenkens über Verteilungsgerechtigkeit unter den Bedingungen eines festgelegten Kostenrahmens.

Wenn das Gesundheitssystem verstärkt in eine Budgetierung hineinsteuert,
bedeutet dies, daß die vorhandenen Ressourcen nicht mehr nach Bedarf ver-
teilt, sondern zugeteilt werden.

Somit stellt sich zwangsläufig die Frage nach der richtigen und damit
auch gerechten Zuteilung der Mittel. Im Kern all dieser Probleme stecken
nicht pragmatische Fragen, wie die der Effizienz, sondern prinzipielle, nämlich die nach der Verteilungsgerechtigkeit. Es liegt damit ein genuin ethisches
Problem vor.

15.5
Verantwortungsebenen

Bei der Erörterung dieser Zusammenhänge und auf der Suche nach der gerechten Verteilung wird häufiger übersehen, daß verschiedene Verantwor-
tungsebenen angesprochen sind:

15.5.1
Makro-Ebene (Politik)

Gesetzliche Rahmenbedingungen; Anteil der Gesundheitsausgaben am Bruttosozialprodukt; Festlegung des Budgets;

15.5.2
Meso-Ebene (Verwaltung)

Verhandlungsebene der Selbstverwaltung; Aufteilung des Budgets auf verschiedene Bereiche wie Prävention und Gesundheitserziehung, kurative Medizin, Rehabilitation; Einteilung von Bevölkerungsgruppen nach regionalen Kriterien, Alter, Geschlecht oder Krankheitsgruppen;

15.5.3
Mikro-Ebene (Arzt o.a. Gesundheitsberufe)

Aufwendungen für den konkreten Einzelpatienten; Diagnose und Therapieentscheidungen.

Dabei wird es hilfreich sein, sich klarzumachen, daß die ethische Problematik damit beginnt, zu entscheiden, von welcher der sich wechselseitig beeinflußenden Ebenen die primäre Steuerung ausgeht.

15.6
Rationalisierung vor Rationierung

Für die Bundesrepublik gab es bis Ende der 80iger Jahre wohl eine Prädominanz von Ebene 3. Aber je höher der Anteil der Gesundheitskosten am Bruttosozialprodukt zu werden drohte, desto stärker waren gegensteuernde Kräfte. Diese Gegensteuerung fand u.a. mit dem Ziel statt, die Beitragssätze zur gesetzlichen Krankenversicherung stabil zu halten. Unter dieser politischen Vorgabe, die kein in sich begründetes ethisches Prinzip darstellt, wird versucht, durch Budgets Finanzierungsreserven auszuschöpfen und im Sinne einer Effizienzsteigerung zu rationalisieren.

Heute ist festzustellen, daß diese Rationalisierung in Teilbereichen schon in Rationierung übergegangen ist. Rationierung ist dabei das geplante Vorenthalten an sich begründeter Gesundheitsgüter.

In einem Gesundheitssystem, das auf Budgets setzt, kommt auf die Ärzteschaft eine herausragende Verantwortung zu.

Das Ergebnis von Pflegesatzverhandlungen legt beispielsweise das Finanzbudget eines Plankrankenhauses für das darauffolgende Jahr fest. Dies bedeutet eine Prädominanz der Ebene, in der über Kosten entschieden wird. Ebene 3 muß sehen, wie sie mit dieser Entscheidung zurechtkommt.

- Dies bedeutet, daß Personal eingespart werden muß trotz kürzerer Verweildauer, höherer Fallzahl und schwererer Krankheitsverläufe.
- Dies bedeutet, daß bei Verbrauchsmaterialien gespart werden muß und Einmalartikel wiederverwendet werden.
- Dies bedeutet, daß Patienten vorzeitig entlassen werden, weil noch gefährdetere Patienten aufgenommen werden müssen.

Eine solche Liste ließe sich für Ausgabenbereiche, die einem Budget unterworfen sind, beliebig fortsetzen. Sie ist zu verstehen als Indikator für Rationierung zumindest im Sinne einer suboptimalen Gesundheitsversorgung. Die damit verbundenen statistischen Risiken mögen im Einzelfall noch vertretbar

Tabelle 15.1. Spannungsfeld Sorgfaltstandards – Budgets

	Arzthaftungsrecht	Sozialrecht/Budgets
Betrachtungsziel	Individuell	Statistisch
Entscheidungsebene	Mikro-Ebene	Makro-Ebene
Risikobewertungen	ex post	ex ante
Wirtschaftlichkeitsbegriff	Minimal-Prinzip	Maximal-Prinzip
Rechtsmaterie	Berufsordnung aller Ärzte	Kassenarztrecht

sein, sie gehen jedoch über Rationalisierung hinaus. Es ist heute nicht mehr die Frage, ob im Gesundheitswesen rationiert wird, sondern wie.

Infolge von Ressourcenknappheit können allgemein anerkannte ärztliche oder medizinische Standards in Teilbereichen nicht mehr durchgehend eingehalten werden.

Worin besteht nun das prinzipielle Dilemma, in dem sich der Arzt befindet? Es ist der unauflösliche Konflikt zwischen Patienteninteressen und Budgets. In Deutschland findet dieser Konflikt seinen Ausdruck im Spannungsfeld zwischen Arzthaftungsrecht und Sorgfaltsstandards einerseits und sozialrechtlichen Vorgaben des Sozialgesetzes andererseits.

Tabelle 15.1 macht deutlich, in welch schwieriger Situation sich der Arzt befindet:

- Das Betrachtungsziel ist nach den Gesichtspunkten des Arzthaftungsrechtes immer der individuelle Patient. Wird durch das Sozialrecht ein Budget vorgegeben, sind statistische Erwägungen und Risiken einzubeziehen.
- Die Entscheidungsebene ist nach dem Arzthaftungsrecht die Mikroebene, das Sozialrecht erfordert Betrachtungen auf der Makroebene.
- Die Risikobewertung erfolgt nach dem deutschen Arzthaftungsrecht bis hin zum Strafrecht immer ex post, d.h. im Nachhinein. Bei vorgegebenen Budgets müssen die statistischen Risiken ex ante, d.h. für die Zukunft eingegangen werden.
- Dahinter verbirgt sich ein Wandel des Wirtschaftlichkeitsbegriffes der Ökonomen. Über viele Jahrzehnte wurde in Deutschland der Wirtschaftlichkeitsbegriff nach dem Minimalprinzip definiert. Dies bedeutet, daß der Arzt ein bestimmtes Therapieziel vor Augen hat und dieses Ziel mit minimalem Ressourceneinsatz zu erreichen trachtet. Bei vorgegebenen Budgets muß das Maximalprinzip des Wirtschaftlichkeitsbegriffes gelten. Dies bedeutet, der Arzt prüft als erstes, wieviel Mittel ihm zur Verfügung stehen und definiert davon abhängig sein Behandlungsziel. Dies kann heißen, daß das Ziel Gesundheit des Patienten nur zum Teil verfolgt wird, weil sonst zu teuer.
- Die davon berührte Rechtsmaterie ist einmal die Berufsordnung der deutschen Ärzte, in der festgeschrieben ist, daß die Sorgfaltsstandards einzuhalten sind. Diese Rechtsmaterie steht im Widerspruch zum Kassenarztrecht, das die Einhaltung der Budgets regelt.

Die Einheit der Rechtsordnung erscheint insoweit gefährdet. Die Sorgfaltsstandards im Zivilrecht stehen im Widerspruch zu den Forderungen des Sozialrechtes.

Wie müssen sich die Ärzte in einem solchen Konflikt verhalten? Sie werden sich immer dafür einsetzen müssen, ihre Patienten bestmöglich zu versorgen. Die Kluft zwischen medizinisch Sinnvollem einerseits und infolge Ressourcenknappheit nicht Machbarem andererseits wird wachsen. Im Konflikt zwischen den Patienteninteressen und den Interessen der Gemeinschaft wird der Arzt bemüht bleiben müssen, die Patienteninteressen zu wahren und die medizinischen Standards einzuhalten. Bei der Anwendung dieser Standards stößt der Arzt auf die politisch gewollten Grenzen, die er dann auch versuchen muß, zu überwinden. Der Arzt wird diese gesundheitspolitisch auferlegten rationierenden Rahmenbedingungen nicht akzeptieren können, da diese dem Patienteninteresse zuwiderlaufen.

Man kann vom Arzt nach dem Arzthaftungsrecht nicht mehr verlangen, als es ihm das Sozialrecht ermöglicht.

Die Verantwortung für rationierende Rahmenbedingungen muß die Politik allein übernehmen.

Dies bedeutet nicht, daß sich die Ärzteschaft auf der mittleren Ebene oder einzelne Ärzte auf der Mikroebene aus ihrer Verantwortung stehlen. Im Gegenteil: Die Verantwortung ist auf allen Ebenen zu tragen. Zu überlegen ist, wie sie gemeinsam zu tragen ist.

Budgetmitverantwortung der Ärzteschaft findet ihren Ausdruck in einer konsequenten Rationalisierung, das heißt, daß die vorhandenen Ressourcen so effizient wie möglich eingesetzt werden. Dabei muß sich die Ärzteschaft aber auch an dem orientieren, was medizinisch für die Patienten notwendig, ausreichend und zweckmäßig ist.

Es geht also um Rationalisierung vor Rationierung. Dies bedeutet, daß die zur Verfügung gestellten Gesundheitsgüter optimal eingesetzt werden müssen, um Rationierung soweit wie möglich zu vermeiden, auch wenn klar ist, daß Rationierung auf Dauer nicht zu verhindern sein wird.

Diese Verantwortung der Ärzteschaft schlägt sich neben der Schaffung effizienter Versorgungsstrukturen, insbesondere in Maßnahmen der Qualitätssicherung nieder. Die Ärzteschaft muß dem Vorwurf der Verschwendung begegnen.

Auf der Ebene der Selbstverwaltung müssen deshalb die Bemühungen um Struktur-, Prozeß- und Ergebnisqualität weiter verstärkt werden.

Die Entwicklung von Leitlinien ärztlicher Berufsausübung hat in diesem Zusammenhang eine herausragende Bedeutung [2]. Sollten infolge von Mittelknappheit die Versorgungsstandards nicht mehr eingehalten werden können und an sich begründete Maßnahmen dem Patienten vorenthalten werden müssen, so kann der Beitrag der Ärzteschaft nur noch darin bestehen, zu einer möglichst gerechten Zuteilung von limitierten Gesundheitsgütern beizutragen.

Der ethische Diskurs beginnt an der Stelle, wo begründete Forderungen und Zielsetzungen als solche unvereinbar im Widerspruch zueinander stehen. Für die Zuteilung rationierter medizinischer Güter benötigt der Arzt normative Kriterien, die ethische Grundsätze beachten.

Bezogen auf den Einsatz knapper Ressourcen im Gesundheitswesen wäre zu versuchen, normative Prinzipien, wie „nil nocere, bonum facere", die Prinzipien der Selbstbestimmung, der Gerechtigkeit und der sozialen Zuträglichkeit weiter zu konkretisieren und um globale Versorgungsziele zu erweitern. So lassen sich aufführen:

- bestmögliche medizinische Versorgung,
- gleiche Versorgung für alle,
- Effizienz des Ressourceneinsatzes,
- Beachtung des Solidarprinzips,
- Beachtung des Gemeinwohls,
- Beachtung der Autonomie des Patienten oder
- Verantwortung oder Mitverantwortung des Einzelnen.

Diese Forderungen sind Zielsetzungen, die als solche miteinander im Widerspruch stehen müssen. Aber gerade die Identifizierung und Gewichtung dieser Widersprüche wird hilfreich sein, um auf ethischer Grundlage ordnungspolitische Entscheidungen im Gesundheitswesen oder Entscheidungen im ärztlichen Alltag vorzubereiten und treffen zu können.

Die Frage bleibt natürlich, welche Kriterien denn konkret für den Arzt bei Mittelzuteilung am Krankenbett entscheidungsleitend sein können. International werden Kriterien genannt, wie:

- Dringlichkeit
- Gleichheit
- Zufall oder Los
- Anciennität (Wartezeit)
- Prognostische Erwägungen (QALYs, Alter o.a.)
- Familiärer oder sozialer Status

Diese Übersicht ist nicht vollständig. Auch stellt sie keine Gewichtung dar. Einige dieser Kriterien sind in unserer Gesellschaft wohl kaum anwendbar, vor allem wenn sie stärker dem Nützlichkeitsprinzip folgen. So ist es in Deutschland nicht denkbar, daß eine Organtransplantation vom gesellschaftlichen Nutzen des Empfängers abhängig gemacht wird, weil dieser ein begnadeter Künstler ist. Auch kann in Deutschland eine Altersgrenze kein Ausschlußkriterium sein. Das Alter von Patienten könnte höchstens in prognostische Erwägungen einfließen.

Wenn die Dringlichkeit gleichermaßen besteht und eine Auswahl unvermeidlich ist, dann dürfte am ehesten noch das Zufallsprinzip für den Arzt zuträglich und für den Patienten und seine Angehörigen nachvollziehbar sein. Dabei sei nicht zu sehr an einen Losentscheid gedacht, sondern an die Wartezeit, deren Beginn von den Beteiligten in der Regel kaum beeinflußt wird. Zugangs- und Chancengleichheit zum Gesundheitsversorgungssystem blieben so am ehesten gewahrt. Dies schließt nicht aus, daß auch andere Kriterien im Einzelfall in die Zuteilungsentscheidungen einfließen können.

Letztlich geht es darum, im Einzelfall den ethischen Konflikt zu identifizieren, eine Güterabwägung zu treffen, um die daraus resultierende ärztliche Entscheidung begründen zu können.

Es bedarf eines antizipierenden Nachdenkens der Ärzteschaft über die Folgen der Rationierung im Gesundheitswesen. Insofern müssen die ethischen Aspekte der Mittelknappheit im Gesundheitswesen verstärkt Gegenstand der ärztlichen Aus-, Weiter- und Fortbildung sein.

Literatur

1. Krämer W (1989) Die Krankheit des Gesundheitswesens. Fischer, Frankfurt
2. Nagel E, Fuchs C (1997) Leitlinien und Standards im Gesundheitswesen. Deutscher Ärzte-Verlag, Köln

KAPITEL 16

Outcomes Research

FLEMMING ØRNSKOV

Let us agree that good clinical medicine will always blend the art of uncertainty with the science of probability. But let us also hope that the blend can be weighted heavily towards science, whenever and wherever evidence is brought to light. WILLIAM OSLER

16.1
Abstract

Outcomes research has only recently been recognized as a critical method of arriving at a health care decision which utilizes value to the patient as a guiding principle. In general, an outcome is a change in health status that a patient can notice, including such parameters as amelioration of symptoms, improvement in quality of life, and prolongation of life, while excluding anatomic, physiologic, and laboratory measures. Outcomes research, therefore, studies patient outcomes related to therapeutic intervention and attempts to incorporate the patient's perspective together with measurements of cost and treatment effectiveness.

The ultimate goal of outcomes research is to study outcomes under daily clinical practice settings. Controlled clinical trials are, therefore, not an ideal way of conducting such research. However, clinical trials can be used as a means of collecting baseline data in order to mirror the impact of an intervention on resource utilization. When using data for clinical trials, physicians should evaluate to what extent the results can be generalized to the individual patient, and whether the outcomes that have been measured are important. In today's health care climate the final analysis often involves balancing the probability of benefit and the associated costs and risks. Outcomes research is sometimes confounded with health economics; however, health economics is only one aspect of outcomes research and relates costs to medical effectiveness.

The practical application of outcomes research can take on various forms, e.g., outcomes management. Outcomes management is a population-based approach to generating desirable health outcomes. Great reliance is placed on standards and guidelines that physicians can use in selecting appropriate interventions. It is also a system which routinely and systematically measures the functioning and well-being of patients, along with disease-specific clinical outcomes, at appropriate time intervals. Under outcomes management programs, clinical and outcomes data are pooled on a massive scale and used as a basis

---

Quoted from Guidelines for Guidelines. Guidelines for Guidelines Advisory Committee. Adis International Ltd., Auckland, New Zealand, 1996.

for decision making. A related approach is disease management in which information systems are used to generate a cycle of continuous improvement in all aspects of care, including prevention, treatment, and management.

16.2
Introduction

Outcomes research is a rapidly evolving field that studies patient outcomes with regard to therapeutic intervention, and attempts to incorporate the patient's perspective with measurements of costs and treatment effectiveness. It can therefore be described as a method of measuring the performance and value of health care services as delivered in standard clinical practice, relative to patient outcomes and resource consumption. It draws on research methods from a number of academic disciplines such as epidemiology, health services research, health economics, and psychometrics [1]. The heightened interest in outcomes research is largely a consequence of changes in the health care "market," where increasing health care costs combined with growing consumer involvement in medical decision making have led to demands for improved efficiency and an emphasis on health outcomes [2]. Patients and payors demand increasingly higher standards for health outcomes, and policy-makers and insurers also demand increasingly strict cost-containment initiatives. This is also mirrored in the greater emphasis being placed on cost-effectiveness and cost-benefit studies, which are formal methods for comparing the benefits and costs of a medical intervention in order to determine whether it is worth doing [3].

Central to the collection and use of health outcomes data is the physician. Actually, one frequently expressed argument in favor of outcomes research is that information on outcomes will empower the physician to manage the process by which health care is delivered. This stems from an insight into the impact of physicians' decisions on the cost of medical care. Differences among physicians in their prescription of medical care are reflected in well-documented variations of clinical practice patterns [4]. As a matter of fact, most of the early outcomes research studies focused on studying these practice variations and the impact of interventions to reduce them [5, 6]. No single factor can explain this variation; in truth, a variety of factors influence medical decision making, including physicians' self-interest, their role as advocates for patients, and their concern for social good [4]. Though never documented in a prospective study, it is probable that changes in physician practice patterns, e.g., through adherence to evidence-based medicine, lead to measurable changes in health outcomes. Further studies are clearly needed in this area.

16.3
Measures of Health Outcomes

It is obvious that the choice of a measure for a health outcome and the effect of an intervention on an outcome has to be determined by the available evidence, for example, end-points from a clinical trial. However, whenever possible, measures of health outcomes and effects should be chosen so as to be

Table 16.1. Types of outcome, characteristics, outcome measures and examples

Type of outcome	Characteristics	Outcome measures	Examples
Dichotomous	Can only take on two values	Probability of an outcome	Fracture, myocardial infarction, death
Continuous	A continuum of values	Mean, median	Weight, IQ, health status index
Categorical	A fixed number of values	Probability of each category	Classes of cardiac disability, stages of a cancer
Count	Number of times an event occurs	Number of occurrences in a specified interval	Number of angina attacks in a week

meaningful to the patient [7]. Ideally, the outcomes should be ones that people can experience and care about. They could include the length and quality of life functional disability, and amelioration of symptoms, while excluding anatomic, physiologic, and laboratory measures [1]. The decision of whether to adopt a new medical intervention, e.g., a new drug, should ideally be based on how it affects health outcomes. It is therefore important to define what is meant by a desirable outcome and how it should be measured. An outcome of an intervention is beneficial if it either increases the likelihood or magnitude of a desired health outcome or decreases the likelihood or magnitude of an undesired health outcome [7].

An important aspect of outcomes research is to accurately specify measures for the health outcomes and for the effect of an intervention on the outcomes. (Table 16.1) [7].

Clinical outcomes cover a range of measures. They can be dichotomous, such as the probability of a postmenopausal woman incurring a hip fracture, or expressed as the mean or median of a continuously valued outcome, such as expected weight loss. Both "hard," such as disease stage classification, and "soft," such as quality of life scales, clinical outcomes can be categorical. In fact, most "soft" health outcomes are categorical. They include symptom scores, quality of life instruments such as the SF-36 Questionnaire, Nottingham Health Profile, in addition to patient satisfaction and functional status scales. Counts are used as a measure for many clinical outcomes, e.g., number of angina attacks in a week, but also for a number of both direct and indirect medical resource measures, such as hospitalizations, out-patient visits, work loss, and absenteeism [1, 7]. Outcomes can be measured in absolute changes, ratios with and without the intervention, relative or percent changes in the outcome measures, odds ratios, and effect sizes [7].

16.4
Clinical Trials and Outcomes Measurement

The ultimate goal of outcomes research is to study outcomes under daily clinical practice settings. Consequently, controlled clinical trials are not an ideal way of conducting outcomes research [8]. Nevertheless, clinical trials can be used as a vehicle for collecting baseline data in order to mirror, though with limitations, the impact of an intervention both on health outcomes and health care resource utilization. Health outcomes measured in a clinical trial must be of interest to the target populations of patients.

Most of the limitations of clinical trials from the perspective of an outcomes researcher relate to methodology and scope of data collection. Many clinical trials have insufficient sample sizes, which may lead to conclusions that later prove incorrect when studies which have more statistical power or meta-analyses are conducted. In addition, health outcomes measured alongside clinical trials often reflect ideal clinical trial circumstances rather than daily patient management. Resource and time constraints may limit not only patient sample size but also the length of follow-up, necessitating the usage of surrogate end-points. Diagnostic reliability and validity of these surrogate end-points may be less than desirable or the evidence linking such surrogate end-points to health outcomes may be limited.

As an example, few clinical studies of anti-osteoporotic drugs have used fractures as end-points but instead have relied on bone mineral density. It requires large study populations and years of observation to measure impacts on the most relevant health outcome, fractures. These are obvious limiting factors, illustrating how difficult it is to conduct outcomes research. Clinical trials are also less attractive if the objective is to study cost implications and priority setting between clinically relevant comparators. Another problem with surrogate end-points in clinical trials is that their improvement may not produce an improvement in health outcomes. One well-documented example is the use of the anti-arrhythmic drugs encainide, flecainide, and moricizine in patients immediately after they have suffered a myocardial infarction. Clinical trials clearly showed that these anti-arrhythmic drugs could reduce abnormal ventricular depolarizations. Nevertheless, a subsequent randomized clinical trial with mortality as end-point had to be stopped prematurely because mortality was substantially higher in patients receiving anti-arrhythmic treatment than in those receiving placebo [9, 10].

The handling of blinding is a particular problem when designing clinical trials which incorporate economic end-points. Without blinding the study may be prone to bias [11]. On the other hand, if cost and benefits are not measured under usual care settings, they may become socalled usual care studies – i.e. studies under day-to-day patient management circumstances – less valuable. The obvious solution would be to design open-label, usual care studies in which economic end-points have been incorporated. If this was a pivotal study of, for example, a new drug, this may preclude ever knowing whether the drug has any beneficial effects. On the other hand, usual care studies, lack the scientific rigor, i.e., construct and internal validity, that is an absolute requirement in efficacy trials. One solution may be to conduct open-label, ideally at least single-blind, extension studies immediately following a controlled clinical trial. Patients randomized to placebo during the study period could be allowed to continue with their usual medication in the extension study.

Another central feature of clinical trials is the emphasis on conforming to the rules mandated by the protocol. This will lead to protocol-driven costs, i.e., health care resource consumption linked to the trial per se rather than costs associated with providing the therapy [12]. Strict adherence to prescribed medication reinforced by frequent physician visits during the study period may overestimate the true effect of an intervention. To the extent that such patients do not comply as fully with therapy in practice, this will lead to a dilution of the efficacy observed in the clinical trials. Hence, both cost and outcomes may have to be adjusted in order to estimate generalizability to a real-world setting.

The obvious solution would be to rely purely on outcomes studies conducted in usual care settings. The problem is that these studies need to have adequate statistical power to detect differences in treatment effects within and across health care systems where 'best clinical practice' and costs may vary considerably [11]. However, usual care studies often lack both construct and internal validity, so they should ideally only be conducted when earlier, blinded trials show that the intervention has potential beneficial effects that may be realized in clinical practice. Even when investigators report favorable effects of treatment on clinically important outcomes, clinicians must take care that there are no deleterious effects on other outcomes. In addition to assessing the quality of the evidence, the clinicians should also evaluate to what extent the results are generalizable to the individual patient, and whether the outcomes that have been measured are important [13]. In today's health care climate the final analysis often involves balancing the probability of benefit and the associated (monetary and non-monetary) costs and risks. The bottom line of the balance should help guide treatment decisions.

16.5
Cost-Effectiveness Studies

Outcomes research is sometimes confounded with health economics and, in particular, cost-effectiveness studies. Health economics relates costs to medical effectiveness or benefits (as measured by outcomes) (Table 16.2).

The methodologies involved are cost-minimization, cost-effectiveness, cost-benefit and cost-utility analyses [14]. They all relate "money spent" to benefit gained [15].

The only difference between a cost-effectiveness and a cost-benefit analysis is that the cost-effectiveness analysis measures benefits in terms of some standard

Table 16.2. Measurement of costs and benefits, e.g. of new drugs

Costs	Benefits
Cost of the drug	Improved clinical outcomes
Cost of monitoring	Improved quality of life
Cost of side effects	Medical resources avoided
	Productivity losses avoided
	Less functional impairment
	Higher patient satisfaction
	Patient preference

Table 16.3. Measurement of costs and consequences in economic evaluations, e.g., comparison of two anti-osteoporosis drugs

Type of study	Cost measure	Consequence measure	Measurement/Valuation of consequences
Cost-minimization analysis	Monetary ($)	The two alternatives compared are assumed to have similar effectiveness (e.g., fractures avoided)	Which is the least expensive?
Cost-effectiveness analysis	Monetary ($)	Single effect of interest (e.g., fractures avoided) common to both alternatives, but achieved to different degrees	Natural units, e.g., cost per fracture avoided
Cost-benefit analysis	Monetary ($)	Single or multiple effects (fractures avoided, less pain) not necessarily common to both alternatives, and common effects may be achieved to different degrees by the alternatives	Monetary ($), e.g., willingness to pay for avoiding a hip fracture
Cost-utility analysis	Monetary ($)	Single or multiple effects, not necessarily common to both alternatives, and common effects may be achieved to different degree by the alternatives	Healthy days, or more often, quality-adjusted life-years, e.g., cost per quality adjusted life-year gained (as there is an excess mortality with hip fractures)

of health outcome or effectiveness, such as mortality rates or years of added life, whereas cost-benefit analysis converts these benefits into a monetary value [3]. A cost-utility analysis is basically a subset of cost-effectiveness studies where the measure of effectiveness is expressed in terms of patient preferences, often expressed as utilities, e.g., quality-adjusted life years. The purpose of cost-effectiveness and cost-benefit analyses is to find which alternative provides maximum aggregate health benefits for a given level of resource consumption or, equivalently, which alternative provides a given level of health benefits at the lowest cost [3]. Though in widespread use, there is no consensus as to the optimal methods for conducting cost-effectiveness and cost-benefit studies, even at the conceptual level [3]. This is not unlike outcomes research.

Cost-effectiveness and cost-benefit analyses are closely linked to outcomes research for obvious reasons. If health interventions were offered for free, if people had unlimited incomes and health care programs unlimited budgets, it would only be necessary to compare the benefits and harms of a health intervention [7]. Every intervention for which the benefits outweigh the harms should be recommended. These conditions are most definitely not met. The costs of an intervention must therefore be balanced against the health outcomes both at the level of the individual patient and at the level of, for example, public health care programs. Failure to make this comparison may, at the individual patient level, lead to people receiving and paying for interventions that they might otherwise have declined, had they been fully informed. At the level of health care programs that are subject to external budget limitations, costs must be considered if the available resources are to be used efficiently [7]. Misallocation will eventually lead to lower quality of care overall and harm the health of patients.

16.6
From Clinical Trials to Evidence-Based Medical Care

Efficacy is based on a systematic review and assessment of the current knowledge base within a particular medical field. In the case of clinical trial evidence, the review will determine the range within which the true treatment effect likely falls. The reviewer will then evaluate the extent to which the results are generalizable to individual patients and whether the outcomes that have been measured are important. Finally, the reviewer assesses the likely results of the intervention by balancing the probability of benefit and the associated costs and risks. The bottom line of the balance (benefit-cost-risk) should guide treatment decisions [13].

Evidence-based medicine emphasizes the use of meta-analyses. It would favor the registration of all ongoing trials (published and unpublished) and support the incorporation of health economic aspects into clinical trials. Its proponents also push for simple, generic, and validated quality-of-life instruments. Some argue that an evidence-based approach to clinical decision making would advocate allocating scarce health care resources solely on the basis of the interests of the individual patient and efficacy [16]. On the other hand, a public health physician would argue that resources should be allocated according to the interests of society as a whole and on the basis of efficiency. This has led some to propose a term called evidence-based purchasing, where, instead of relying solely on efficacy, the clinicians would act efficiently and ethically by taking account of both effects and costs in the care of patients. In a publicly financed health care system, it can be argued that social values must be balanced with clinical values to determine which patients will and will not get treatment [16].

16.7
Outcomes Management

The term outcomes management was coined by Paul M. Ellwood in 1988 to describe a system that would place greater reliance on standards and guidelines that physicians can use in selecting appropriate interventions [17]. According to Ellwood, outcomes management would draw on four techniques. First, it would place greater reliance on standards and guidelines that physicians can use in selecting appropriate interventions. Secondly, it would routinely and systematically measure the functioning and well-being of patients, along with disease-specific clinical outcomes, at appropriate time intervals. Thirdly, it would pool clinical and outcome data on a massive scale. Fourthly, it would analyze and disseminate results from the segment of the data base most appropriate to the concerns of each decision maker [17]. On a population basis, this system would lead to specific recommendations for disease management, followed by reevaluation of health outcomes and a continuous striving for improved delivery of care [1]. The goal would be to improve efficiency in health care delivery, i.e., through reducing unintended variation, and thereby producing higher aggregates of desirable health outcomes [18]. In essence, outcomes management applies the knowledge gained through outcomes research.

Although simple in theory, outcomes management has a number of prerequisites that are not easily met. The main problem, however, is that most health care systems lack a coherent mechanism for assembling and analyzing the data needed to conduct outcomes management [19]. Outside clinical trials there is little tradition in clinical practice for uniform collection and encoding of health outcomes data, which anyone familiar with retrospective epidemiological studies easily can testify to. Collection of health outcomes data on a larger scale would require that providers get both the relevant training and incentives which would reinforce the importance of such an effort. Furthermore, it would require installation of computerized information systems that would be easy to operate and allow retrieval of standardized data. Even if applied in the usual clinical setting, it would ultimately require consent from patients to provide the data [1].

16.8
Disease Management

Disease management is, like outcomes management, a population-based approach to medical care. There is no clear distinction between the two terms and in the medical literature they are often used interchangeably. However, it appears that a prerequisite for outcomes management is a more formal assessment of health outcomes, whereas this is not necessarily the case for disease management [1]. Disease management can therefore be defined as an information-based process involving the continuous improvement of all aspects of care, i.e., prevention, treatment, and management. In essence, disease management is a process to improve patient outcomes and quality of life. The basic premise is that by identifying and treating appropriate patients optimally the total costs of care can be lowered and quality care can be provided at an affordable price.

Participation in disease management is driven by a number of incentives, depending on one's perspective. As an example, drug manufacturers are interested in optimizing product utilization via appropriate treatment. Health care providers are interested in improved profitability and patient loyalty. They also look to the health care market for competitive advantages, for example, through adhering to quality standards and obtaining accreditation. Health care practitioners are interested in improved clinical outcomes and quality of care. Patients are interested in improved outcomes, satisfaction with care, and quality of life. Payors are interested in quality care at an affordable price. Provider of health care often see disease management as a tool to achieving efficiency in health care delivery. Through implementing processes that achieve institutional "effectiveness," they hope to improve patient outcomes and quality of life, increase patient satisfaction with care, and improve outcomes important to patients. This will not only help them attract new members to health plans but also decrease costly high patient turnover. The key is to manage costs through identifying and treating appropriate patients. This can be accomplished by shifting care from high-cost to lower-cost centers; from inpatient to outpatient status; from the physician provider to health care teams; or from acute intervention to health maintenance.

Disease management is to a large extent a paradigm shift for health care delivery. Disease management, like most public health concepts, is better suited to integrated health care delivery models than to the traditional, fragmented health care delivery system [20]. The processes of disease management are not unlike many public health initiatives whereby persons at risk are identified and targeted for intervention. Health outcomes are then measured and monitored as part of follow-up and continued quality improvement. However, not all diseases lend themselves easily to disease management. A number for criteria for selection of a disease for management can be identified. First, the disease is a highly prevalent condition. Second, the disease and/or its related complications are presently treated with expensive therapies. Third, patients with the disease can be easily identified. Fourth, use of treatment guidelines for the disease would improve the standard and reduce the cost of care. Fifth, the patient's active participation and compliance play an important role in the treatment of the disease, e.g., lifestyle changes for hypertension.

The key differences between public health initiatives and disease management are that most disease management programs have a scope limited to medical, as opposed to social and hygienic, interventions and frequently there is a strong payor incentive to only invest in programs that result in reduced health care costs within a limited period of time [20]. Disease management is a natural outgrowth of changes in health *care* financing and health care delivery systems. Health care payers buy health care for populations and they want to manage their costs. The challenge is, of course, to deliver improved health outcomes and decrease costs at the same time. It requires good management skills and the ability to systematically intervene and readjust the sum of the individual risks, demands, diseases, and health outcomes in order to favorably alter a population's health outcomes and total costs [20]. In order to implement successful programs, one must understand where the inefficiencies in health care delivery are, and then create the right incentives and disincentives for patients or providers to receive or deliver the highest quality care. One must also understand the relative cost effectiveness of various interventions in order to modify provider and patient behavior in a worthwhile manner [1]. Disease management sounds tempting but the verdict has not yet been given on how successful such programs will be. Disease management programs often overestimate the potential benefits and, if physicians are left in the driver's seat, it could lead to fragmentation of care.

16.9
The Future of Outcomes Research

Judged by bibliometric indices, outcomes research is thriving. Even the most prestigious medical journals now regularly feature outcomes research studies, an apparently disproportionate share of which originate from cardiology [21]. New health care technologies are increasingly leading to stepwise advances, as opposed to major leaps such as "conquering" polio and tuberculosis, and will require a trade-off between benefits and costs. At the same time, enhancing "soft" health outcomes such as daily functioning and well-being is an increasingly advocated goal in patient treatment of chronic conditions [22]. These trends underline the importance of having access to an evaluating clinical science such as outcomes research that can help reduce uncertainty about probabilities and patient benefits of, for example, drug therapy outcomes [23].

However, improved quality of evidence originating from outcomes research will to a large extent depend on improved methodological standards. Outcomes research could also be significantly improved by the development and adaptation of standardized instruments. Another important goal is to identify ways of increasing transparency as relates to models which are of particular importance when conducting a health economics analysis. Finally, more research will have to de done on how outcomes research findings may impact on actual practice and if they lead to changes in physician behavior. Technology changes such as computer-based prescribing and drug-utilization review, protocol-based medical care, as well as academic detailing could further increase the importance of outcomes research. Changes in (market-driven) health care will be a key to this and hopefully cost management will be replaced by efforts to manage care.

The highest quality outcomes data will probably continue to come from large, well-controlled clinical trials. However, changes in the health care environment will probably lead to a greater demand for usual care studies with patient-relevant health outcomes incorporated. Physicians may also be made responsible for delivering outcomes and not just care. They would therefore also have to incorporate patients' preferences into medical decisions [24]. Bonus incentives may in future be linked to outcomes, including patient satisfaction. Clinical information systems will increasingly have to be combined with data on individual patients. They have to be portable, fast, easy to use, connected to both a large valid database of medical knowledge and the patient records in order to be a good servant of patients and physicians [25]. Physicians, at least in the US, may increasingly take on the financial and insurance risks associated with patient care, leading to even stronger incentives for well-documented outcomes research data as the basis for outcomes management or disease management initiatives. Less certain is the practical application of outcomes management. What seems clear is that informative and assertive consumers and a ferociously competitive health care market will keep health outcomes at center stage.

References

1. Epstein RS, Sherwood LM (1996) From outcomes research to disease management: a guide to the perplexed. Ann Intern Med 124:832–837
2. Herzlinger RE (1997) Market driven health care. Who wins, who loses in the transformation of America's largest service industry. Addison-Wesley, Reading, MA
3. Sloan FA (ed) (1995) Valuing health care. Costs, benefits, and effectiveness of pharmaceuticals and other medical technologies. Cambridge University Press, New York
4. Eisenberg JM (1986) Doctors' decisions and the cost of medical care. The reasons for doctors' practice patterns and ways to change them. Health Administration Press Perspectives, Ann Arbor
5. Wennberg JE, Gittelsohn A (1997) Small area variations in health care delivery. Science 182:1102–1108
6. Wennberg JE, Gittelsohn A (1982) Variations in medical care among small areas. Sci Am 246(4):120–134
7. Eddy DM (1991) A manual for assessing health practices and designing practice policies: the explicit approach. The American College of Physicians, Philadephia
8. Ørnskov F, Jönsson BG (1996) Comparing pharmacoeconomic data from different clinical trials. In: Spilker B (ed) Quality of life and pharmacoeconomics, 2nd edn. Lippincott-Raven, Philadelphia
9. Echt DS, Liebson PR, Michell LB et al (1991) Mortality and morbidity in patients receiving encainide, flecainide, or placebo: the Cardiac Arrhythmia Suppression Trial. N Engl J Med 324:781–788
10. The Cardiac Arrhythmia Suppression Trial II Investigators (1992) Effect of the antiarrhythmic agent morocizine on survival after myocardial infarction. N Engl J Med 327–233
11. Freemantle N, Drummond M (1997) Should clinical trials with concurrent economic analyses be blinded? JAMA 277 (1):63–64
12. Rittenhouse BE, O'Brien BJ (1996) Threats to the validity of pharmacoeconomic analyses based on clinical trial data. In: Spilker B (ed) Quality of life and pharmacoeconomics, 2nd edn. Lippincott-Raven, Philadelphia,
13. Guyatt GH, Sackett DL, Cook DJ, for the Evidence-Based Working Group (1993) Users' guide to the medical literature, II: how to use an article about therapy or prevention, B: what were the results and will they help me in caring for my patients. JAMA271:59–63
14. Drummond MF, Stoddart GL, Torrance GW (1987) Methods for the economic evaluation of health care programs. Oxford University Press, Oxford
15. Robinson R (1993) What does it mean? BMJ 307:670–673
16. Maynard A (1997) Evidence-based medicine: an incomplete method for informing treatment choices. Lancet 349:126–160
17. Ellwood PM (1988) Outcomes management: a technology of patient experience (Shattuck lecture). N Engl J Med 318:1549–1556
18. Jenings BM (1995) Outcomes: two directions – research and management. AACN Clin Issues 6(1):79–88
19. Avorn J (1996) Practice-based outcomes research: crucial, feasible, and neglected. Pediatrics 97:113–114
20. Harris JM (1996) Disease management: new wine in new bottles? Ann Intern Med 124:838–842
21. Tu JV, Pashos CL, Naylor CD et al (1997) Use of cardiac procedures and outcomes in elderly patients with myocardial infarction in the United States and Canada. New Engl J Med 336:1500–1505
22. Stewart AL, Greenfield S, Hays RD et al (1989) Functional status and well-being of patients with chronic conditions. JAMA 262:907–913
23. Osterhaus JT, Draugalis JR (1991) Application of pharmacoeconomics for drug therapy decision. In: Bootman JL, Townsend RJ, McGhan WF (eds) Principles of pharmacoeconomics. Harvey Whitney Books, Cincinnati
24. Kassirer JP (1994) Incorporating patients' preferences into medical decisions. N Engl J Med 330 (26):1895–1896
25. Smith R (1996) What clinical information do doctors need? BMJ 313:1062–1068

TEIL III

Qualitätssicherung

KAPITEL 17

Qualitätssicherung – Bedrohung oder Schutz?

Hans-Konrad Selbmann

Daß besondere Anstrengungen zur Sicherstellung und Verbesserung der medizinischen Versorgung notwendig sind, ist heute unbestritten. In Zeiten steigender Kosten und Ansprüche im Gesundheitswesen und der Diskussionen um Rationalisierung und Rationierung setzen alle Partner – Patienten, Leistungserbringer und Kostenträger – große Hoffnungen in sie. Auffallend ist allerdings, daß nach wie vor die Partner im Gesundheitswesen Unterschiedliches unter der Qualität und dem Qualitätsmanagement verstehen. Was dem einen dabei bedrohend erscheint, dient dem anderen zum Schutz und umgekehrt. Daran wird sich wohl auf Dauer auch nicht sehr viel ändern.

17.1
Qualitätskontrolle, Qualitätssicherung, Qualitätsmanagement

Die Qualitätssicherung selbst hat in den vergangenen 40 Jahren eine Wandlung durchgemacht. In den 50ern und 60ern stand die Qualitätskontrolle im Vordergrund der Qualitätsbemühungen. Endkontrollen auf Stichprobenbasis, das Führen von Kontrollkarten und vergleichende Prüfungen waren damals die Methoden der Wahl. Allerdings merkte man schon bald, daß die ausschließliche Verwendung von Endkontrollen einem Autofahren gleicht, bei dem man nur in den Rückspiegel schaut. Das Kind lag meistens schon im Brunnen, wenn man auf es aufmerksam wurde. In der Folge wechselte man daher zur prozeßorientierten Qualitätssicherung mit eigenen Qualitätssicherungsabteilungen und -beauftragten. Handlungsanweisungen – heute würde man Leitlinien dazu sagen – wurden wichtig, an die sich die Leistungserbringer zu halten hatten und die eine gute Ergebnisqualität versprachen. Ende der 80er Jahre trat dann das kunden- und mitarbeiterorientierte Qualitätsmanagement an die Stelle der prozeßorientierten Qualitätssicherung. Nach der DIN EN ISO-Norm 8402 versteht man darunter sinngemäß die Gesamtheit aller Tätigkeiten der Qualitätsplanung, -kontrolle, -sicherung und -verbesserung, die geeignet sind, die Ziele der unternehmenseigenen Qualitätsphilosophie zu erreichen. Will man diese allgemeingültige Definition auf die Medizin anwenden, bedeutet dies, daß jede Einrichtung der Gesundheitsversorgung, ob Klinik oder Praxis, sich als Unternehmen verstehen sollte, das den Bedarf seiner Kunden kennt, seine Qualitätsziele daraus ableitet und in den Mitarbeitern sein wichtigstes Kapital sieht. Dabei spielen die alt erprobten Verfahren der Qualitätskontrolle und der Qualitätssicherung auch eine Rolle, aber nicht mehr die wichtigste.

Qualitätsmanagement ist eine Kombination von Einstellungen zur Qualität und zur ständigen Qualitätsverbesserung und dem Einsatz von Managementtechniken. Per definitionem ist es umfassend (TQM; Total Quality Management), d.h., es umfaßt alle Berufsgruppen (Ärzte, Pflege, Verwalter, Organisatoren u.a.) und alle Hierarchieebenen (vom Chefarzt bis zum Arzt im Praktikum, von der Pflegedirektorin bis zur Schwesternschülerin etc.) eines Unternehmens und bezieht alle Qualitätsaspekte der externen und internen Kunden mit ein. Unter den externen Kunden sind u.a. die Patienten, ihre Angehörige, die ein- und überweisenden Ärzte, aber auch die Krankenversicherungen zu verstehen. Zu den internen Kunden eines behandelnden Arztes können u.a. die Laborärzte, die Radiologen, die konsiliarisch tätigen Ärzte, die Apotheker, die Techniker oder die Pflegekräfte gehören. Hinter dem Begriff Kunden verbergen sich im umfassenden Qualitätsmanagement also mehr als nur die Patienten.

17.2
Qualität aus der Sicht der Patienten, der Ärzte und der Manager bzw. Kostenträger

Nach John Williamson läßt sich die Qualität als Maß der Übereinstimmung der Versorgung mit vorgegebenen Kriterien bei einem Minimum an dazu notwendigem Aufwand definieren (Williamson 1978). Zur Operationalisierung der Qualitätsmessung unterscheidet man bekanntlich nach Avedis Donabedian (1966) zwischen der Strukturqualität (z.B. Fachkunde und Erfahrungen des Arztes oder apparative und räumliche Ausstattung der Arbeitsstätte), der Prozeßqualität (z.B. Übereinstimmung mit Leitlinien) und der in der Regel am Patienten abzulesenden und auf die Behandlung zurückzuführenden Ergebnisqualität (z.B. Behandlungsdauer, Komplikationen, Zufriedenheit oder Lebensqualität).

Während sich die Patienten vorwiegend für die Ergebnisqualität interessieren, betonen die Leistungserbringer besonders die prozessualen Aspekte – sie haben ja im wesentlichen Dienstleistungs- und keine Werksverträge – und die Manager/Kostenträger die strukturellen Aspekte der Qualität (Abb. 17.1).

Danach ist das Ziel der Patienten insbesondere die Zufriedenheit mit den medizinischen Leistungen, während sich die Leistungserbringer in erster Linie mit der Steigerung der Effektivität ihrer Leistungserbringung auseinandersetzen. Den Managern/Kostenträgern ist vor allem an einer hohen Effizienz der Versorgung – d.h. dem größten Nutzen pro Aufwand – gelegen.

17.3
Nutzen- und Mißbrauchspotentiale ausgewählter qualitätssichernder Maßnahmen

Da die Vorstellungen von Qualität und die Primärziele der Partner im Gesundheitswesen stark variieren, enthalten einige Aspekte des Umfassenden Qualitätsmanagements neben ihrem großen Nutzen auch Mißbrauchspotentiale, die sich sowohl in Bedrohungs- als auch in falschen Sicherheitsgefühlen äußern können. Dazu gehören insbesondere:

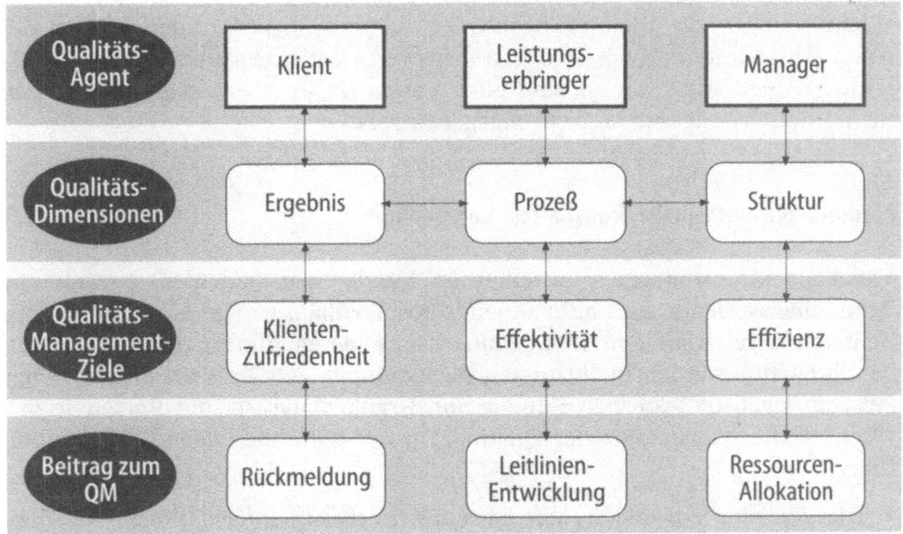

Abb. 17.1. Die Partner in der Gesundheitsversorgung und ihre Beziehungen zu den Qualitätsdimensionen, ihren Qualitätszielen und ihren Beiträgen zum Qualitätsmanagement (Geraedts und Selbmann 1997)

- die Patientenorientierung,
- die Forderungen nach mehr Transparenz der Qualität,
- die externen vergleichenden Prüfungen zwischen Kliniken oder Praxen (auch externe Qualitätskontrollen genannt) und
- der Einsatz von Leitlinien.

17.3.1
Patientenorientierung

Eine ausgeprägte Patientenorientierung ist ein wesentlicher Bestandteil des umfassenden Qualitätsmanagements. Natürlich stand auch bisher schon der Patient im Mittelpunkt des ärztlichen Handelns. Durch das Qualitätsmanagement werden jedoch auch andere Bereiche der Patientenerfahrungen wie z.B. die Erläuterungen von Krankheitsverläufen und ärztlichem Handeln, die Mitentscheidungsmöglichkeiten, der soziale Umgang und die psychosoziale Betreuung, die Zufriedenheit mit der Ablauforganisation oder die Hotelleistungen nachgefragt (Cleary et al. 1991). Es ist schon fast üblich, daß ein Krankenhaus, manchmal auch eine Praxis Patientenbefragungen durchführt. Wenn sie richtig geplant und durchgeführt werden, können sie zu besseren Behandlungsabläufen und einer höheren Patientenbindung führen, beide nicht ganz unwichtig bei dem gegenwärtigen Wettbewerb und den Kostensenkungsversuchen. Aber nicht alles, was Patienten als verbesserungsfähig äußern, ist ihnen wichtig und umgekehrt nicht alles, was sie nicht äußern, ist ihnen unwichtig. Manches, wie die gute ärztliche Versorgung, setzen sie einfach voraus, weil sie zu deren Beurteilung Hilfe von Fachleuten benötigen, und das häufig kritisierte Krankenhausessen hat für sie nicht die gleiche Wichtigkeit wie die Erläuterungen oder die persönliche Aufmerksamkeit der Ärzte (Quaethoven 1991). Die erstrebenswerte Patientenorientierung darf allerdings nicht dazu führen, daß allen Patientenwünschen, insbesondere den nicht ärztlich begründbaren, nachgegeben wird.

17.3.2
Forderungen nach mehr Transparenz der Qualität

Wenn ein Krankenhaus seine externen Kunden wie Patienten, einweisende Ärzte, überweisende und aufnehmende Krankenhäuser oder Kostenträger ins Zentrum seines Handelns stellt, muß es auch deren Informationsbedarf oder gar ihren Informationsbedürfnissen nachkommen. Als Antwort auf die Frage „Warum legen die externen Kunden von Krankenhäusern und Praxen so viel Wert auf die Transparenz der Qualität?" lassen sich u.a. folgende Punkte anführen:

- Die Versichertengemeinschaft hat ein Anrecht auf Informationen zur Qualität einer flächendeckenden Versorgung, wenn Landesministerien Verantwortung für eine adäquate stationäre Versorgung und Kassenärztliche Vereinigungen für eine adäquate ambulante Versorgung übernommen haben. Diese Informationen sind besonders dann wichtig, wenn sich Strukturen (Öffnung der Krankenhäuser in Richtung ambulanter Versorgung, Propagieren des ambulanten Operierens) oder Vergütungsregelungen (Einführung von Fallpauschalen und Sonderentgelten ab 1. 1. 1996) ändern.
- Die Finanziers der Krankenhäuser – die Krankenversicherungen für die laufenden und die Länder für die größeren Investitionen – und der ambulanten Leistungen haben einen Anspruch auf den Nachweis eines effektiven und effizienten Einsatzes der von ihnen zur Verfügung gestellten Ressourcen.
- Die Patienten haben einen Anspruch, über die Qualität der Versorgung, die sie erwartet, wahrheitsgetreu informiert zu werden, wenn sie dies wünschen. Aber auch die internen Kunden (Ärzte, Pflegekräfte und andere Mitarbeiter, Stationen, Funktionsstellen, Verwaltung) im Krankenhaus haben Informationsbedürfnisse, die erfüllt werden müssen, wenn das Krankenhaus qualitativ hochstehende Leistungen erbringen soll. U.a. wird eine Qualitätstransparenz nach innen benötigt zur
  - Motivation der Mitarbeiter zur kontinuierlichen Qualitätsverbesserung,
  - Erkennung von Schwachstellen als erstem Schritt des problem-orientierten Qualitätsverbesserungsprozesses,
  - Lokalisierung der Ursachen von Schwachstellen,
  - Evaluierung qualitätsverbessernder Maßnahmen,
  - Steigerung des Qualitätsbewußtseins und
  - Schaffung einer über die Qualität begründeten Corporate Identity.

Allzu oft müssen sich die Mitarbeiter eines Krankenhauses mit in der Öffentlichkeit ausgebreiteten Haftpflichtprozessen identifizieren lassen, ohne, mit ausreichenden Informationen versehen, auf die hohe Qualität ihres Krankenhauses verweisen zu können.

Nicht jede Information, die für das interne Qualitätsmanagement benötigt wird, ist auch für eine externe Öffentlichkeit oder gar die Erstellung von Hitligatabellen geeignet. Zum einen benötigen extern vergleichbare Informationen eine höhere Datenqualität und verursachen bei der Erfassung mehr Kosten als die nur intern benötigten und zum anderen hat ein Zuviel an Transparenz auch Nachteile, wie man sie von den Beipackzetteln der Arzneimittel her kennt. Legt man z. B. Patienten dicke Qualitätsberichte mit vielen Zahlen vor, können sie sich darin verirren. Das kann zu Verunsicherungen und zu Mehrkosten durch Fehlinterpretationen führen. Geht man andererseits her und publiziert z. B. in der Zeitung die Letalitätsraten jedes Operateurs und jedes Krankenhauses mit Referenzbereichen für gute Qualität, wie es z. B. für Bypass-Operationen in den US-Staaten New York und Pennsylvania geschieht, dann fühlt sich der Patient bei der Wahl eines Krankenhauses auch allein gelassen.

Eine synoptische, aber quantitative Fremdbewertung von Qualität, Qualitätsmanagementsystem und kontinuierlichem Qualitätsverbesserungsprozeß in der Krankenversorgung durch unabhängige Experten ergibt eine geeignete Information für die externen Kunden ohne zuviel Details. Die Kriterien des europäischen Qualitätspreises, die u.a. die erbrachte Qualität, die Mitarbeiterorientierung und die Erfüllung gesellschaftlicher Funktionen beinhalten, sind für die Bewertung der Qualität von Gesundheitseinrichtungen gut geeignet und können neben der Bewertung durch Externe auch in Selbstbewertungsverfahren eingesetzt werden. Die Zertifizierungskriterien nach der ISO 9001-Norm – es gibt in Deutschland einige, auch universitäre Krankenhäuser und Praxen, die inzwischen ein ISO-Zertifikat erworben haben – berücksichtigen dagegen nur die Existenz eines Qualitätsmanagementsystems mit dem Schwerpunkt auf dessen Kontrollfunktionen und lassen u.a. die erbrachte Qualität außen vor. Da allerdings der Erhalt eines Zertifikates nach ISO 9001 oder 9002 nur bestätigt, daß das Qualitätsmanagementsystem bestimmten Kriterien genügt, nicht aber daß – wie man die Kunden gerne glauben machen möchte – die Prozeß- und Ergebnisqualität allen Ansprüchen genügt, haben sich die Bundesärztekammer, die Deutsche Krankenhausgesellschaft und die Spitzenverbände der Krankenkassen Anfang 1996 gegen die generelle Einführung einer Zertifizierung nach ISO 9001 ausgesprochen.

17.3.3
Externe vergleichende Prüfungen zwischen Kliniken oder Praxen (auch externe Qualitätskontrollen genannt)

Maßnahmen der Qualitätskontrolle stehen im deutschen Gesundheitswesen hoch im Kurs. Die dahinter steckende Forderung nach mehr Transparenz könnte ein Ausdruck für einen zunehmenden Vertrauensverlust oder aber das Mündigwerden der Kunden sein. Vom § 137 des 5. Sozialgesetzbuches werden z. B. seit 1989 vergleichende Prüfungen zwischen Krankenhäusern gefordert, die Indikatoren zur Behandlungsqualität, zu den Versorgungsabläufen und zu den Behandlungsergebnissen umfassen sollen. Das angewandte Verfahren fußt auf dem Modell der Perinatalerhebungen und der chirurgischen Qualitätssicherung aus den 70ern (Pietsch-Breitfeld und Selbmann, 1997). Die Abbildung 17.2 zeigt beispielhaft das Profil einer schleswig-hol-

Fibrinolytische Therapie des Herzinfarktes

Qualitätssicherung in Schleswig-Holstein   01.01.1995 bis 31.12.1995
Profil   am Beispiel einer Klinik

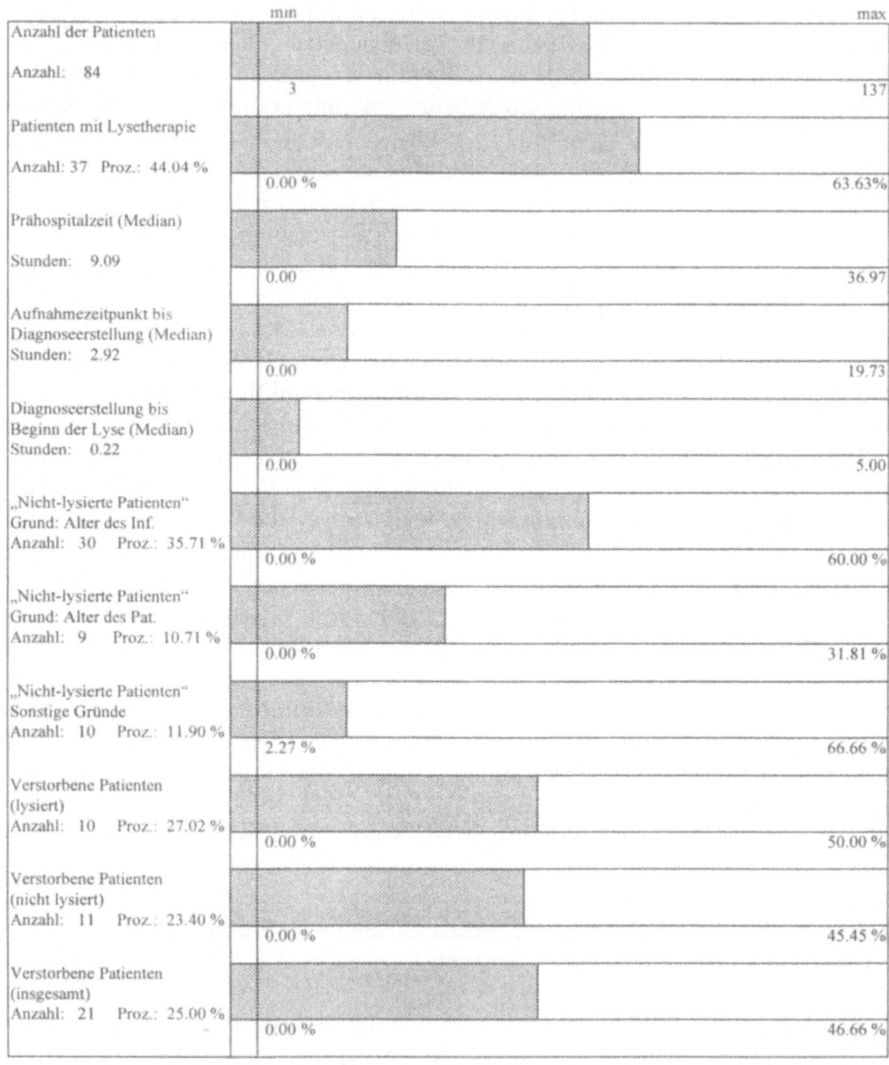

Abb. 17.2. Qualitätssicherung in Schleswig-Holstein. Klinikprofil für die fibrinolytische Therapie des Herzinfarktes 1995 am Beispiel einer Klinik (Ärztekammer Schleswig-Holstein 1996)

steinischen Klinik zur fibrinolytischen Therapie des Herzinfarktes (Ärztekammer Schleswig-Holstein 1996). Ähnliche Klinikprofile gibt es in der Inneren Medizin u.a. zur Ballondilatation, zum Schlaganfall, zum Diabetes, zur endoskopischen Polypektomie kolorektaler Polypen und zur onkologischen Strahlentherapie. Seit 1997 sind sie für die Sonderentgelte PTCA und Linksherzkatheter auf Grund der Rahmenempfehlungen von Spitzenverbänden der Krankenkassen und der Deutschen Krankenhausgesellschaft zur Bundespflegesatzverordnung für alle Krankenhäuser verbindlich.

Das Ziel dieser vergleichenden Prüfungen ist es, den beteiligten Fachabteilungen/Krankenhäusern durch anonyme Vergleiche der eigenen Ergebnisse mit denen anderer die Möglichkeit zur Aufdeckung von eigenen Schwachstellen und die Kenntnis von der Existenz von Spitzenfachabteilungen/-krankenhäusern zu geben. Für viele Krankenhäuser der Pilotstudien waren solche Profile die erste Möglichkeit zur Standortbestimmung und die Hauptursache ihrer Motivation zur Teilnahme. Allerdings bergen die Klinikvergleiche eine Reihe von methodischen Problemen wie zum Beispiel die oft fehlende Vergleichbarkeit der Patientenklientele der Kliniken. Dies ist ein Grund, warum Klinikvergleiche zu Fehlinterpretationen führen. Eine hohe Komplikationsrate ist nicht sofort mit schlechter Qualität gleichzusetzen – sie könnte sich z.B. durch das hohe Risiko der Patientenklientel erklären lassen – und eine unauffällige muß nicht immer gut genug sein. Das gezielte Suchen nach Negativausreißern (den „bad apples") mit der Androhung von Sanktionen führt außerdem dazu, daß die Kliniken der Dokumentation der Qualitätsdaten besondere Aufmerksamkeit angedeihen lassen, so daß die Daten auch für das interne Qualitätsmanagement kaum mehr geeignet sind.

17.3.4
Einsatz von Leitlinien

Zur Messung der Prozeßqualität werden oft Leitlinien für die Behandlung (eine hohe Übereinstimmung mit der Leitlinie entspricht einer guten Prozeßqualität) herangezogen, die den gegenwärtigen Stand des Wissens und der Erfahrungen widerspiegeln.

Die Erwartungen der Leistungserbringer, Patienten, Juristen und Kostenträger an Richt- und Leitlinien sind trotz der eher zurückhaltenden Erfahrungen aus dem Ausland in Deutschland zum Teil noch euphorisch (Selbmann 1996):

- Den Leistungserbringern dienen Richt- oder Leitlinien als Anhaltspunkte für ihre Tätigkeit. Hält man sich an sie, geben sie Sicherheit. Andererseits können sie auch zur Delegation von Verantwortung führen: man hält sich an die Leitlinie und braucht sich nicht weiter um die Qualität zu kümmern.

- Bei den Patienten fördern die Existenz, die Kenntnis und die Anwendung von Richt- oder Leitlinien das Vertrauen in die Korrektheit der Leistungserbringung. Sie unterstützen ihr Transparenzbedürfnis und erleichtern die Aufklärung. Umgekehrt kann sich daraus aber auch eine Anspruchshaltung der Patienten auf die in den Richt- oder Leitlinien enthaltenen Leistungen entwickeln.

- Richter, Rechts- und Staatsanwälte lesen an den expliziten Richt- und Leitlinien den Stand des Wissens ab. Droht ein Haftpflichtfall und sollten sich die Leistungserbringer nicht an die Richt- oder Leitlinien gehalten haben, müssen sie dies sorgfältig begründen können. Immer mehr Haftpflichtversicherungen gehen dazu über, ihre Prämien zu senken, wenn die Gesundheitseinrichtung ein Risk-Management betreibt, d. h. u.a. Leitlinien und andere Handlungsanweisungen eingeführt hat.
- Den Kostenträgern erleichtern Richt- und Leitlinien die Kalkulation von Krankheitsfällen, Fallpauschalen oder Sonderentgelten. Darüber hinaus helfen sie ihnen zu prüfen, ob keine „unnötigen" Leistungen erbracht und keine „notwendigen" Leistungen versäumt wurden. Die Grenze zur Unterversorgung ist aber schnell überschritten, wenn Leitlinien keinen Ermessensspielraum – Leitkorridore statt Leitlinien – für die Leistungserbringer vorsehen. In der Gefahr, daß „Health Maintenance Organisations" (Krankenversicherungen) ihre eigenen Leitlinien entwickeln und danach die Leistungen vergüten, sind wir in Deutschland noch nicht.

17.4
Schlußbemerkungen

Nicht alles, was qualitätssichernd oder -verbessernd heißt, ist es auch. Wichtig ist, daß jede potentiell qualitätssichernde Maßnahme vor ihrer breiten Einführung einer Evaluation ihrer Effizienz unterzogen und ihr Mißbrauchspotential erkannt und eingedämmt wird. Jemand, der gute Qualität erbringt und dies auch vorzeigen kann, hat ohnehin nichts zu befürchten.

Anderseits vermitteln unauffällig passierte Qualitätskontrollen, das Betreiben eines guten Qualitätsmanagementsystems und das Einhalten von guten Leitlinien das Gefühl der professionellen Sicherheit und schaffen Vertrauen bei Patienten und Kostenträgern.

Literatur

1. Ärztekammer Schleswig-Holstein (1996) Tätigkeitsbericht des Vorstandes für 1995. Kammer Info aktuell 10, Nr. 4, 27
2. Cleary PD, Edgman-Levitan S, Roberts M, Moloney TW, McMullen W, Walker JD, Delbanco TL (1991) Patients evaluate their hospital care: a national survey. Health Affairs Winter, 254–267
3. Donabedian A (1966) Evaluating the quality of medical care. Milbank Memorial Fund Quarterly 44:166–206
4. Geraedts M, Selbmann HK (1997) Wer sollte die Qualität der Gesundheitsversorgung definieren – Patienten, Ärzte, Krankenkassen oder Gesundheitspolitiker? In: Helmich P et al. (Hrsb.) Primärärztliche Patientenbetreuung. Schattauer-Verlag Stuttgart, 254
5. Pietsch-Breitfeld B, Selbmann HK (1997) Kapitel 8 „Qualitätssicherung in der Medizin". In Seelos HJ. Medizinische Informatik, Biometrie und Epidemiologie, de Gruyter Verlag, Berlin, 151–176
6. Quaethoven P (1991) Measurement of patient satisfaction. Vortragsmanuskript
7. Selbmann HK (1996) Zur Lage des Qualitätsmanagements in deutschen Krankenhäusern – Viele wollen des Guten zuviel. Krankenhaus-Umschau Special, 3–9
8. Williamson J (1978) Assessing and improving health care outcomes – the health accounting approach to quality assurance. Ballinger, Cambridge MA

KAPITEL 18

Standards, Richtlinien – ist ihr Nutzen erwiesen?

MEINHARD CLASSEN · WOLFGANG HUBER

18.1
Ärztlicher Entscheidungsprozeß – einst und jetzt

18.1.1
Von der Kunst zur Wissenschaft

Unwägbarkeiten und Unsicherheiten stellten schon immer eine nicht zu unterschätzende Komponente in Diagnose, Therapie und Verlaufsbeurteilung von Krankheiten dar. Sie beruhen auf der Individualität des Einzelfalls sowie den persönlichen Erfahrungen und Kenntnissen des Arztes. Im Altertum wurde der Arzt unabhängig von der Schwere der Erkrankung am Ergebnis seiner Therapie gemessen und lief damit Gefahr, schwer bestraft zu werden, wenn sein Patient einer unheilbaren Krankheit erlag. Heute sind die Maßstäbe des ärztlichen Handelns – zumindest vor Gericht – der gegenwärtige Wissensstand und die gebotene Sorgfalt. Geringes Wissen um die Entstehung und die Beeinflussung von bestimmten Erkrankungen bedeutet Freiraum für eine individuelle Beurteilung.

Umgekehrt ergab sich aus der Zunahme des medizinischen Wissens mit der raschen Entwicklung von Diagnostik und Therapie der Zwang zur Definition von Regeln oder Standards. Standards mit durchaus normativem Charakter bieten die Möglichkeit der Selbst-, aber auch der Fremd-Kontrolle und können zur Rechtfertigungspflicht bei Abweichen von der Norm zwingen.

Diese keineswegs junge, sondern jahrtausendelange Entwicklung läßt sich am besten charakterisieren mit dem Stichwort „Entwicklung von der ärztlichen Kunst zur Wissenschaft", die in den letzten 100 Jahren als Folge umwälzender Veränderungen unvermeidbar wurde, insbesondere durch das Tempo der Wissenszunahme.

Nicht selten allerdings wurde dieses Wissen in Frage gestellt.

Galt früher noch ein „schwarz auf weiß", sehen sich die Ärzte jetzt einer zunehmenden Zahl von teilweise widersprüchlichen Publikationen gegenüber.

Tabelle 18.1. Entwicklung der Medizin von der Kunst zur Wissenschaft

• „Wissensmonopol" des Arztes	• Informierter Patient („Halbwissen")
• Erfahrung des Einzelnen	• Kollektive Erfahrung/ Allgemeiner Grundkonsens
• Hierarchisches Arzt-Patienten-Verhältnis	• Patient hinterfragt
• „Künstlerfreiheit"	• Orientierung an Normen
• Bewertung am Ergebnis	• Kontrolle durch Gesetzgeber

Unvermeidbar ergab sich ein immer differenzierteres Spezialistentum und eine Aufsplitterung der Medizin nicht nur wissenschaftlich, sondern auch berufspolitisch. Selbst wenn die Spezialisten einer Disziplin nicht immer einer Meinung sein konnten und können, ist es unzweifelhaft einfacher, innerhalb einer kleineren Anzahl von Spezialisten bei einem überschaubaren Thema zum Konsensus zu kommen, als von einem Heer von Generalisten Standards für alle Subdisziplinen entwickeln zu lassen. Umgekehrt sind die Gefahren eines reinen Spezialistentums nicht zu übersehen und die Notwendigkeit einer breiten medizinischen Ausbildung sowie die Bedeutung der im Vorfeld der Spezialisten arbeitenden Generalisten nur zu unterstreichen. Wie nicht anders zu erwarten, gab und gibt es Gruppierungen, die sich bewußt von der an gesicherten Fakten orientierten und abwertend als „Schulmedizin" bezeichneten Wissenschaft absetzen und ihren Freiraum v.a. dort suchen, wo die wissenschaftliche Medizin an ihre gegenwärtigen Grenzen stößt.

Der Wandel vom Schamanen mit Künstlerfreiheit und Wissensmonopol zum naturwissenschaftlich orientierten und anhand von anerkannten Regeln arbeitenden Arztes mag auch heute noch schmerzlich sein.

18.1.2
Ergebnisforschung

Unbestritten ist jedoch, daß nichts von größerer Bedeutung für die erfolgreiche Praxis der Medizin ist, als das Wissen was getan werden muß und wie es getan werden muß. Nichts ist schwieriger in der Praxis der Medizin als zu bestimmen, welche Handlung in einem besonderen „klinischen Moment" richtig ist, und wie diese Handlung durchgeführt werden muß [19]. Diesem Thema widmet sich die medizinische Ergebnisforschung (health outcome research). Zur medizinischen Ergebnisforschung gehört in erster Linie wissenschaftliche Evidenz, aber auch das, was Menschen fühlen, und zwar physisch und mental, und worüber sie sich Sorgen machen. Ergebnisforschung schließt auch Fragen nach der Dauer und der Qualität des Lebens einschließlich Tod, funktioneller Unfähigkeit, Erscheinungsbild, Schmerz, Angst, Sicherheitsbedürfnis und seelischen Frieden ein. Ergebnisforschung geht also erheblich weiter als klinische Studien. Es gehört zu den wichtigsten und schwierigsten Aufgaben der akademischen Medizin, d.h. in erster Linie der wissenschaftlichen Fachgesellschaften, über die angemessene Praxis medizinischer Maßnahmen zu reflektieren sowie durch Vorgabe der Ziele und durch Studien *Evidenz* zu schaffen, damit die Gesellschaft solide Daten über die Gesundheitspflege erhält, die für das Qualitätsmanagement und die Formulierung von Leitlinien geeignet sind.

18.1.3
Qualitätsmanagement

Qualitätsmanagement in der Inneren Medizin ist besonders schwierig wegen der Größe und Komplexität des Faches. In kontemplativen Gebieten sind intellektuelle Entscheidungsprozesse naturgemäß schwerer zu normieren und zu evaluieren als technische Methoden oder Eingriffe. Gerade in der Inneren

Medizin sind viele „Krankheitseinheiten" inhomogen und umfassen Unterformen mit unterschiedlicher Prognose und mit unterschiedlichem Ansprechen auf Standardtherapien. Dennoch wird die Notwendigkeit zum Qualitätsmanagement mittlerweile von der überwältigenden Zahl der Internisten bejaht.

Eine zusätzliche Triebfeder für die Ergebnisforschung und das Qualitätsmanagement ist neben der Entwicklung des medizinischen Wissens mit einer Duplizierungsfrequenz von 7 Jahren die Kostenexplosion und damit die Notwendigkeit, die vorhandenen finanziellen Mittel möglichst aussichtsreich einzusetzen.

Diese Entwicklung erzwang die Beschäftigung mit Ergebnisforschung und Qualitätsmanagement nicht nur durch die Politiker und Krankenkassen, sondern auch durch die Ärzteschaft. Ausgangspunkt waren die USA, wo die Ausgaben für das Gesundheitswesen von 4% des Bruttosozialproduktes in den 60-er Jahren auf 13% in den frühen 90-er Jahren angestiegen waren. Arnold Relman, der damalige Herausgeber des New England Journal of Medicine löste 1988 mit seinem Editorial die „Third Revolution in Medical Care" aus. Dort schreibt er: „Es ist schlimm genug, sagen die Beitragszahler, mit unkontrollierbaren Kosten für die medizinische Versorgung konfrontiert zu werden, aber die Situation wird unerträglich, wenn man nicht weiß, welche Vorteile man von den Leistungen bekommt, für die man bezahlt." [15]. Bezahlt wird die medizinische Versorgung direkt von den Patienten und ihren Arbeitgebern, verwaltet wird deren Beitrag von den Krankenkassen. Naturgemäß sind diese drei Parteien (sog. Agenten) Patienten, Ärzte sowie Manager (d.h. Krankenkassen und Politiker) an der Qualität der Gesundheitsversorgung interessiert, wenngleich ihre Motivation eine unterschiedliche ist [5].

Der *allgemeine Qualitätsbegriff* wird in der Norm DIN EN ISO 8402 als „Gesamtheit von Merkmalen einer Einheit bezüglich ihrer Eignung, vorausgesetzte Erfordernisse zu erfüllen" definiert [6]. Für Qualität in der Gesundheitsversorgung gibt es eine Vielzahl von Definitionen wie z.B. die der amerikanischen Krankenversicherung Blue Cross/Blue Shield: „The degree to which actual care is available, acceptable, comprehensive, continuous and documented" [5]. Avedis Donabedian, der Begründer der wissenschaftlichen Qualitätssicherung in der Gesundheitsversorgung definiert Qualität wie folgt: „The extent to which actual care is in conformity with pre-set criteria for good care" [3]. Von Donabedian stammt auch die Triade „Struktur-, Prozeß- und Ergebnisqualität". Maxwell formulierete auf den Patienten gerichtete Dimensionen: Zugang, Relevanz, Wirksamkeit, Gerechtigkeit, soziale Akzeptanz und Wirtschaftlichkeit [3]. Als „Qualitätsagenten" sind die drei Interessengruppen Patienten, Ärzte und Kostenträger beteiligt.

Qualitätsmanagement im Gesundheitswesen dient ganz allgemein dem Ziel, die Qualität der Gesundheitsversorgung zu sichern und zu verbessern, obwohl die Ressourcen nicht wachsen, sondern eher knapper werden. Die Ziele der am Qualitätsmanagement Beteiligten sind unterschiedlich: Während der Patient Heilung und Zufriedenheit mit der Versorgung anstrebt, ist dem Arzt als Leistungserbringer an Effektivität gelegen und dem Krankenkassenmanager bzw. Politiker an einem guten Kosten-/Nutzen-Verhältnis. Qualitätsmanagement beteiligt also alle drei Agenten und berücksichtigt ihre unterschiedlichen Aspekte und Zielsetzungen.

18.2
Entwicklung von Standards

Auf dem Boden der obengenannten Entwicklungen begann in den letzten
Jahren die Entwicklung von medizinischen Standards. An dieser Stelle soll
auf die Wege zu solchen Praxisstrategien und auf die daraus resultierenden
Definitionen eingegangen werden.

18.2.1
Wege zu Praxisstrategien

18.2.1.1
Globale subjektive Beurteilung

Das ist der traditionelle Weg, um Praxisstrategien zu definieren. Er ist einfach, jedoch vollständig subjektiv und beruht vielfach nur auf Annahmen
und ist daher ungenau.

18.2.1.2
Evidenzgestütztes Vorgehen

Dieses Vorgehen beschreibt ausdrücklich und systematisch das vorhandene
Wissen wie z.B. klinische Studien und macht die Praxisstrategien daran fest.
Es beruht jedoch vielfach auf subjektiven Schätzungen der ökonomischen
Folgen und schließt nicht ausdrücklich die Wünsche der Patienten ein. Vor-
teilhaft ist jedoch, daß vorhandenes Wissen und nicht ausschließlich subjek-
tive Beurteilungen zugrundegelegt werden.

18.2.1.3
Der ergebnisorientierte Weg

Hier werden nicht nur ausdrücklich systematisch das vorhandene Wissen,
sondern auch wichtige ökonomische Resultate der Gesundheitsintervention
und alternative Interventionen berücksichtigt.

18.2.1.4
Die Berücksichtigung der Wünsche von Patienten

Dieser Weg schließt alle Aufgaben der vorher genannten drei Wege explizit
und systematisch ein, umfaßt jedoch zusätzlich eine Erhebung der Patienten-
wünsche, was die Intervention angeht. Dieser Weg ist natürlich der schwie-
rigste, aber vollständigste und enthält alle Analysen und Beurteilungen einer
Praxisstrategie in verständlicher und anwendbarer Form [4].

18.2.2
Definitionen der Praxisstrategien [4]

Praxisstrategien („Practice policies") helfen dem Arzt, Entscheidungen für
das Management individueller Patienten zu treffen. Darüberhinaus definieren

sie die Eignung einer Maßnahme *vor* ihrem Einsatz (Präzertifikation) und *nach* der Anwendung durch Beurteilung des Nutzeffektes, durch den Einschluß finanzieller Betrachtungen wie z. B. die Kassenfähigkeit und die Qualifikation des Arztes.

Praxisstrategien müssen aus Gründen der Variabilität und der Unsicherheit im Einzelfall flexibel sein. Der Grad der Flexibilität/Verbindlichkeit wird bestimmt durch die beiden Fragen: Wie sicher ist das Ergebnis einer Intervention und welche Präferenzen äußern die Patienten. In Abhängigkeit von dem angestrebten Grad der Flexibilität/Verbindlichkeit unterscheidet man Richtlinien (Standards), Leitlinien (Guidelines) und vier verschiedene Arten von Optionen oder Empfehlungen. Die Einordnung einer Praxisstrategie in eine dieser Kategorien hängt von dem Maß der Kenntnis über diese Intervention ab. Die Meinung von Patienten kann man erfassen, wenn man sie nach den Erwartungen in Ausblick auf Nutzen, Gefahren und Kosten fragt.

Eine *Richtlinie* (Standard) kann formuliert werden, wenn die gesundheitlichen und ökonomischen Konsequenzen einer Intervention genau bekannt sind und Entscheidungen zulassen. Zusätzlich wünschen alle Patienten, daß die Intervention in adäquater Weise durchgeführt wird bzw. alle Patienten lehnen die Intervention ab.

Als *Leitlinie* (Guideline) kann eine Praxisstrategie bezeichnet werden, wenn die Ergebnisse der Intervention so gut bekannt sind, daß eine Entscheidung über ihren angemessenen Gebrauch möglich ist, und wenn die Intervention von einer ansehnlichen (aber nicht einstimmigen) Mehrheit bevorzugt wird.

Im nationalen und internationalen Sprachgebrauch sind die Begriffe Standard, Richt- und Leitlinie einer geradezu babylonischen Sprachverwirrung ausgesetzt. Als segensreich könnten sich die von H. K. Selbmann und B. Heerklotz von der Bundesärztekammer vorgeschlagenen Definitionen mit standesrechtlicher Interpretation erweisen [8].

Sie unterscheiden zwischen Memorandum, Empfehlung, Stellungnahme, Leitlinie und Richtlinie. Der Begriff „Standard" ist vielschichtig und zum Teil

Tabelle 18.2. Definitionen ärztlicher Regeln

Definitionen	Berufsrechtliche Bedeutung

Standesrechtlich:
• Memorandum
• Empfehlung, Stellungnahme
• Leitlinie
 	
• Richtlinie
	• Information, Handreichung
	• Information, Handlungsvorschlag
	• Standard
	  (Ergebnis einer Konsensus-konferenz)
	• Verbindliche Regeln der ärztlichen Kunst
	  („lege artis"; „state of the art")

Zusätzliche Richtlinien: • Informelle Richtlinien ärztlichen Handelns • Hippokratischer Eid • Gesetze • Musterurteile • DIN-Normen	

negativ besetzt („Standard-, Luxus-Klasse"). Im folgenden wird der Begriff „Leitlinie" quasi als Überbegriff benutzt, wenn eine genauere Nomenklatur nicht möglich ist.

Die Entwicklung von Leitlinien ist allerdings weder neu noch unumstritten. So stellt Dr. David Eddy von der Duke University in einer Diskussion über Standards fest, daß schon die Medizin unserer medizinischen Vorväter zahlreiche medizinische Standards enthielt. So sei die seit vielen Jahrzehnten bekannte Regel zur Behandlung von Erfrierungen „freeze in january, operate in july" auch ohne Konsensuskonferenz ein Standard im besten Sinne auf dem Boden über viele Jahre erworbener Erfahrungen [4].

Kritiker der Qualitätsstandards führen immer wieder die Angst ins Feld, es könne eine „Kochbuch-Medizin" entstehen, bei der die Individualität des Einzelfalls im Raster rigider Standards unterginge.

Auch wenn diese Argumente häufig überzogen sind und die Notwendigkeit von Standards nicht zu leugnen ist, muß oberstes Gebot der Standards sein, daß sie

a) die Qualität ärztlichen Handelns sichern und
b) die ärztliche Freiheit nicht zu weit einengen.

Parallel zur Entwicklung der Standards geht die Frage der Legitimation. Ratsam ist hier ein Blick auf die Entwicklung von Standards in den USA, wo in den späten 80-er und 90-er Jahren „Guidelines" wie die Pilze aus dem Boden schossen und nicht selten zu unterschiedlichen Empfehlungen kamen. So waren in den USA 1989 700 Standards veröffentlicht, 1992 1500 und 1993 1700. Schließlich kam man dort erst sehr spät zu dem Schluß, daß „Standards in Schrotschuß-Manier fast so schlecht wie gar keine Standards" sind [18]. Diese Erfahrungen mußten in die Entwicklung von Standards in Deutschland unbedingt miteingebracht werden.

Prädestiniert für diese Aufgabe sind die wissenschaftlichen Gesellschaften und Berufsverbände. Wer auch sonst sollte diese Aufgabe übernehmen? Fachliche Kapazität und Pluralität werden von den wissenschaftlichen Fachgesellschaften garantiert, zusätzlich gewährleistet der Berufsverband mit seinem konzentrierten Erfahrungsschatz die notwendige „Klammerfunktion" um die einzelnen Fachgesellschaften. Diese Funktionen könnten von den medizinischen Diensten der Kostenträger nicht annähernd gewährleistet werden. Darüberhinaus sind uns die Folgen eines passiven Abwartens auf die Initiative des Gesetzgebers aus der Diskussion um die Gesundheitsreform nur zu gut bekannt.

Bisher wesentlichstes Produkt der Bemühungen um Standards in der Inneren Medizin ist:

18.3
Das Manual „Rationelle Diagnostik in der Inneren Medizin"

An dieser Stelle soll tabellarisch auf den Entstehungsprozeß und den gegenwärtigen Stand des Manuals eingegangen werden.

Tabelle 18.3. Chronologie des Manuals „Rationelle Diagnostik und Therapie in der Inneren Medizin"

Chronologie der Konsensus-Findung	
1994	DGIM und BDI gründen gemeinsame Kommission mit den acht wissenschaftlichen Gesellschaften
	Erste Aufgabe: Erstellung des Manuals
1994-1995	Konsensfindung innerhalb der Fachgesellschaften
	Konsensfindung und Abstimmung zwischen den Fachgesellschaften (z. B. Hypertonie)
4/1996	Vorstellung des Manuals
4/1997	Manual vollständig

18.4
Wer hat den Nutzen

Aus allen aufgeführten Erwägungen sollten Leitlinien sowohl den Patienten als auch den Ärzten als Leistungsbringer sowie den Kostenträgern nützlich sein. Der Nutzen von Standards läßt sich zum einen an zahllosen praktischen Beispielen zum anderen durch das Fehlen praktikabler Alternativen belegen.

Zunächst ein Blick auf eine Auswahl von nachweisbaren Verbesserungen durch die Entwicklung und Anwendung von Standards.

18.4.1
Vermeidung von „Overuse", d. h. überflüssigen Interventionen

Beispielsweise enthielt ein bereits 1979 in den USA erarbeiteter Standard die Empfehlung, eine Röntgen Aufnahme des Thorax bei stationären Aufenthalten nicht mehr routinemäßig durchzuführen, sondern nur bei bestimmter Indikation. Die Umsetzung erbrachte dem Patientien den Nutzen einer verringerten Strahlenbelastung und den Kostenträgern eine Kostenreduktion um 22$ pro Aufenthalt. Im Röntgeninstitut des Klinikums Rechts der Isar ging beispielsweise die Zahl der röntgenologischen Thorax-Untersuchungen von 28000 im Jahre 1989 auf 15000 im Jahre 1996 zurück.

Ein Beispiel von „Overuse" auf dem therapeutischen Bereich zeigt ein Blick auf die Implantationsraten von Herzschrittmachern in den USA in den 70-er und frühen 80-er Jahren:

Nachdem die Implantationsrate 1984 mit 2,44 Schrittmachern pro 1000 Versicherte eine Höchststand ereicht hatte, wurden im selben Jahr Guidelines zur Indikation herausgegeben. Im Gefolge sank die Implantationsrate 1985 auf 2,02, 1988 auf 1,76 pro 1000 Versicherte. Folglich konnte durch die Erstellung von Indikationsstandards die Zahl der Schrittmacher-Implantationen um etwa ein Drittel gesenkt werden, was den Patienten unnötige Eingriffe und den Kostenträgern enorme Kosten ersparte [18].

Wie notwendig Standards bei der Indikation für therapeutische Eingriffe sind zeigt ein Beispiel aus den Kindertagen der Qualitätssicherung in den 30-er Jahren. Es wurde in den USA als „The problem with the tonsills" berühmt: 1934 führte die „American Child Health Association" eine Untersuchung über die Durchführung der Tonsillektomie an 1000 Schulkindern durch. Von den 1000 Kindern waren bereits 600 tonsillektomiert. Die übrigen 400 wurden den Schulärzten vorgestellt, die bei 180 Kindern, also 45%, die Tonsellektomie empfahlen. Die verbliebenen 220 wurden einer zweiten Gruppe von Ärzten vorgestellt, die bei weiteren 101 Schülern, d.h. erneut 46% eine Tonsillektomie empfahlen. Die verbliebenen 119 Kinder wurden von einer dritten Ärztegruppe untersucht, die 52 von ihnen, d.h. 44% eine Tonsillektomie anriet. Zusammen wären also nach drei Untersuchungsrunden von den 1000 Kindern nur 65 ohne Tonsillektomie davongekommen [18].

Daß „Overuse" von bestimmten Untersuchungen kein Problem vergangener Jahrzehnte ist, zeigte eine Studie der Blue Cross and Blue Shield Association aus den Jahren 1989 und 1990 [18]. Dabei wurde die Angemessenheit von operativen Eingriffen bei 9120 Patienten nachuntersucht. Neben der berüchtigten Tonsillektomie, die auch noch nach 60 Jahren zu 27% nicht indiziert war, waren auch Hysterektomien (22%), die Kombination aus Tonsillektomie und Adenoidektomie (18%) und eine Reihe von anderen Eingriffen in relativ hohem Prozentsatz nicht indiziert.

Auch dies ein Beleg dafür, daß Leitlinien und ihre Beachtung von großem Nutzen für die Patienten und die Kostenträger sein können.

18.4.2
Optimierung und Präzisisierung bereits vorhandener Empfehlungen

Mit der Erstellung und einer einmaligen Veröffentlichung von Richt- und Leitlinien ist es nicht getan. Sie unterliegen einer ständigen Dynamik durch den Fortschritt der Medizin und außermedizinische Einflüsse. In Abständen müssen sie daher auf Ihre Gültigkeit überprüft werden [17]. Auch hierzu ein Beispiel:

Bereits seit über 30 Jahren ist der Nutzen einer prophylaktischen perioperativen Antibiotika-Prophylaxe nachgewiesen. Allein der optimale Zeitpunkt dieser Prophylaxe war nicht definiert. Als hervorragendes Beispiel einer aus ökonomischen Gesichtspunkten durchgeführten Qualitätssicherungsmaßnahme wurde zu dieser Thematik ab dem Jahr 1984 von einer privaten Klinik-Kette eine Studie durchgeführt, die im Januar 1992 im New England Journal veröffentlicht wurde [18]. In einer Studie an 2847 elektiv operierten Patienten wurde die perioperative Antibiose mit unterschiedlichem Regime und Infektionsrate appliziert.

Die Autoren kommen zu dem Schluß, daß bei optimalem Zeitpunkt der Antibiose-Prophylaxe allein in diesem Kollektiv 27 Wundinfektionen mit z.T. erheblicher Verlängerung der Liegezeit hätten vermieden werden können. Die Ak-

Tabelle 18.4. Optimierung der perioperativen Antibiotika-Prophylaxe

Antibiose-Zeitpunkt	Infektionsrate
• 48 bis 24 h prae-OP	3,8%
• 0 bis 2 h prae-OP	0,59%
• 0 bis 3 h post-OP-Beginn	1,4%
• mehr als 3 h post-OP-Beginn	3,3%

zeptanz der Studien-Ergebnisse war hervorragend, binnen 6 Monaten wurden 96% der Antibiotika-Prophylaxen zum optimalen Zeitpunkt durchgeführt.

Auch dieses Beispiel zeigt, daß aktualisierte Standards und ihre Einhaltung von großem Nutzen für Patienten, Kostenträger und nicht zuletzt für den Arzt sind, weil die vorhandenen Ressourcen optimal eingesetzt werden können.

18.4.3
Qualitätsverbesserung

Als Beispiel für den vielfältigen Nutzen von Standards seien die „Standards for basic monitoring during anaesthesia" genannt, die 1986 von der American Society of Anesthesiologists [18] veröffentlicht wurden. Kernstück waren die Empfehlungen, Oxymeter zur Bestimmung der Sauerstoffsättigung und Kapnographen zur CO_2-Bestimmung einzusetzen. Im Juli 1987 offerierte eine Haftpflicht-Versicherung den Ärzten 20% Nachlaß auf die Versicherungsprämie, die sich schriftlich verpflichteten, die Guidelines einzuhalten. In den folgenen 6 Monaten wurden nur noch 6 Klagen wegen Hypoxieschäden eingereicht – alle gegen Anästhesisten, die sich nicht den Standards verpflichtet hatten. Anfang 1988 hatten sich alle Anästhesisten für den Vertrag mit 20% Nachlaß bei Einhaltung der Standards verpflichtet. In den folgenden 15 Monaten erhielt die Versicherung keine einzige Klage wegen Hypoxieschäden und konnte die Versicherungsprämie um 29% senken – letztlich ein Nutzen für Patienten, Arzt und Kostenträger.

18.4.4
Rechtliche Sicherung

Eine wesentliche Komponente von Standards könnte die rechtliche Sicherung des Anwenders sein.

In vielen Bereichen der Medizin wird derzeit in rechtlichen Grauzonen operiert. Häufig kann in Juristendeutsch nur die „übliche" statt der „notwendigen" Sorgfalt angewandt werden, da die notwendige erst nachträglich von Richtern und Gutachtern definiert wird. Dieser Standpunkt wird nicht nur von eingefleischten Standard-Befürwortern geteilt, sondern wurde von dem amerikanischen Präsidentschaftskandidaten Bill Clinton im Wahlkampf 1992 ins Feld geführt, der damals äußerte: „Ich glaube, daß wir unseren Ärzten helfen sollten, damit aufzuhören eine „defensive Medizin" zu betreiben. Ich habe empfohlen, den Ärzten eine Reihe von nationalen Standards an die Hand zu geben, die ihnen bei Einhaltung garantieren, daß sie nichts falsch gemacht haben".

In die Tat umgesetzt wurde dieser Plan erstmals 1992, als im Bundesstaat Maine eine arztfreundliche Schadensersatz-Reform in Kraft trat. Seither können Ärzte, die sich freiwillig verpflichten, vom Staat gebilligte Richtlinien einzuhalten, diese bei Schadensersatz-Prozessen als Verteidigungsgrundlage heranziehen.

Dadurch konnten zahlreiche Prozesse im Vorfeld vermieden und die für alle Seiten kostspielige Prozeßwelle gebremst werden. Auch hierzulande werden Juristen zunehmend an Richt- und Leitlinien den Stand des medizinischen Wissens ablesen. Ärzte, die sich nicht an diese Vorgaben halten, müssen dies sorgfältig begründen.

Selbmann und Mitarbeiter zeigen anhand des Beispiels der Perinatalerhebung in Baden-Württemberg [5], daß Leitlinien nicht nur Prozesse und Ergebnisse, sondern auch Strukturen verbessern können. Die entsprechende Leitlinie forderte, daß der Nabelschnur-pH zur Objektivierung des Neugeborenen-Status bei jeder Geburt zu messen sei. In der Folge stieg nicht nur der Anteil von Neugeborenen in Baden-Württemberg mit gemessenem Nabelschnur-pH von 82 auf 94% an, sondern es kam auch zu einer Strukturverbesserung, weil ein Blutgas-Analysator zur Standard-Ausrüstung jeder geburtshilflichen Klinik erklärt wurde [5].

18.5
Kritik an Leitlinien

Fragwürdige Kompetenzen von Autoren, eine Plethora von Leitlinien auch in unserem Land, die nicht nur positiven Erfahrungen in den USA, den Niederlanden und andernorts dämpfen nicht zu Unrecht übertriebene Euphorie. Nicht schlüssig beantwortet ist die Frage, ob wirklich bis zu 20% der Untersuchungen und Behandlungen überflüssig sind, wie immer wieder geschätzt wird. Eine klare wissenschaftliche, evidenzgestützte Antwort kann hier nur die Ergebnisforschung erbringen. Wer bedenkt, wie aufwendig, mühselig und kostenträchtig dieser Forschungszweig ist, weiß auch, daß ein langer Atem notwendig ist, bis auch nur wenige wichtige Fragen beantwortet sind.

Kritiker formulierter Guidelines drücken immer wieder ihre Besorgnis aus, es könne zu einer „Kochbuch-Medizin" kommen, bei der die Individualität des Einzelfalles im Raster starrer Standards untergehe. Leitlinien-Medizin bedeute, stets durch ein zu kleines Fenster zu blicken. Dem ist entgegenzuhalten, daß die Qualität ärztlichen Handelns erhalten werden muß, ohne daß die ärztliche Freiheit eingeschränkt wird. Es muß als sicher gelten, daß jeder Arzt aus gewichtigen Gründen eine Leitlinie außer acht lassen kann. Selbmann schätzt, daß nur etwa 20% des medizinischen Wissens in Leitlinien gefaßt werden können. Vermutlich decken diese 20% aber einen Großteil der medizinischen Entscheidungsprozesse ab.

18.6
Wer zahlt für Ergebnisforschung?

Immer wieder wird vergessen, daß Qualitätsmanagement Geld kostet. Natürlich können wir nur davon träumen, wie z. B. in den USA 350 000 bis 800 000 Dollar für die Erstellung einer Guideline zur Verfügung zu haben. 50 Millionen Dollar wurden in den USA für die erste Serie von Leitlinien ausgegeben, nur 14 sollen bis 1995 fertig geworden sein [17]. Der Sachverständigenrat für die konzertierte Aktion im Gesundheitswesen hat in seinem Sachstandsbericht 1994 „die Notwendigkeit erkannt, die Definition des medizinisch Erforderlichen zu verbessern" und die Arbeitsgemeinschaft der Wissenschaftlichen medizinischen Fachgesellschaften (AWMF) gebeten, die vorhandenen Leitlinien zusammenzutragen. Er hat aber die Frage nicht beantworten können, wie diese wichtige Aktion bezahlt werden kann. In Frankreich, den Niederlanden und anderen europäischen Ländern werden staatliche Institutionen für das medizinische Qualitätsmanagement aus Steuergeldern bezahlt. Dies erscheint notwendig, da Ergebnisforschung und Qualitätsmanagement in der Medizin nicht drittmittelabhängig sein dürfen. Ein „Bundeskuratorium zum Qualitätsmanagement" bestehend aus der AWMF, der Bundesärztekammer, der Kassenärztlichen Bundesvereinigung, den Spitzenverbänden der Krankenkassen (GKV) und der Deutschen Krankenhaus Gesellschaft (DKG) sowie Selbsthilfegruppen von Patienten, ausgestattet mit einer großzügigen Finanzierung, z. B. durch 1% der Tabaksteuer, wäre die angemessene Antwort auf die Herausforderung, Ergebnisforschung und Qualitätsmanagement in der Gesundheitspflege unseres Landes ihrer Bedeutung entsprechend zu finanzieren.

Literatur

1. Berger M, Richter B, Mühlhauser J (1997) Evidence-based medicine. Internist 38:344–51
2. Bundesärztekammer und Kassenärztliche Bundesvereinigung: Qualitätssicherung und kontinuierliche Qualitätsverbesserung: Grundlagen einer bedarfsgerechten Gesundheitsversorgung. Gemeinsame Bestandaufnahme der Bundesärztekammer und Kassenärztliche Bundesvereinigung über die Aktivitäten der Spitzenorganisationen der ärztlichen Selbstverwaltung auf dem Gebiet der Qualitätssicherung in der Medizin 1955 bis 1995. Ärztliche Zentralstelle Köln
3. Donabadian A (1966) Evaluating the quality of mediacal care. Milbank Mem. Quart. 44:166–203
4. Eddy DM (1992) Assessing Health Practices & Designing Practice Policies. American College of Physicians
5. Geraedts M, Selbmann HK (1996) Wer sollte die Qualität einer Gesundheitsversorgung definieren – Patienten, Ärzte, Krankenkassen oder Gesundheitspolitiker? In: Helmich P Primärärztliche Patientenbetreuung. Schattauer-Verlag, Stuttgart
6. Graebig K, Viethen G (1996) Qualitäts-Terminologie Gesundheitswesen. PMI Verlagsgruppe, Fankfurt
7. Grimshaw J, Freemantle N, Wallace S, Russell I, Hurwitz B, Watt I, Long A, Sheldon T (1995) Developing and Implementing Clinical Practice Guidelines. Quality in Health Care 4:55–64
8. Heerklotz B (1997) Methodische und organisatorische Grundlagen bei der Entwicklung eines medizinischen Standards. In: Nagel E, Fuchs C: Leitlinien und Standards im Gesundheitswesen. Deutscher Ärzte-Verlag, Köln
9. Klinkhammer, G (1995) Leitlinien zur Qualitätssicherung diskutiert. Deutsches Ärzteblatt 92:C-643–4
10. Maxwell R (1984) Quality assessment in health. British Medical Journal 288:1470–2
11. Nagel E, Fuchs C (1997) Leitlinien und Standards im Gesundheitswesen. Deutscher Ärzte Verlag, Köln
12. OECD (1995) Qualitätsstandards in der medizinischen Versorgung. Die OECD-Länder im Vergleich. Ecomed-Verlag, Landsberg/Lech
13. Ollenschläger G, Thomaczek C (1996) Ärztliche Leitlinien. Definitionen, Ziele, Implementierung. Z Ärztl Fortbild 90:355–61
14. Ollenschläger G, Thomaczek C (1996) Qualitätssicherung und kontinuierliche Qualitätsverbesserung: Bestandaufnahme der ärztlichen Selbstverwaltung auf dem Gebiet der Qualitätssicherung in der Medizin 1955 bis 1995. Gesundheitswesen 58:360–71
15. Relman AS (1988) Assessment and accountability the third revolution in medical care (editorial) N Engl J Med 319 (18):1220–2
16. Selbmann HK (1995) Qualitätssicherung an der Schwelle zwischen ambulanter und stationärer Versorgung. MMW 137:72–5
17. Selbmann HK (1996) Entwicklung von Leitlinien – Kunst oder Können? Chirurg 35:61–5
18. Vibbert S (1993) What works. How Outcomes Research will change Medical Practice. The Grand Rounds Press
19. Wilbur RS (1992) Preface. In: Eddy DM Assessing Health Practices & Designing Practice Policies. American College of Physicians

KAPITEL 19

Qualitätssicherung in der Fortbildung

Karl Hempel

Der Berufsverband der Deutschen Chirurgen (BDC) hat mit der *Akademie für chirurgische Weiterbildung und praktische Fortbildung* 1986 begonnen, Weiter- und Fortbildungskonzepte zu strukturieren.

1986 wurde in Augsburg erstmals ein Weiterbildungsseminar angeboten als Vorbereitung für die chirurgische Facharztprüfung. Dementsprechend liegt das Ziel der Weiterbildungsseminare in der *aktuellen Bestandsaufnahme des theoretischen und praktischen Wissens,* verbunden mit dem Angebot eines *Qualitätsstandards.* Diesen Zielen wird durch die Auswahl renommierter Referenten, d.h. zum Teil Meinungsbildnern auf den entsprechenden Gebieten, Rechnung getragen.

Mit dem seit 1987 jährlich durchgeführten Chirurgentag bietet der BDC gemeinsam mit der Deutschen Gesellschaft für Chirurgie eine Fortbildungsveranstaltung an, die inhaltlich ganz auf die praktische Chirurgie ausgerichtet ist und niedergelassene Chirurgen wie auch Krankenhauschirurgen jeden Alters ansprechen sollte und damit nicht in Konkurrenz, sondern vielmehr komplementär zum wissenschaftlichen Jahreskongreß der Deutschen Gesellschaft für Chirurgie steht.

In den Weiterbildungsseminaren können die Teilnehmer auf der Grundlage ihrer praktischen Weiterbildungssituation kurz vor der Facharztprüfung durch die Vorträge ihr Wissen überprüfen, wobei sie die Gelegenheit zur freimütigen und ausgiebigen Diskussion über praxisrelevante Probleme geboten bekommen. Damit soll der Kenntnisstand vertieft, aber auch getestet werden.

Der neuen Weiterbildungsordnung von 1992 und damit der geänderten Struktur der chirurgischen Aus- und Weiterbildung wurde durch den BDC Rechnung getragen:

Zwischenzeitlich werden an verschiedenen Orten der Bundesrepublik auch unter Berücksichtigung der neuen Bundesländer 9 *Weiterbildungsseminare* und 6 *Schwerpunktseminare* angeboten.

Der inhaltliche und organisatorische Ablauf der *Weiterbildungsseminare,* die in der Regel am Montag bzw. Mittwoch beginnen und am Freitag abgeschlossen werden, orientieren sich an den Empfehlungen der Landesärztekammern zur Regelweiterbildung zum Chirurgen bzw. in den chirurgischen Schwerpunkten.

Dementsprechend beinhaltet das chirurgische Weiterbildungsseminar Aspekte der Allgemein- und Viszeralchirurgie, der Unfallchirurgie, der Gefäß- und Thoraxchirurgie unter gleichzeitiger Berücksichtigung der chirurgischen Intensivmedizin, der Kinderchirurgie, der Neurochirurgie und Herzchirurgie.

Seit 1986 haben 5246 chirurgische Kolleginnen und Kollegen an den Weiterbildungsseminaren des BDC teilgenommen, wobei abgesehen von den Seminaren in Augsburg und Berlin eine durchschnittliche Teilnehmerzahl von 75 bis 80 resultierte und damit der Seminarcharakter gewährleistet ist. Die Beurteilung der Qualität dieser Seminare wird regelhaft am Ende des Seminars durch einen Fragebogen abgefragt und die Auswertung bei dem jährlichen Treffen der Seminarleiter diskutiert. Die Seminargebühr liegt für BDC-Mitglieder zwischen 175,– DM (3-Tageveranstaltung) und 250,– DM (5-Tageveranstaltung). Über die Jahre ist eine ständige Zunahme der Teilnehmerzahlen zu verzeichnen.

Die *Schwerpunktseminare* Unfallchirurgie und Gefäßchirurgie, welche in Augsburg und Braunschweig durchgeführt werden, sind zweigeteilt. Die ersten Seminare in den Schwerpunkten Thoraxchirurgie und Viszeralchirurgie wurden 1996 in München und 1997 in Hamburg angeboten. Bislang beläuft sich die Gesamtteilnehmerzahl auf 1078.

Um die Bedeutung der Weiterbildungsseminare evaluieren zu können, erfolgte durch den BDC eine Anfrage bei den *Landesärztekammern* nach der jährlichen Anerkennung von Gebiets- bzw. Schwerpunktbezeichnungen, wobei bis 1994 auch die Teilgebietsbezeichnungen nachgefragt wurden (3 Tabellen); aus Datenschutzgründen erhielten wir keine Angaben der Baden-Württembergischen Ärztekammern.

Um einen möglichst kompletten Überblick über die jährliche Anerkennung von Gebiets- und Schwerpunktbezeichnungen zu erhalten, wurde die offizielle Auskunft der *Bundesärztekammer* in diesem Zusammenhang den Teilnehmerzahlen der Weiterbildungsseminare des BDC gegenübergestellt. Dabei zeigt sich, daß zwischen *79 und 96%* der Kolleginnen und Kollegen, welche pro Jahr eine Anerkennung einer Gebiets- oder Schwerpunktbezeichnung anstreben, ein chirurgisches Weiterbildungs- bzw. Schwerpunktseminar der Akademie für chirurgische Weiterbildung und praktische Fortbildung des BDC besucht haben.

Im Bereich der Kinderchirurgie, plastischen Chirurgie und Herzchirurgie gibt es bislang keine vom BDC initiierten Seminaraktivitäten.

Diese Zahlen belegen eine äußerst hohe Akzeptanz des Weiterbildungsangebots des BDC in Form der beschriebenen Seminare. Um insbesondere den Qualitätsstandard bei den Facharztprüfungen in Zukunft besser zu gewährleisten, nicht zuletzt im Sinne einer besseren Objektivität, wurde vom BDC und der Deutschen Gesellschaft für Chirurgie eine Fort- und Weiterbildungskommission eingerichtet, die mit Hilfe elektronischer Medien unter Berücksichtigung von Interaktionsmöglichkeiten objektive und objektivierbare Leitlinien erarbeiten und anbieten soll.

TEIL IV

Zusammenfassender Bericht
über das Seminar
„Akzeptanz klinischer Arzneimittelforschung
in Deutschland"

KAPITEL 20

Zusammenfassung der Podiumsdiskussion „Akzeptanz klinischer Arzneimittelforschung in Deutschland – Probleme und Chancen"

SILVIA SCHATTENFROH

Klinische Forschung in Deutschland ist in erster Linie Arzneimittelprüfung an Patienten. Solche Prüfungen sind seit 1978, als das jetzt gültige Arzneimittelgesetz in Kraft trat, Voraussetzung für die Marktzulassung neuer Medikamente durch das Bundesinstitut für Arzneimittel und Medizinprodukte in Berlin. Die Zulassung ist zwar, sofern es sich um echte Innovationen handelt, jeweils ein Schritt zur Verbesserung der Arzneimitteltherapie, aber die Akzeptanz dieser Studien ist gering. Die deutsche Öffentlichkeit ist seit der Contergan-Kathastrophe, deren direkte Folge die strikte deutsche Arzneimittelgesetzgebung ist, empfindlich gegenüber „Versuchen am Menschen". Verbraucherverbände, Tierschützer und die „grüne Bewegung" haben stets ein waches Auge auf Arzneimittel behalten.

Aber die Arzneimittelprüfungen werden nicht nur von der beobachtenden Öffentlichkeit skeptisch gesehen, sondern auch von den Beteiligten geringgeschätzt. Den Gründen dafür und möglicher Abhilfe gingen Teilnehmer einer Podiumsrunde auf dem 103. Kongreß der deutschen Gesellschaft für Innere Medizin in Wiesbaden am 9. April 1997 nach.

Unter wissenschaftlich orientierten Medizinern hätten Arzneimittelstudien ein vergleichsweise geringes Renommee, sagte Harald Goebell, Essen. Sie gälten weniger als andere Arten klinischer Forschung und noch weniger als die sogenannte Grundlagenforschung im Labor. Dies hänge auch mit dem Vorrang zusammen, den die deutschen Universitäten seit Humboldt dem Theoretischen gegenüber dem Praktischen einräumen, meinte Goebell. Medikamentenstudien als Ausweis wissenschaftlicher Tätigkeit sind auf dem Weg zu Habilitation und Hochschulkarriere kaum nützlich. Gleichwohl verlangen klinische Studien ein hohes Maß an Organisation und Zeitaufwand, der um so größer ist, je stärker strukturelle Defizite in den Kliniken und beim Personal kompensiert werden müssen. Was in anderen Ländern schon verbreitet ist, Forschungseinheit (research unit), Studienassistenten (study nurse) und Räume fehlen gewöhnlich. Die Krankenhausverwaltung wirkt wenig unterstützend. So nimmt es nicht wunder, daß die europäischen Richtlinien für „Good Clinical Practice" oft schwer zu erfüllen sind. Gleichwohl werden die Studien von den pharmazeutischen Herstellern meist gut honoriert, weshalb mit den so eingeworbenen Drittmitteln nicht selten andere Forschung, teilweise auch Krankenversorgung, mitfinanziert wird. Die Entscheidung, an Prüfungen teilzunehmen, könnte erleichtert werden, wenn eine Art Gütesiegel für Studienpläne existierte, wie es die Deutsche Krebsgesellschaft vergibt, indem sie guten Prüfplänen erlaubt, sich mit dem Zusatz „mit Empfehlung der Deutschen Krebsgesellschaft" zu schmücken.

Die verbreiteten Mängel bei Arzneimittelstudien sind indessen seit Jahren bekannt. Schon 1990 hatte der Wissenschaftsrat, wie Peter C. Scriba, München, ausführte, zur Verbesserung der Qualität solcher Studien in Deutschland empfohlen, die Standards anderer Länder einzuführen und Prüfungen nur unter Beteiligung klinischer Pharmakologen durchzuführen. Dazu wäre es aber notwendig gewesen, daß sich die klinische Pharmakologie in Deutschland wesentlich hätte weiterentwickeln müssen. Um das Fach zu stärken, hatte der Wissenschaftsrat verschiedene Fördermöglichkeiten vorgeschlagen. Die Sache ist unterdessen wenig vorangekommen, und so mangelt es weiterhin an dieser Spezialisteneinrichtung an forschenden Klinika.

Dennoch sei die Pharmaindustrie daran interessiert, weiterhin auch in Deutschland Arzneimittelprüfungen durchführen zu lassen, machte Thomas R. Weihrauch, Wuppertal, deutlich. Die Anzahl klinischer Prüfungen sei in den letzten Jahren zurückgegangen auf wenig mehr als 200 im Jahre 1996. Dies entspreche nicht mehr der Bedeutung Deutschlands als Pharmastandort. Die Industrie sei frei, ihre Innovationen in jenen Ländern prüfen zu lassen, wo sie die günstigsten Bedingungen vorfinde. Dazu gehöre die Bundesrepublik zur Zeit nicht. 39% aller Studien würden jetzt in den USA durchgeführt. Europa erreiche mit 35% einen vergleichbaren Anteil, aber Deutschland rangiere hier erst hinter Frankreich und England, sagte Weihrauch.

Offensichtlich ist es notwendig, die unlängst von der amerikanischen Arzneimittelbehörde (FDA) genannten Mängel zu beheben, auch damit die Prüfungsqualitäten international gleichwertig sind. Letztlich läuft es darauf hinaus, die Prüfungen entsprechend den EU-Richtlinien der „Good Clinical Practice" auszuführen. Dabei geht es vor allem um die exakte Erhebung der Daten und deren Dokumentation, aber auch um die korrekte Einholung der Einverständiserklärung der Patienten oder Probanden. Schließlich müsse die Infrastruktur der Kliniken für solche Vorhaben verbessert werden. Darunter sei die Bereitstellung von Räumen ebenso zu verstehen wie die Sorge um ausgebildete Prüfärzte und geeignetes Hilfspersonal. (Schätzungen zufolge dürfte es einen Bedarf an 500 bis 1000 „study nurses" an deutschen Kliniken geben.) Gute Ausbildung erleichtert auch die Einhaltung der geplanten Studienlaufzeiten, die für die Industrie von großer Bedeutung sind. Verzögerung von wenigen Monaten führe – abgesehen von den höheren Kosten, die dadurch anfielen – unter Umständen auch zu erheblichen Wettbewerbsnachteilen gegenüber anderen Herstellern, sagte Weihrauch.

Beklagt wird von der Industrie auch die oft mangelnde Bereitschaft der Krankenhausverwaltung, solche Studien zu unterstützen. Wolfgang Kalkhof vom Klinikum Wuppertal sagte, das Management könne Studien, die am Haus durchgeführt werden, durchaus als Gewinn betrachten, spare das Krankenhaus doch häufig an diagnostischen Verfahren und Medikamenten, die normalerweise das Budget der Hauses belasten, die aber im Rahmen von Arzneimittelprüfungen vom pharmazeutischen Hersteller finanziert bzw. zur Verfügung gestellt werden. Wenn regelmäßig derartige Prüfungen durchgeführt würden, könnten oft drittmittelfinanzierte Personalstellen geschaffen werden, die letztlich auch die enge Personalsituation am Haus entschärften. All das setzt aber einen hohen Standard der klinischen Forschung voraus, der ohne Absprache und gute Koordination mit dem Klinikmanagement nur schwer einzuhalten ist. Grundsätzlich sollte die Verwaltung bei Überlegungen darüber, ob überhaupt eine Studie begonnen werden soll, frühzeitig einbezogen werden. Das setzt voraus, daß das Management lernt, Studienpläne und -protokolle zu lesen. Schlechte Studien mit „unsauberer Finanzierung" schaden dem Image jeder Klinik. Andererseits kann es für das Krankenhaus lohnen, sich zu einem sogenannten Kompetenzzentrum zu entwickeln, in dem klinische Pharmakologie, Apotheke und Labors auf Arzneimittelprüfungen eingerichtet sind. Durch Verbesserung der Organisation der Arbeitsabläufe läßt sich auch die korrekte Abwicklung der Studien beschleunigen. Erleichtert wird deren Durchführung auch, wenn die Krankenhausorganisation medizinisch-pflegerische Schwerpunkte gebildet hat, die mit Servicezentren kaufmännischer oder technischer Art kooperieren. Dadurch können die für das jeweilige Krankheitsbild typischen diagnostischen und therapeutischen Prozesse besser aufeinander abgestimmt werden. Allerdings bedarf es wohl keiner Prophetie anzunehmen, daß sich bei hoher Qualifizierung von Krankenhäusern Arzneimittelprüfungen noch mehr als bisher an wenigen Häusern zentrieren.

Der verbreiteten Meinung, Transparenz der Kosten bei Arzneimittelprüfungen könne nicht erreicht werden, widersprach Kalkhof. Durchsichtigkeit der Kostenverteilung zwischen Krankenkassen und Studiensponsoren sei durchaus herzustellen, eine saubere Abrechnung möglich, und die unfreiwillige Mitfinanzierung durch die Krankenkassen vermeidbar.

Die Kassen tragen bisher nur in soweit Kosten mit, als sie diagnostische Verfahren und Therapiestrategien des an der Studie beteiligten Patienten im Krankenhauses in dem Umfang bezahlen, der auch ohne die Arzneimittelprüfung angefallen wäre. Daß die Versicherer bisher nicht selten auch studienbedingte verlängerte Krankenhausaufenthalte mitfinanzieren, kann eine tüchtige Krankenhausverwaltung verhindern.

In Wiesbaden ließ der Vertreter der Barmer Ersatzkasse, Gerd Glaeske, die Mediziner wissen, daß die Kassen in der Finanzierung von „Therapieoptimierungsstudien" einen ihnen zukommenden Auftrag der Versorgungsforschung sehen, dessen Berechtigung sich aus dem V. Sozialgesetzbuch herleiten lasse. Anweisung zur Forschung ist dort zwar nicht buchstabengetreu vermerkt, gleichwohl könnte man die dort niedergelegte Anforderung an Qualität, Wirtschaftlichkeit und Humanität der Versorgung entsprechend auslegen. Über die Wege der Finanzierung sind die Kassen sich allerdings noch nicht im Klaren. Ob die Versicherten solch forscherischem Ehrgeiz der Kassen folgen, sofern sie darüber informiert werden, oder Forschung weiterhin für staatliche steuerfinanzierte Aufgaben halten, ist offen.

Im Prinzip gewähren Krankenkassen nur solche Leistungen, „die dem anerkannten Stand der medizinischen Erkenntnisse und dem medizinischen Fortschritt entsprechen." Der Fortschritt im Arzneimittelbereich lasse sich an den Ausgaben für neu eingeführte Mittel ablesen. Im Jahre 1995 hätten die wirklich innovativen 19 Mittel sofort einen Anteil von 1,7 des 33 Milliarden Mark umfassenden Gesamtbudgets ausgemacht, sagte Glaeske. Auf weitere 12 neue, (wenn auch nicht innovative) Mittel seien auf Anhieb 2,9 Milliarden Mark entfallen.

Das Bemühen der Krankenkassen an guter Versorgung der Patienten betreffe aber nicht nur Arzneimittel. Den Kassen liege auch die Optimierung von Behandlungsverfahren am Herzen. Dafür seien Therapievergleiche im Rahmen von Studien notwendig. An solchen hätten Arzneimittel- oder Gerätehersteller naturgemäß kein wirtschaftliches Interesse und unterstützten sie deshalb auch nicht. Von Drittmittelgebern wie der DFG werde solche klinische Forschung auch nicht fördernd bedacht. Dennoch müßten 30 bis 40% der heute üblichen medizinischen Verfahren in Frage gestellt werden. Hier sähen die Kassen Handlungsbedarf, den sie finanzieren wollen.

So könnte die Beantwortung von Fragen, ob etwa ein bestimmtes Arzneimittel intermittierend oder besser kontinuierlich verabreicht werden sollte, ob Kurz- oder Langzeittherapien günstigere Ergebnisse erzielen lassen, für die Versorgung der Patienten von großer Bedeutung sein. Auch Zweifeln an bestimmten Verfahren müßte nachgegangen werden. In der Onkologie habe sich beispielsweise ergeben, daß bestimmte Standard-Therapien weder die Lebenszeit noch die Lebensqualität verbesserten, sogar im Gegenteil die Überlebenszeit verkürzten. Für Krankenkassen sind solche Erkenntnisse von nicht unerheblichen ökonomischem Interesse. Auch den Ärzten kann es nur Recht sein, wenn sich Forschungsgelder zukünftig auch bei Krankenkassen abholen lassen (gedacht ist an ein Finanzvolumen von etwa zwei Millionen Mark im Jahr, was 0,01% Beitragspunkten entspreche).

Klaus von Bergmann, Bonn, verwies darauf, daß Arzneimittelprüfungen nach geltendem Recht (Arzneimittelgesetz § 40) überhaupt erst begonnen werden dürfen, wenn ein positives Votum einer nach Landesrecht gebildeten Ethikkommisson vorliegt. In Deutschland gibt es rund 50 solche Kommionen an Kliniken und Ärztekammern. Ihr Votum werde zunehmend häufiger gefragt. 1987, so von Bergmann, mußte die Kommission der Ärztekammer Nordrhein wegen der Zahl der Anträge alle 27 Tage zu einer Sitzung zusammenkommen, 1997 ist der zeitliche Abstand auf 10 Tage geschrumpft, denn von 144 im Jahr 1990 ist die Zahl der Anträge 1996 auf 330 gestiegen. Leider sind sie häufig fehlerhaft. So waren 1995 in der Kommission Nordrhein 60 von 199 Anträgen unkorrekt. Am häufigsten fehlen schriftliche Einverständniserklärungen von Probanden oder Patienten, oft liegen Investigatorbroschüren nicht bei oder die notwendigen Versicherungen fehlen oder sind ungenügend. Manchmal werden Unterschriften oder die erforderlichen Angaben zu den Prüfärzten vergessen. Verzögerungen beim Beginn der Prüfung, die Monate ausmachen können, gehen in solchen Fällen nicht zu Lasten der Ethikkommissionen. Fehlerhafte Anträge müssen zurückgereicht werden. Das erklärt, warum manche erst nach zwei oder gar drei Sitzungen beschieden werden können. Ein besonderes Problem erhebt sich bei Multizenterstudien. Es muß entschieden werden, welche Ethikkommission zuständig sein soll. Gewöhnlich wird es diejenige sein, die für den leitenden Prüfarzt maßgeblich ist. Aber dies setzt voraus, daß die anderen evtl. beteiligten Ethikkommissionen ihre Voten gegenseitig anerkennen. Schon vor Jahren hat der Arbeitskreis Medizinischer Ethikkommissionen in der BRD dies empfohlen. Dem steht aber entgegen, daß nicht alle Ethikkommissionen gleichermaßen korrekt arbeiten. Nicht selten werden Voten abgegeben, obwohl die Unterlagen erhebliche Mängel bei Aufklärung, Datenschutz, oder den Ein- und Ausschlußkriterien aufweisen. Manches in den Prüfplänen sei so unsinnig, daß man sich fragen müsse, „wer denn die Prüfpläne überhaupt liest." Dies Problem ist nicht gelöst, es verlangt mehr Professionalität und Genauigkeit auf Seiten der Ethikkommissionen.

Von Bergmann erinnerte daran, daß bei multizentrische Studien mit ausländischer Beteiligung auch die Prüfregeln des jeweiligen Landes zu beachten sind, was öfters nur unvollständig geschieht. Weihrauch regte die Einrichtung einer Dach-Ethikkommission an, die bei Multizenterstudien angerufen werden könnte. Frankreich gebe ein Beispiel mit sogenannten Leitkommissionen.

Die in der Vergangenheit von der Pharmaindustrie immer wieder geforderte Beschleunigung der Zulassung durch die Behörden – in Deutschland ist das BfArM in Berlin zuständig – ist inzwischen weitgehend erreicht, sagte Monika Holz-Slomczyk vom Berliner Amt. Ihre Behörde ist bei der Zulassung streng an gesetzliche Vorgaben gebunden, die zunehmend durch EG-Richtlinien bestimmt sind, die in deutsche Gesetze und Verordnungen umgesetzt werden müssen. Bei Zulassungsbegehren, die nicht nur für den nationalen Markt, sondern beispielsweise europaweit in Brüssel beantragt werden, wird die deutsche Zulassungsbehörde eingeschaltet.

Zur Zeit wird das Arzneimittelgesetz zum siebenten Mal novelliert. Entscheidendes für die Zulassung änderte sich mit der 5. Novellierung im Jahre 1995. Seither nimmt das Amt nicht erst am Ende der Arzneimittelprüfung die Unterlagen entgegen, sondern ist von Anfang an in den Fortgang der Prüfung eingebunden und hält während der gesamten Prüfphase Kontakt mit dem Antragsteller. Dadurch soll verhindert werden, daß erst nach Abschluß der Prüfung Mängel auftauchen, die womöglich den ganzen Prüfvorgang zunichte machen.

Heute muß vor Beginn jeder Studie ihr Herzstück, der Prüfplan, dem Amt vorgelegt werden. Zusammen mit den Unterlagen der pharmakologisch-toxikologischen Prüfung. Außerdem ist ein positives Votum einer Ethikkommission nötig. Ist das Votum unentschieden ausgefallen, wird es vom Amt zurückgereicht. Liegt ein ablehnendes Urteil vor, so hat die Behörde 60 Tage Zeit, dieses zu überstimmen. In der Praxis ist solches allerdings erst zweimal vorgekommen. Schließlich sollen die eingereichten Unterlagen auch Angaben zu Prüfärzten und -orten enthalten. Dem pharmazeutischen Hersteller wird mitgeteilt, ob Vollständigkeit besteht oder Mängel zu beheben sind. 1996 hat das Amt 1325 Prüfpläne erhalten. 27% betrafen Studien der Phase 1, 24% der Phase 2, und 14% der Phase 3.

Die früher oft beklagten überlangen Fristen bis zur Zulassung eines Mittels sind in den letzten Jahren international vergleichbaren Zeitspannen angeglichen worden. Heute kann man davon ausgehen – natürlich auch in Abhängigkeit von Qualität und Vollständigkeit der Unterlagen – daß innerhalb von 6 bis 21 Monaten 70% der Zulassungsanträge beschieden sind. Deutschland befindet sich damit in etwa gleichauf mit Frankreich, Großbritannien und den USA.

Sachverzeichnis